CLINICAL
ORTHOTICS & PROSTHETICS

임상 보조기 의지학

임상보조기의지학편찬위원회

메디컬포럼
MEDICAL FORUM

임상
보조기 의지학

2021년 3월 1일 인쇄
2021년 3월 4일 발행

저 자 임상보조기의지학편찬위원회
발 행 인 하재용
기 획 권승하
마 케 팅 이규환
교 정 박혜림
편집디자인 정희선
일 러 스 트 허민경
발 행 처 메디컬포럼
등록 제 396-2019-000108 호
주소 (03992)서울특별시 마포구 동교로 23길 21 윤호빌딩402호
전화 (02) 6091-7584 팩스 (070) 7664-5776
mdforum@mdforum.co.kr

ISBN 979-11-91038-18-7 93510
정가 40,000원

저자 소개

- 송준찬 대구보건대학교
- 권유정 동의과학대학교
- 권중원 단국대학교
- 김경훈 김천대학교
- 김기현 경운대학교
- 김동훈 김천대학교
- 김승규 대구대학교
- 김장환 한서대학교
- 김재은 구미대학교
- 김태훈 제주한라대학교
- 김희탁 포항대학교
- 배주한 구미대학교
- 신형수 경운대학교
- 이상용 유원대학교
- 이연섭 대원대학교
- 이호정 선린대학교
- 차영주 제주한라대학교
- 차현규 중부대학교
- 최재용 경북전문대학교

머리말

PREFACE

우리나라는 의료, 보건, 재활 분야의 발전과 더불어 의지보조기학 분야도 괄목할만한 성장을 이루고 있다. 재활영역에서 다자간 학문을 연구한다면 환자의 재활과 물리치료 분야에서 의지보조기의 중요성을 강조하는 데 주저하지 않게 될 것이다.

임상 물리치료 분야에서 활동하다 보면 의지, 보조기를 사용하는 많은 장애인과 환자를 만나게 된다. 그러므로 물리치료사는 기능적 훈련이나 치료를 할 때 의지, 보조기에 관한 내용을 숙지하고 있어야 할 것이다.

이 책은 물리치료학을 공부하는 학생을 위해 다년간 의지보조기학을 가르치고 연구활동을 하고 있는 물리치료과 교수들이 모여 집필하였다.

제1장 총론에서는 의지보조기의 역사와 개요를 설명하였고, 제2장에서 제6장까지는 보조기에 대한 내용으로, 손, 팔, 발, 다리, 척추 보조기와 소아질환에 사용하는 보조기를 설명하였다. 제7장은 절단의 유형과 의지의 분류에 대한 내용이며, 제8장과 제9장에는 팔의지와 다리의지의 구성과 기능훈련, 일상생활 의지훈련 프로그램 내용을 수록하였고, 제10장에는 자세유지, 보행 및 이동 보조기에 대한 평가와 자세유지 보조기, 보행보조 보조기, 휠체어에 대한 내용을 담았다. 마지막으로 제11장에서는 현재 임상 물리치료에서 새로운 분야인 재활로봇에 대한 내용을 다루었다.

현재 임상에서 사용되는 의지, 보조기 그림을 풍부하게 실었으며, 방사선 사진도 참고할 수 있도록 하였고, 신용어 위주로 서술하였으나 임상에서 널리 사용하는 용어도 혼용하여 사용하였다.

보다 완벽한 의지보조기학 교재를 집필하고자 많은 노력을 하였으나 아직 부족한 부분이 많을 것으로 생각한다. 부족한 부분에 대한 의견을 최대한 반영하여 개정판에서 보완하겠다. 이 책이 물리치료과 학생이나 임상에서 수고하는 물리치료사 선생님에게 좋은 길잡이가 되고 도움이 되었으면 하는 바람을 가져본다.

이 책이 나오기까지 많은 수고를 아끼지 않은 메디컬포럼 임직원분들께 감사의 마음을 전한다. 물리치료사에게 많은 도움이 되는 교재로 거듭나고 우리나라 의지보조기학 발전에 미력하나마 도움이 되었으면 한다.

2021년 2월

저자 일동

차례
CONTENTS

CHAPTER 1 총론

1 보조기 및 의지 역사 / 3

2 보조기의 개요 / 6
- 1) 역학적 원리 / 6
- 2) 보조기의 역학적 원리 / 10
- 3) 보조기의 분류 / 11
- 4) 팔 보조기 / 14
- 5) 다리 보조기 / 15
- 6) 척추 보조기 / 16

3 의지의 개요 / 18
- 1) 절단 부위에 따른 분류 / 18
- 2) 구조에 따른 분류 / 20
- 3) 용도에 따른 분류 / 21

4 적용 전 평가 / 22

CHAPTER 2 손과 팔 보조기

- 1) 착용목적 / 27
- 2) 적용 시 고려사항 / 27

1 손가락 및 손 보조기 / 27
- 1) 손가락 보조기 / 28
- 2) 손 보조기 / 32

2 손목–손 보조기 / 34
- 1) 손목 굽힘제어 보조기 / 34
- 2) 손목 폄 보조기 / 35
- 3) 긴 맞섬 보조기 / 35
- 4) 손바닥–손목–손 안정 보조기 / 36
- 5) 버넬 등쪽 손목 보조기 / 37
- 6) 손목 힘줄 운동 보조기 / 37
- 7) 항경직 보조기 / 38
- 8) 손 보조기의 착용과 점검 / 38
- 9) 손 보조기의 사용 훈련 / 40

3 팔꿉관절 보조기 / 40
- 1) 고정형 팔꿉관절 보조기 / 40
- 2) 팔꿉관절 조절 보조기 / 41
- 3) 테니스엘보 스트랩 / 42

4 위팔 및 어깨관절 보조기 / 42
- 1) 어깨관절 벌림 안정 보조기 / 42
- 2) 어깨뼈 고정 보조기 / 44
- 3) 위팔뼈 골절용 보조기 / 44
- 4) 8자형 빗장뼈 스트랩 / 45
- 5) 슬링 / 45
- 6) 아래팔 균형 보조기, 동적 팔 지지기 / 50
- 7) 외부 동력형 팔 보조기 / 51

CHAPTER 3 다리보조기

- 1) 처방 시 고려사항 / 55
- 2) 다리 보조기의 종류 / 55

1 발목–발 보조기 / 56
- 1) 금속형 발목–발 보조기 / 57
- 2) 플라스틱 발목–발 보조기 / 64
- 3) 기타 발목–발 보조기 / 68

2 무릎–발목–발 보조기 / 70
- 1) 업라이트 / 70
- 2) 밴드와 커프 / 71
- 3) 무릎관절 장치 / 71
- 4) 무릎패드와 스트랩 / 77
- 5) 체중부하장치 / 78

3 엉덩–무릎–발목–발 보조기 / 80
- 1) 골반대 / 80
- 2) 엉덩관절 조절 잠금장치 / 80

4 엉덩관절 보조기 / 82

5 무릎 보조기 / 83

1) 수술 후 무릎 보조기 / 83
2) 스웨디시 니케이지 / 84
3) 스포츠 무릎 보조기 / 84
4) 무릎 아대형 보조기 / 84
5) 무릎뼈힘줄 스트랩 / 85
6) 무릎 각도 조절형 보조기 / 86
7) 퇴행성 관절염용 무릎 보조기 / 86

4 CHAPTER 발 보조기와 교정용 신발

1 발 보조기 / 91

1) 발 보조기 구성 / 91
2) 발을 평가하기 위한 도구 / 93
3) 발보조기의 종류 / 94
4) 발 질환에 따른 발 보조기 / 96

2 구두 / 103

1) 구두의 구성 / 103
2) 신발 수정 / 106

5 CHAPTER 척추 보조기

1) 착용 목적 / 121
2) 척추 보조기의 효과 / 121

1 연성 척추 보조기 / 123

1) 등-갈비뼈 벨트 / 123
2) 엉치-엉덩 벨트 / 124
3) 엉치-엉덩 코르셋 / 124
4) 허리-엉치 코르셋 / 125
5) 등-허리-엉치 코르셋 / 126

2 경성 척추 보조기 / 127

1) 기본 구성 / 127
2) 허리-엉치 보조기 / 130
3) 가슴-허리-엉치 보조기 / 133

3 척주옆굽음증 보조기 / 138

1) 목-등-허리-엉치 보조기 / 140
2) 등-허리-엉치 보조기 / 141

4 목 보조기 / 145

1) 칼라 / 145
2) 기둥형 보조기 / 147
3) 머리-목-등 보조기 / 149
4) 할로 보조기 / 150

6 CHAPTER 소아질환에 사용되는 보조기

1 발달성 엉덩관절 형성이상 / 155

1) 개요 / 155
2) 엉덩관절 보조기 종류 / 156

2 레그-깔베-페르테스병 / 159

1) 개요 / 159
2) 보조기 종류 / 160

3 다리의 비틀림 변형 / 164

1) 개요 / 164
2) 보조기 종류 / 164

4 소아 하반신마비 / 167

1) 개요 / 167
2) 보조기 종류 / 168

7 CHAPTER 절단

1 절단 / 173

1) 스텀프의 관리 / 175
2) 구축방지 및 근력강화 / 180
3) 임시의지 / 188
4) 체크의지 / 188

차례
CONTENTS

2 절단의 유형 / 189
1) 팔 절단 / 189
2) 다리 절단 / 193
3) 특수한 기능을 위한 절단 / 197
4) 소아기 절단 / 198

3 의지의 분류 / 198
1) 절단부위에 의한 분류 / 198
2) 구조에 의한 분류 / 198
3) 작동방법에 의한 분류 / 200
4) 소켓에 의한 분류 / 200
5) 기능 및 용도에 의한 분류 / 200

8 CHAPTER 팔 의지

1 팔 의지의 구성 / 203
1) 소켓 / 203
2) 하니스 / 203
3) 의지관절 장치 / 204
4) 말단장치 / 204

2 손가락 및 손 의지 / 204
1) 손가락 의지 / 205
2) 손 의지 / 205

3 손목관절이단 의지 / 206

4 아래팔 의지 / 207
1) 소켓 / 207
2) 말단장치 / 208
3) 손목장치 / 211
4) 팔꿉장치 / 212
5) 조절 케이블 / 214
6) 현가장치 / 214

5 팔꿉관절이단 의지 / 217
1) 소켓 / 217
2) 재래식 소켓 / 217
3) 슬롯형 소켓 / 218
4) 패드와 스트랩 / 218
5) 팔꿉장치 / 218

6 위팔 의지 / 218
1) 소켓 / 219
2) 내부 연성 소켓과 외부 프레임 소켓 / 220
3) 팔꿉장치 / 220
4) 조절 케이블 / 221
5) 현가장치 / 222

7 어깨관절이단 및 전반사부 의지 / 223
1) 소켓 / 223
2) 어깨관절 장치 / 224
3) 조절 케이블 / 225
4) 현가장치 / 225
5) 보조장치 / 225

8 팔 의지 착용과 기능 훈련 / 226

9 일상생활 의지 훈련 프로그램 / 227
1) 훈련 시 고려사항 / 227
2) 아래팔 절단환자의 의지 착용 및 말단장치 조절 / 227
3) 위팔 절단환자의 의지 착용 및 말단장치 조절 / 227
4) 기능 훈련 / 228

9 CHAPTER 다리 의지

1 다리 의지의 종류와 구성 / 231

2 발가락, 발 의지 / 232

3 싸임 의지 / 235

4 종아리 의지 / 236
1) 소켓 / 237
2) 뼈대 / 239
3) 현가장치 / 240
4) 의지발 / 243

5 무릎관절 이단 의지 / 247
1) 소켓 / 247
2) 무릎관절장치 / 248
3) 현가장치 / 248

6 넙다리 의지 / 248
1) 소켓 / 249
2) 무릎관절장치 / 250
3) 현가장치 / 252
7 엉덩관절 의지 / 255
1) 소켓 / 255
2) 현가장치 / 256
3) 의지발 / 256
4) 엉덩관절장치 / 257
8 다리 의지 착용과 기능훈련 / 257
1) 착용 / 257
2) 균형 훈련 및 보행 훈련 / 259
3) 이상보행 / 273

10 CHAPTER 자세유지, 보행 및 이동 보조기

1 평가 / 281
1) 호흡 및 순환계 평가 / 281
2) 인지행동능력 / 281
3) 관절운동범위 검사 / 281
4) 근력검사 / 281
5) 반사검사 / 281
6) 관절 변형 및 정렬 검사 / 282
7) 감각검사 / 282
8) 자세평가 / 282
2 자세유지 보조기 / 283
1) 누운 자세유지 보조기기 / 283
2) 앉은 자세유지 보조기기 / 283
3) 선 자세유지 보조기기 / 284
3 보행 보조 보조기 / 288
1) 평행봉 / 288
2) 보행기 / 289
3) 크러치 / 291
4) 지팡이 / 298
4 휠체어 / 301
1) 휠체어의 구성 / 301
2) 휠체어의 종류 / 301
3) 수동 휠체어의 구성요소 및 측정방법 / 307
5 스쿠터 / 314
6 스트레처 / 315

11 CHAPTER 재활로봇

1 재활 및 요양 분야 로봇 / 319
1) 치료용 로봇 / 319
2) 일상생활 보조용 로봇 / 320
2 주요 분야 및 예시 / 320
1) 물리치료용 로봇 / 320
2) 최초의 물리치료 로봇 MIT-MANUS / 321
3) MIT-MANUS 이후의 로봇 / 321
4) 장애 보조용 로봇 / 323
5) 국내 의료재활 로봇 보급과 활용 / 325
3 물리치료 분야 주요 질병별 효과 / 326
1) 뇌 손상 / 326
2) 척수손상 / 327
3) 파킨슨병 / 327
4) 뇌성마비 / 327

■ 참고문헌 / 329
■ 찾아보기 / 331

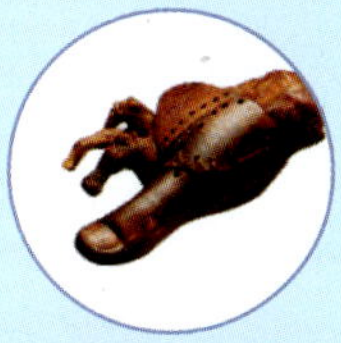
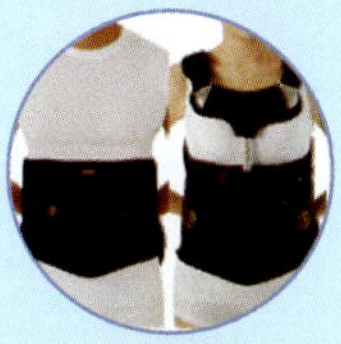
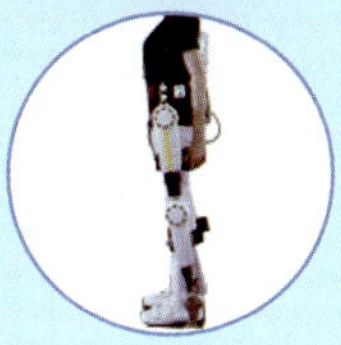

CHAPTER 1

총론

학습목표

1. 보조기와 의지의 정의와 착용목적, 분류를 설명할 수 있다.
2. 보조기와 의지에 적용되는 역학적 원리를 이해하고 설명할 수 있다.
3. 보조기와 의지 적용 전 실시하는 평가에 대해 설명할 수 있다.

핵심용어

- 보조기(orthosis)
- 의지(prosthesis)
- 회전력(torque)
- 장력(tension)
- 압박력(compression)
- 전단력(shearing force)
- 마찰력(friction force)
- 비틀림(torsion force)
- 굽힘(flexion)
- 3점압의 원리(three point pressure system)
- 4점압의 원리(four point pressure system)

1 보조기 및 의지 역사

고대에 스프린트(splint)와 같은 보조기를 사용한 증거는 B.C. 2750~2625년경 왕성했던 이집트 왕조에서 볼 수 있다.

- 5000년전 이집트에서 골절에 사용된 2쌍의 부목을 조사하여 세계에서 흔히 발견되는 것들 가운데 가장 오래된 외과 치료 보조도구였으며, 손상된 부위를 목표한 각도로 유지함으로 무릎관절을 고정하는 것이었다고 이집트 해부학 교수 G. Elliot Smith가 발표하였다.

기원전 950~750년 전에 만들어진 고대 이집트 록소르 지역 여자 미라에서 나온 나무와 가죽으로 만들어진 엄지발가락 절단의지는 단순한 모형이 아니라 체중을 실어서 이동할 수 있도록 설계되어 실제 사용하는 의지라는 것이 영국 맨체스터대학교 Jacqueline Finch 박사에 의해 밝혀졌다(그림 1-1).

Ambroise Pare(1509~1590)는 보조기를 제작하는 데 있어 현대적인 감각의 개척자로 간주되고 있으며, 그는 저서를 통해 지지용과 교정용 정형기구에 대해 고려해야 할 사항을 기술하였는데 신체 교정을 위한 기구는 금속 코르셋(corset)과 다양한 목적의 가죽 스플린트(splint)가 사용되었으며, 특히 안쪽 휨(varus deformity)과 가쪽 휨(valgus deformity) 변형, 엉덩관절 질병을 위한 보행보조기, 휜발(club foot)을 위한 다른 형태의 신발을 고안하였다.

17세기는 장애인들에게 직접적인 지원이 이루어진 시기라고 볼 수 있다. 1601년 영국 의회는 빈민 구제법(Poor Relief Act)으로 장애인을 위하여 전문적인 관리를 제공하였으며 이들을 위한 시민정부의 역할에 대한 어떠한 책임을

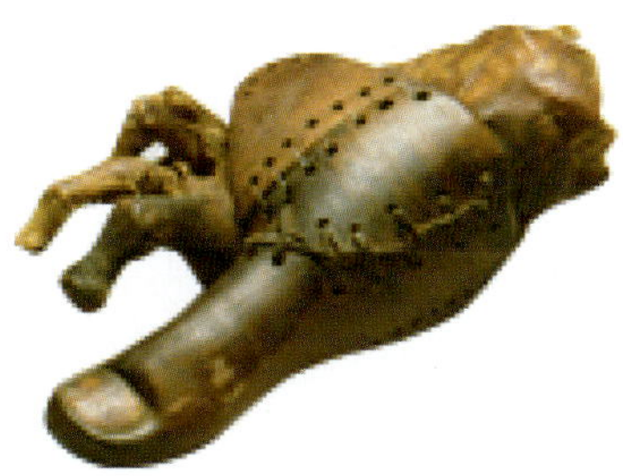

그림 1-1 이집트에서 발견된 가장 오래된 발가락 의지

부여한 첫 번째 기록이다.

Fabricius(1560~1624)는 교정용 보조기를 적용하여 휜발을 치료하였으며, 어린이의 성장에 맞게 압박을 변화시키는 것이 필요하다고 하였다.

Glisson(1597~1677)는 구루병에 의한 뼈 연화증의 치료로 교정을 위하여 보조기, 부목, 신발을 사용하였다.

Lorenz Heister(1683~1758)는 'Iron Cross' 척추보조기를 개발하였으며, Levacher는 1764년에 척주옆굽음증을 치료하기 위한 현가장치를 고안하였다.

18세기에는 장애의 치료에 대한 전문적인 훈련과 장기간 치료하는 클리닉이 설립되었다. Nicholas Andre(1704~1756)는 파리 의과대학 교수로 'Orthopedie' 란 책을 통하여 Orthopedia라는 신조어를 만들어 그 개념을 확립하였는데, 지체부자유아를 올바르게 치료하여 키운다는 말로 그리스어의 ortho(올바른)와 paidios(소아)의 두 낱말을 합친 것이다.

19세기로 접어들면서 유럽에서는 보조기에 의한 치료체계가 인권 확립과 함께 이루어졌는데, 장애아동의 치료방법에 의거하여 여러 곳에 시설이 세워졌으며, 이러한 시설들은 모두 보조기에 의한 치료와 교육을 중심으로 한 것으로 1780년에 스위스 외과의사 Jean Andre Venel에 의해서 스위스 Orbe에 세워졌다.

James Knight(1810~1887)는 미국 정형외과 발전에 기여한 인물로 나이트 보조기는 즉각적인 증상의 완화를 위하여 적용하였으며 오늘날 사용되는 나이트 보조기는 그의 이름을 따서 명명한 것이다.

최근 들어서는 미국 의지보조기 교육위원회(Commitee on Prosthetics-Orthotics Education, CPOE)는 보조기의 용어를 명확하게 하기 위하여 체계적인 명명법을 개발하였다.

보조기가 적용되는 신체부위에 포함되는 관절에 기초하여 FO, AFO, KAFO, WHO 등으로 표기하고 추가적인 정보는 'WHO with MCP extension assist'와 같이 추가되는 부품의 명칭을 설명하여 표기하였다.

이런 용어를 사용함으로써 의사, 물리치료사, 의지보조기사, 재활 팀 구성원과의 용어를 통일하고 상호 교류하여 환자의 재활에 도움을 주어 폭넓게 사용되고 있다.

지금까지 가장 오래된 의지로 기록된 것은 기원전 300년 로마 시대에 만들어졌다고 알려져 있다.

15세기 기록에 의하면 기사들이 그들의 검을 쥐기 위해 철로 만든 인공 손을 사용 하였다고 한다.

독일에서는 Wilhelm Fabry가 수술 전에 혈행을 정지시키기 위하여 막대기로 묶음실을 조이는 지혈대를 개발하여 절단술에 이용하였다.

200여년 전, 나폴레옹 전쟁에서 부상을 입고 다리가 절단된 수많은 환자를 보고 Albrecht Berblinger는 다리 의지를 개발하였는데, 이 디자인에 담긴 기본 형태와 작동원리는 오늘날까지도 사용되는 현대적 다리 의지의 토대가 되었다.

프랑스의 군의관인 Ambrosie Pare(1510~1590)는 Hippocrates에 의해 처음 소개된 결찰사(ligature)의 사용을 다시 주장하면서 절단수술을 더욱 성공적으로 발전시켰으며, Pare는 처음으로 환각지(phantom sensation)의 개념을 설명하였다.

1815년에 프랑스의 Jacques Lisfanc은 발의 발목발허리관절에서 이단(disarticulation)시키는 절단술을 고안해내어 지금의 Lisfanc 절단이라는 명칭으로 불리게 되었다.

1842년 영국의 James Syme에 의해서 발목관절에서 절단시킨 수술이 성공적으로 이루어지면서 Syme 절단이라고 하였다.

우리나라 의지 보조기의 역사도 오래되었다고 할 수 있으나 문헌기록이 미비한 실정이다. 한국 전쟁은 우리 민족에게 많은 피해를 가져다주었으며 또한 한국 보조기, 의지 분야를 발전시키는 계기가 되었다. 한국전쟁 당시 미국 뉴욕대학교 의과대학 재활의학과 러스크(Howard A. Rusk) 교수가 내한하여 전쟁의 실상과 절단 장애인들의 긴박한 상황을 보고 미국에서 한미재단(American-Korean Foundation)을 순수 민간 원조기관으로 설립하였다.

1953년 국립재활원(Korea National Rehabilitation Center)을 설립하고 포괄적 재활의료를 시작하였다. 이때를 우리나라 재활의료의 시작이라고 본다.

오늘날 우리나라는 교통사고, 산업재해, 노인 인구 증가로 인한 당뇨 합병증, 혈관질환, 종양 등 절단의 요인이 많다. 이에 의사의 처방, 의지보조기사의 제작, 물리치료사의 교육, 평가, 훈련 등을 통하여 보조기 의지가 필요한 환자의 삶의 질을 향상시키는 일에 모두가 협심하여야 할 것이다.

2 보조기의 개요

보조기(orthosis, brace)란 외상으로 인한 골절이나 선천적·후천적 장애가 있는 환자의 기능을 향상시키기 위해 관절의 체중부하를 감소시키거나 운동을 제한하기 위해, 또는 운동을 향상시키기 위해 신체 외부에 적용하는 장치이다(보조기 및 의지 교육위원회, 1973).

보조기(orthosis)는 "똑바로 해준다"라는 그리스어로부터 파생된 전문용어이며, 브레이스(brace)와 스플린트(splint)는 전문용어 이전부터 부목이나 신체를 지지하는 장치를 말하는 영어이다.

보조기의 착용 목적은 다음과 같다.

- 하나 이상의 관절이나 신체의 특정 부위의 고정, 교정, 보조
- 신체의 질병이나 외상과 같은 손상과 수술 후, 기형 부위의 기능 향상
- 비정상적인 근긴장도나 근력이 약한 부위의 보조
- 체중 지지 및 신체정렬 변경
- 치료사의 보조를 대신
- 이차적인 장애 예방

1) 역학적 원리

물리치료사로서 보조기의 적용과 환자 교육을 위해서는 보조기의 원리를 이해해야 한다. 보조기는 힘 또는 체중의 작용위치를 변경시키거나 집중시켜 신체 움직임을 보조하고 기능적인 능력을 증가시키는 도구이므로 역학적인 원리를 이해하는 것이 가장 중요하다.

(1) 힘의 유형

힘(force)이란 두 물체 사이의 상호적인 작용이며, 물체의 운동이나 변형을 일으킬 수 있는 능력이다. 힘에 적용되는 변수로는 힘의 크기, 작용점, 방향이 있다. 힘의 종류에는 회전력(torque), 장력(tension), 압박(compression), 전단력(shearing force), 마찰(friction), 비틀림(torsion), 굽힘(flexion)이 있다.

① 회전력(torque)

- 하나의 축을 중심으로 회전을 발생시키는 힘이다(그림 1-2).
- 고정된 축과 힘의 작용점까지의 거리를 모멘트 팔(moment arm)이라고 하고, 회전력은 모멘트 팔의 길이에 비례한다(회전력=축과 작용점까지의 거리 x 힘).
- 못을 뽑을 때 펜치나 플라이어 같은 공구로 바로 뽑는 것보다 장도리로 뽑는 것이 쉬운 이유는 장도리의 끝부분(힘의 작용점)과 축이 다른 공구보다 길어 회전력이 증가했기 때문이다.

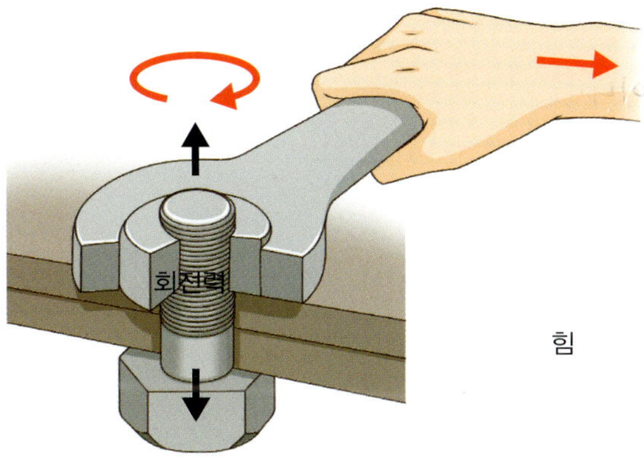

그림 1-2 회전력

② 장력(tension)

- 줄과 같은 물체가 힘을 받아 팽팽해질 때 작용하는 힘이다(그림 1-3).
- 보조기에서 스트랩으로 고정하거나 위치를 유지시킬 때 사용한다.
- 너무 강할 경우 압박으로 허혈, 부종, 통증 등이 나타난다.
- 너무 약할 경우 착용이 느슨해져 보조기가 벗겨지거나, 피스톤 움직임 같은 비정상적 움직임 발생한다.

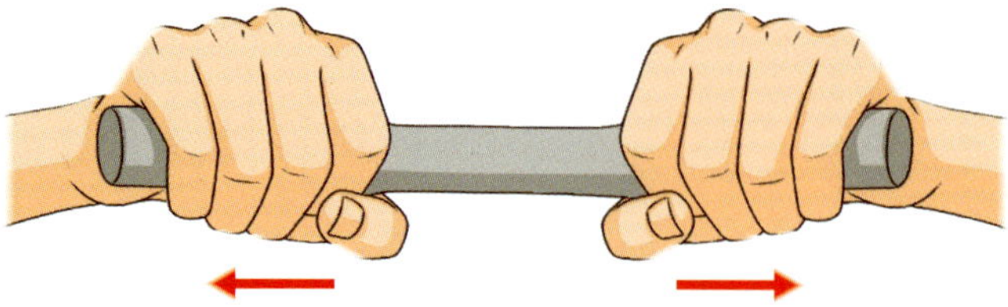

그림 1-3 장력

③ 압박력(compression force)

- 서로 반대쪽에 있는 두 개의 힘이 같은 선상에서 물체의 중심으로 가해질 때 발생하는 힘이다(그림 1-4).
- 물체에 압박이 가해지는 경우 힘이 가해지는 부위는 오목해지거나 길이가 짧아지고 힘이 받지 않는 부위는 볼록해지거나 길이가 길어진다.
- 보조기에서 압박을 통해 주변 근육과 물렁조직의 스트레스 감소를 위해 적용하거나 신체에 완전하게 접촉시켜 현수기능 목적으로 적용한다.

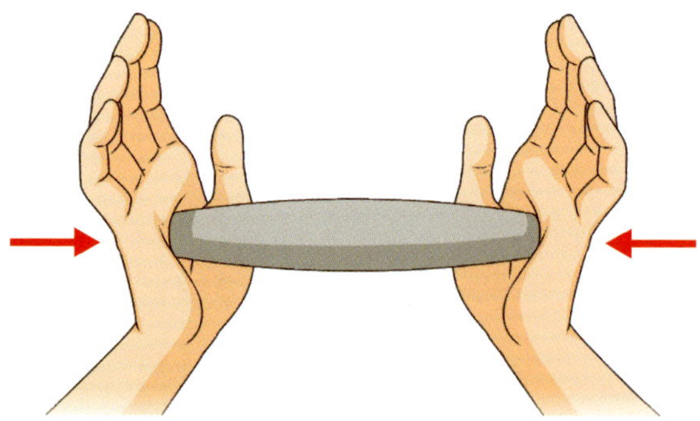

그림 1-4 압박력

④ 전단력(shearing force)

- 서로 반대쪽에 있는 두 개의 힘이 서로 다른 선상에서 물체에 엇갈리게 적용될 때 발생 하는 힘이다(그림 1-5).

- 하나의 물체에 적용할 경우 물체에 변형이 발생하거나 회전이 발생하며, 서로 다른 물체에서 발생할 경우 각각 힘의 방향대로 이동한다.
- 피부와 보조기에서 전단력 발생 시 마찰로 인해 피부가 손상될 수 있다.

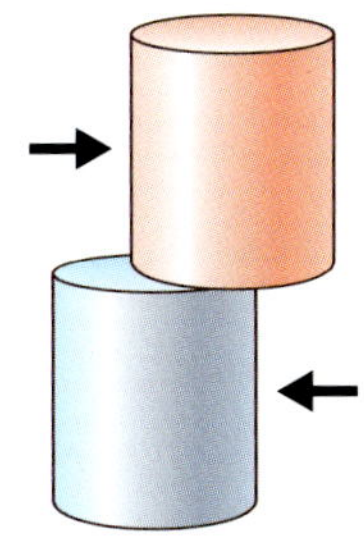

그림 1-5 전단력

⑤ 마찰력(friction force)

- 맞닿아 있는 서로 다른 물체가 각각 반대방향으로 힘을 받을 경우 두 물체가 접촉된 면에서 발생하는 힘이다(그림 1-6).
- 보조기에서 충분한 마찰력이 발생하지 않을 경우 피스톤 움직임과 같은 비정상적 움직임이 발생한다.
- 마찰력이 계속 발생할 경우 피부가 손상될 수 있다.

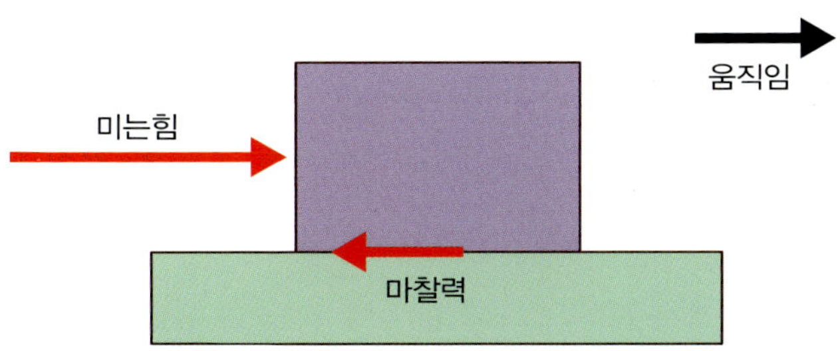

그림 1-6 마찰력

⑥ 비틀림(torsion)

- 하나의 물체에 서로 반대방향의 회전력이 작용된 경우 발생하는 힘이다(그림 1-7).

- 엎침이나 뒤침 보조기의 경우에 적용된다.
- 너무 강하게 적용될 경우 위팔뼈의 나선형 골절과 같은 손상이 발생한다.

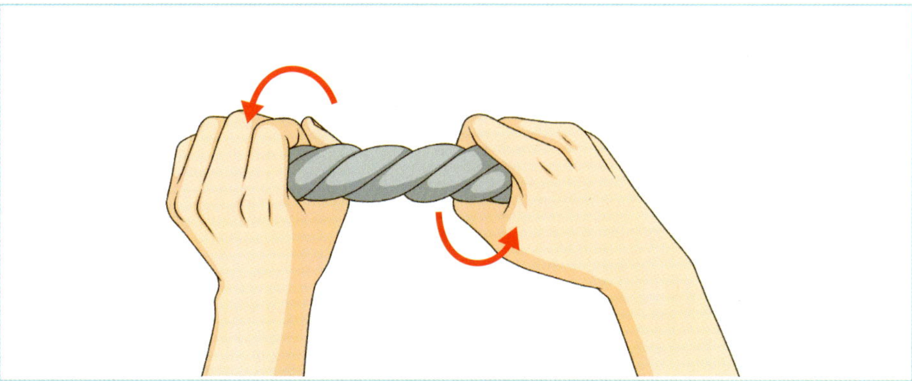

그림 1-7 비틀림

2) 보조기의 역학적 원리

(1) 3점압의 원리

3점압 원리(three point pressure system)는 같은 방향의 두 힘(압력)과 이와 반대되는 방향의 한 점의 힘(압력)으로 구성되는 원리로, 인체의 비정상적인 움직임을 조절하거나 교정하기 위해 적용한다. 보조기에 적용되는 예는 다음과 같다(그림 1-8).

- A: 목을 지지하기 위해서는 턱과 뒤통수의 두 점과 중력으로 인한 머리의 무게가 한 점이 된다.
- B: 몸통을 지지(바로 세우기)하기 위해서는 복장뼈와 두덩뼈에서 뒤쪽으로 미는 두 힘과 가슴뒤쪽(등쪽)에서 앞쪽으로 미는 한 점이 된다.
- C: 골반을 고정하기 위해서는 넙다리뼈의 몸쪽 부위와 엉덩뼈의 두 점과 궁둥뼈 부위에서 앞쪽으로 미는 힘이 한 점이 된다.
- D: 무릎관절을 펴기 위해서는 넙다리뼈와 종아리뼈의 뒤쪽으로 미는 두 힘과 무릎뼈 부위에서 뒤쪽으로 미는 힘이 한 점이 된다.
- E: 바로 서 있기 위해 발에서는 발바닥에서 위쪽으로 미는 두 힘과 중력으로 인한 체중이 한 점이 된다.

안굽이 무릎(genu varum) 교정 시 무릎 바깥쪽 위치에서 안쪽으로 향하는 하나의 힘과 넙다리뼈의 안쪽, 정강뼈의 안쪽 위치에서 바깥쪽으로 향하는 두 힘

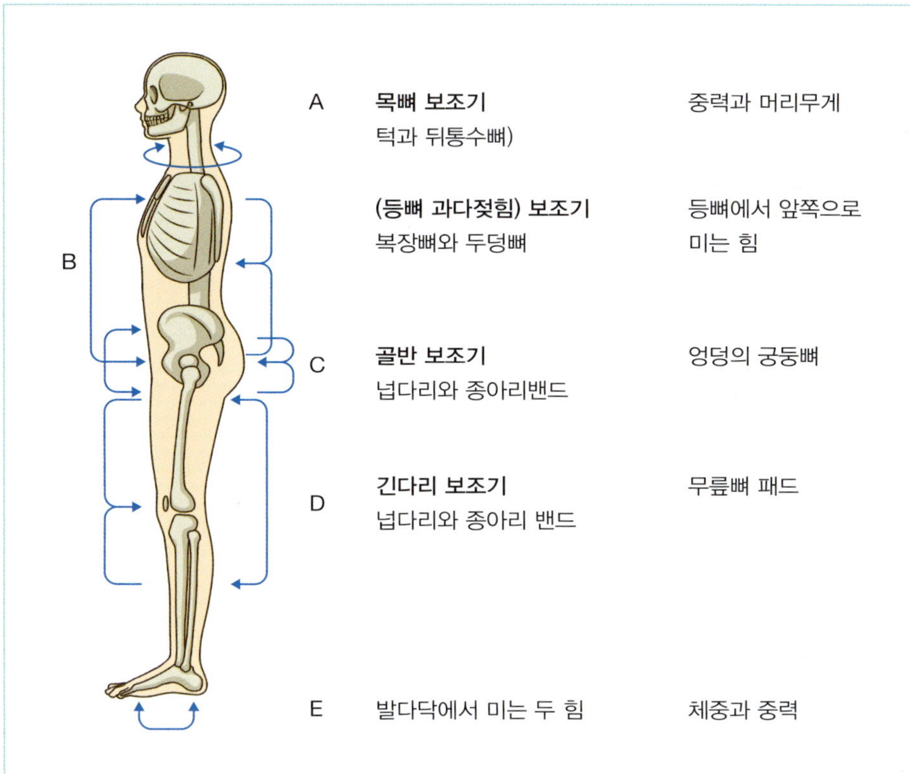

그림 1-8 3점압원리 적용 예

이 3점압의 원리로 적용되어 무릎을 교정한다.

(2) 4점압의 원리(four point pressur system)

같은 방향의 두 힘과 이와 반대되는 방향의 두 힘으로 구성되는 원리로, 3점압의 원리에 하나의 힘이 추가된 것이다.

3) 보조기의 분류

보조기는 착용 부위와 기능(보호용, 보조용, 교정용), 작동원리(동적, 정적), 그 외에도 보조기의 재료, 제작방식, 적용질환에 따라 다양하게 분류한다.

착용 부위에 따라 팔 보조기는 어깨, 위팔, 아래팔, 손, 손가락에 적용하며, 다리 보조기는 골반뼈, 넙다리뼈, 정강뼈, 종아리뼈, 무릎뼈, 발목, 발에 적용하고 척추 보조기는 목뼈, 등뼈, 허리뼈에 적용한다.

(1) 기능에 따른 분류

① 보호용 보조기

- 신체의 손상과 통증, 수술 후 해당 부위를 보호하여 치유 촉진
- 기형, 외상으로 인한 탈구 또는 골절된 부위를 보호하여 이차적인 변형 예방
- 불수의적 움직임을 억제하여 이차적인 손상으로부터 보호
- 임상 예로는 슬링(팔걸이) : 어깨 외상이나 수술 후 고정 및 이탈 방지

② 보조용 보조기

- 기능적 활동이나 균형 유지 시 부족한 근력을 보조하기 위하여 스프링 강선, 고무줄과 같은 외부동력 활용
- 마비되거나 강직이 발생한 부위 보조
- 보행 보조
- 임상 예로는 강선 손목 폄 보조기(동적 콕업 스플린트) : 강철선의 탄력으로 손목 폄 동작 보조

③ 교정용 보조기

- 외상이나 기형 등으로 발생한 부적절한 뼈 변형에 대한 교정힘 제공 또는 예방
- 탈구와 같은 뼈의 위치이동에 대한 교정힘 제공
- 임상 예로는 밀워키 보조기 : 척주 옆굽음증 교정힘 제공

(2) 움직임에 따른 분류

① 동적 보조기(dynamic orthosis)

- 근력 약화로 인해 운동성이 떨어진 관절을 보조하여 움직임을 허용
- 구축된 관절의 신장 및 교정힘 제공
- 탄력성 재질의 강도를 점차 높여 점진적 저항운동 제공
- 마비로 인해 소실된 운동성 대체
- 보조를 위해 탄력성 재질(고무, 스프링, 와이어 등)의 동력원 적용 가능

임상 예로는 손허리손가락관절 폄 보조형 보조기는 손가락 폄근이 약할 때 보조하는 역할을 한다(그림 1-9).

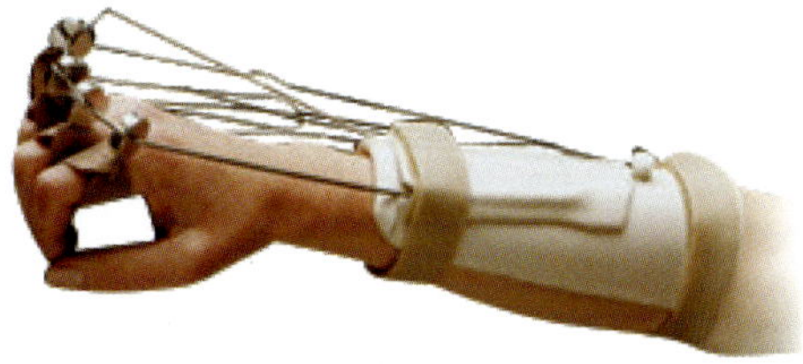

그림 1-9 손허리손가락관절 폄 보조형 보조기

② 정적 보조기(static orthosis)

- 하나의 관절이나 외상, 골절 등의 치유를 위해 고정이 필요한 부위를 기능적 또는 안전한 자세로 유지하며 휴식의 개념도 가진다.
- 구축된 관절의 신장 및 교정
- 강직으로 인한 근육의 긴장 완화

임상 예로는 손목 굽힘 제어 보조기(콕업 보조기)는 노신경 손상으로 손목처짐이 되었을 때 기능적 자세 유지를 할 때 적용 된다(그림 1-10).

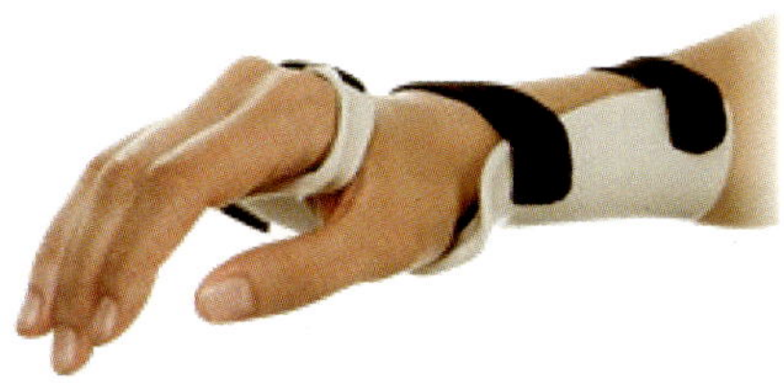

그림 1-10 손목 굽힘 제어 보조기

(3) 재료에 의한 분류

① 경성 보조기

- 알루미늄, 강철과 같은 금속형의 단단한 재질로 만든 보조기이다.
- 교정이나 운동 제한의 목적으로 사용한다.

② 연성 보조기

- 가죽, 직물, 네오프렌과 같은 부드럽고 유연한 재질로 만든 보조기이다.

- 코르셋이나 벨트라고 하며, 신체에 부드럽게 접촉되며 가볍고 부피가 작아 외관상으로도 보기 좋다.
- 특정 부위는 금속이나 플라스틱으로 보강하기도 한다.

③ 플라스틱 보조기

열가소성 보조기 제작 시에는 고온, 중온, 저온 보조기 재료를 사용하며, 주로 저온 열가소성 보조기 재료를 많이 사용한다. 57.2~82.2℃의 물에서 유연해지기 때문에 저온으로 분류하며, 환자의 피부에 직접 밀착하여 제작할 수 있다는 장점이 있다. 재질이 강하지 않기 때문에 열에 약하여 뜨거운 물이나 따뜻한 곳에서는 늘어나서 헐거워질 수 있는 것이 단점이다.

중온 열가소성 보조기는 77~107℃ 물이나 오븐을 이용했을 때 유연해지며, 스타키네트를 활용하여 제작하므로 환자에게 바로 적용할 수 없다. 이 때문에 정확한 크기를 맞출 수 없는 것이 단점이다.

고온 열가소성 보조기는 140℃ 정도의 오븐에서 가열하여 유연하게 만들어 사용한다. 환자에게 바로 사용하기 어렵기 때문에 환부의 형태를 본뜬 석고에 부착하여 제작한다. 열이 식으면서 매우 단단하고 강한 상태로 변하기 때문에 섬세한 부분이 필요한 보조기 제작 시 사용한다.

4) 팔 보조기

보조기는 어깨부위에서부터 위팔, 아래팔, 손, 그리고 손가락까지 착용목적에 따라 전체적으로 또는 부분적으로 적용하는 보조기를 말한다.

① 어깨 보조기(shoulder orthosis; SO) : 어깨관절과 어깨이음구조(shoulder girdle) 주위가 주된 적용부위인 보조기로, 슬링(팔걸이), 어깨뼈 고정 보조기, 8자형 빗장뼈 스트랩 등이 해당된다.

② 어깨-팔꿉 보조기(shoulder elbow orthosis: SEO) : 어깨관절과 팔꿉관절이 포함되는 보조기로, 어깨와 팔꿉관절이 포함된 위팔뼈 보조기가 대표적이다.

③ 어깨-팔꿉-손목 보조기(shoulder elbow wrist orthosis: SEWO) : 어깨관절, 팔꿉관절, 손목관절이 포함되는 보조기로, 어깨관절벌림 안정 보조기가 대표적이다.

④ 팔꿉관절 보조기(elbow orthosis; EO) : 팔꿉관절만 포함되는 보조기로, 고

정형 팔꿉관절 보조기, 팔꿉관절 조절 보조기, 테니스엘보 스트랩 보조기가 대표적이다.

⑤ 손목–손 보조기(wrist hand orthosis; WHO) : 손목과 손이 포함되는 보조기로 손가락이 포함되거나 포함되지 않는다. 긴 맞섬 보조기, 콕업 보조기, 레스팅 팬 보조기, 버넬 보조기 등이 대표적이다.

⑥ 손 보조기(hand orthosis: HO) : 손과 손허리손가락 관절이 중심이 되는 보조기로 손가락이 포함되거나 포함되지 않는다. 기본 손 보조기, 기본 맞섬 보조기, 손허리손가락관절 굽힘 보조기, 손허리손가락관절 폄 보조기 등이 대표적이다.

⑦ 손가락 보조기(finger orthosis)는 손가락에만 적용되는 보조기로, 분류상 손 보조기에 포함된다. 엄지손가락 포스트 보조기, 손가락 너클 벤더 보조기 등이 대표적이다.

5) 다리 보조기

다리 보조기는 골반과 엉덩관절에서부터 넙다리, 무릎관절, 종아리, 발목, 발, 그리고 발가락까지 착용목적에 따라 전체적으로 또는 부분적으로 적용하는 보조기를 말한다(그림 1–11).

① 엉덩–무릎–발목–발 보조기(hip knee ankle foot orthosis; HKAFO) : 무릎–발목–발 보조기(KAFO)에 측면 엉덩관절장치와 골반 밴드 또는 골반 벨트가 적용된 보조기를 말한다.

② 엉덩관절 보조기(hip orthosis; HO) : 엉덩관절의 치료를 목적으로 사용되는 보조기를 말한다.

③ 무릎–발목–발 보조기(knee ankle foot orthosis; KAFO) : 넓적다리, 무릎관절, 종아리, 발목관절, 발이 포함되는 보조기를 말한다.

④ 무릎 보조기(knee orthosis; KO) : 무릎관절을 중심으로 넙다리와 종아리가 부분적으로 포함되는 보조기를 말한다. 스웨디쉬 니케이지, 나선형 무릎 보조기, 스포츠 무릎 보조기, 경첩관절 무릎 보조기, 무릎 폄 케이지, 레녹스힐 디로테이션 보조기, CARS–UBC 무릎 보조기, S–K 보조기, 무릎 힘줄 스트랩, 동적 무릎뼈 보조기 등이 대표적이다.

⑤ 발목–발 보조기(ankle foot orthosis; AFO) : 무릎관절 아래에서부터 발목

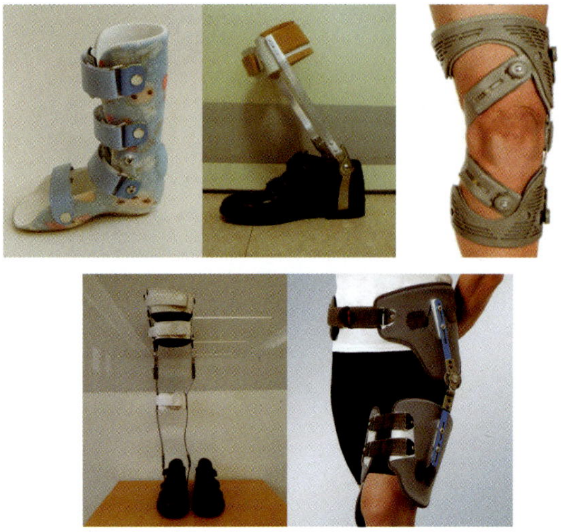

그림 1-11 다리 보조기의 종류

관절을 포함하여 발까지 적용되는 보조기를 말한다.

⑥ 발 보조기(foot orthosis; FO) : 발의 변형과 편안함을 위하여 적용되는 보조기로, 발가락 보조기(toe orthosis)를 포함한다.

6) 척추 보조기

척주는 신체를 지탱하는 기둥 역할을 하는 구조로 목뼈(7), 등뼈(12), 허리뼈(5), 엉치뼈(1), 꼬리뼈(1)로 구성되어 있다. 이렇게 여러 뼈로 구성되어 있어 다양한 자세와 기능을 수행할 수 있지만, 자세와 생활습관에 따라 쉽게 피로해지고 정렬이 바뀌어 불안정성이 증가하면 통증을 유발할 수 있다(그림 1-12).

(1) 척추 보조기의 기능

① 몸통 지지 : 약해진 몸통의 근육을 보조하기 위해 복압을 증가시킨다. 복압이 상승하면 머리와 꼬리뼈 쪽으로 향하는 힘이 발생하여 척추사이원반의 압력을 감소시키고 통증도 감소한다.

② 운동 제한 및 보호 : 외상이나 수술 후 운동 제한을 목적으로 또는 치유 촉진과 보호를 위해 사용한다. 또한, 착용만으로도 심리적인 안정감을 제공하기도 한다.

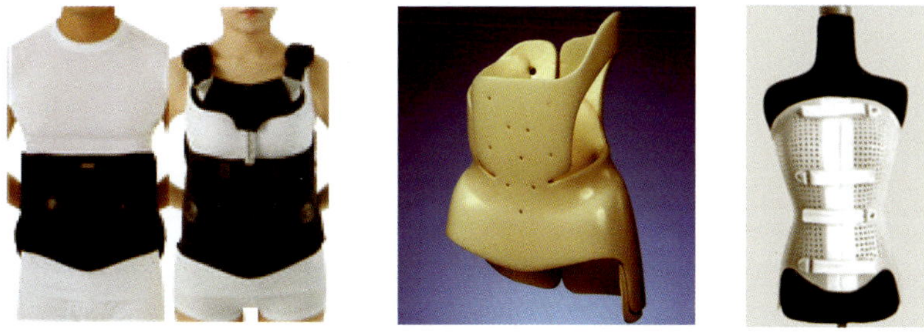

그림 1-12 척추 보조기 종류

③ 척추 교정 : 3점압의 원리를 적용하여 척추의 비정상적인 굽이를 교정하기 위해 사용한다.

(2) 척추 보조기의 적용부위에 따른 분류

① 목-등-허리-엉치 보조기(cervicothoracolumbosacral orthosis; CTLSO) : 목뼈에서부터 등뼈, 허리뼈, 엉치뼈까지 적용되는 보조기로, 밀워키 보조기가 대표적이다.

② 등-허리-엉치 보조기(thoracolumbosacral orthosis; TLSO) : 등뼈, 허리뼈, 엉치뼈까지 감싸는 보조기로 테일러, 나이트 테일러 보조기가 대표적이다.

③ 허리-엉치 보조기(lumbosacral orthosis; LSO) : 허리뼈와 엉치뼈를 감싸는 보조기로 체어백 보조기와 나이트 보조기가 대표적이다.

④ 엉치-엉덩 보조기(sacroiliac orthosis; SIO) : 골반을 감싸며 엉치-엉덩 관절을 조절하는 보조기이다.

⑤ 보조기(cervical orthosis; CO) : 목뼈의 움직임을 고정시키기 위하여 적용되는 보조기로 연성 또는 경성 칼라(collar)가 대표적이다.

(3) 척추 보조기의 주의사항

① 근육 위축

- 척추 보조기 착용으로 인해 척추를 장기간 지속적으로 움직이지 않으면 근육 위축이 발생한다.

- 이러한 근육 위축이 발생하지 않도록 장기간의 보조기 착용을 피하고 운동을 병행하여 근력을 유지해야 한다.

② 관절 구축

- 근육 위축과 마찬가지로 관절도 지속적으로 움직이지 않으면 구축이 발생한다.
- 장기간의 보조기 착용을 피하고 근력 운동 및 관절가동범위 운동을 병행해야 한다.

③ 심리적 의존심

- 보조기 착용으로 환자는 통증 감소와 기능적 활동수행력이 증가하면서 보조기에 대한 심리적 의존성이 증가할 수 있다.
- 보조기에 대한 심리적 의존성이 증가하면 보조기 미착용 시 불안감을 더욱 느끼고 이로 인해 보조기 착용기간이 늘어날 수 있다. 보조기 착용기간이 늘어나면 근육 위축과 관절 구축과 같은 신체능력 저하로 보조기를 더 착용하게 되는 악순환이 발생한다.
- 이러한 심리적 의존성을 예방하기 위해 보조기 착용시간을 적절하게 조절해야 한다.

3 의지의 개요

의지(prosthesis)란 외상이나 질병, 선천적, 후천적 장애 등 여러 가지 원인으로 인해 결손된 신체의 일부를 대신하는 장치이다. 기능뿐만 아니라 형태를 보완하고 남아 있는 신체기능을 보존하고, 최대한 사용할 수 있게 한다(표 1-1).

1) 절단 부위에 따른 분류

절단 부위에 따라 크게 팔 의지와 다리 의지로 분류한다.

(1) 팔 의지

① 손 의지(partial hand prosthesis) : 손의 부분적인 절단에 적용되는 의지로, 손가락 의지(finger prosthesis)를 포함한다.

표 1-1 절단에 관련된 용어

용어	의미
절단(amputation)	뼈를 절단하는 것
이단(disarticulation)	관절을 분리 절단하는 것
절단단(stump)	절단 후 남아 있는 신체 부위

② 손목 이단 의지(wrist disarticulation prosthesis): 노뼈와 자뼈가 모두 남아 있도록 이단된 경우에 적용되는 의지를 말한다.

③ 아래팔 의지(transradial prosthesis) : 노뼈와 자뼈에서 절단된 경우에 적용되는 의지를 말한다.

④ 팔꿉 이단 의지(elbow disarticulation prosthesis) : 위팔뼈와 자뼈 사이에서 이단된 경우에 적용되는 의지를 말한다.

⑤ 위팔 의지(transhumeral prosthesis) : 위팔뼈에서 절단된 경우에 적용되는 의지를 말한다.

⑥ 어깨 이단 의지(shoulder disarticulation prosthesis) : 어깨관절에서 이단된 경우에 적용되는 의지를 말한다.

⑦ 전사반부 의지(forequarter prosthesis) : 어깨뼈 및 빗장뼈와 가슴우리 사이에서 이단된 경우에 사용되는 의지를 말한다.

(2) 다리 의지

① 발 의지(prarial foot prosthesis) : 발의 부분적인 절단에 적용되는 의지로, 발가락 의지(toe prosthesis)를 포함한다.

② 사임 의지(Syme prosthesis) : 발목관절에서 복사뼈를 제거한 절단에 적용되는 의지를 말한다.

③ 종아리 의지(transtibial prosthesis) : 무릎 아래 정강뼈와 종아리뼈에서 절단된 경우에 적용되는 의지를 말한다.

④ 무릎 이단 의지(knee disarticulation prosthesis) : 넙다리뼈와 정강뼈 사이에서 이단된 경우에 적용되는 의지를 말한다.

⑤ 넙다리 의지(transfemoral prosthesis) : 무릎 위 넙다리에서 절단된 경우에 적용되는 의지를 말한다.

⑥ 엉덩관절 이단 의지(hip disarticulation prosthesis) : 엉덩관절에서 이단된 경우에 적용되는 의지를 말한다.

⑦ 편측 골반 의지(transpelvic prosthesis) : 편측 골반 이단에 적용되는 의지를 말한다.

2) 구조에 따른 분류

(1) 내골격(속뼈대)식 의지(endoskeleton prosthesis)

- 금속재질의 파이프가 뼈대를 이루고 체중을 지지할 수 있다.
- 별도의 관절장치와 의지발을 정렬이 가능한 조립장치로 연결되며, 각각의 부품으로 구성되어 있어 모듈러 시스템(modular system)이라고 한다.
- 외부에는 폼이나 스펀지 재질로 감싸 피부와 비슷한 구조를 이루기 때문에 미관상 좋다(그림 1-13).

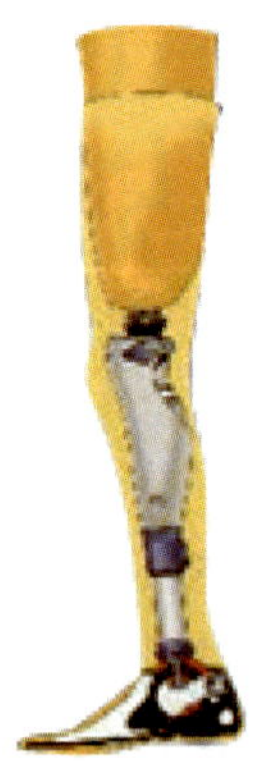

그림 1-13 내골격식 의지(endoskeleton prosthesis)

(2) 외골격(바깥뼈대)식 의지(exoskeleton prosthesis)

겉은 비어 있으나 외부가 플라스틱이나 나무 재질로 제작되어 단단하며, 체중을 지지한다.

내부가 비어 있는 구조이기 때문에 가볍게 만들 수 있어 무게로 인한 피로감이 적으나, 정렬의 조절이 어렵고 재래식 의지라고도 한다(그림 1-14).

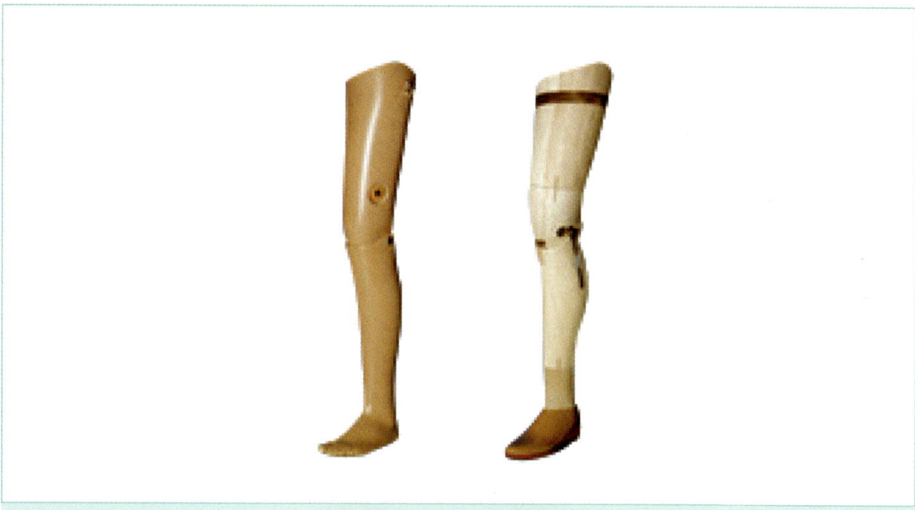

그림 1-14 외골격식 의지(exoskeleton prosthesis)

3) 용도에 따른 분류

(1) 기능형 의지

기능을 강조한 의지로 미관형 의지에 비해 사용자의 기능에 초점을 둔 의지로, 일상생활, 직업활동 등에 적절하다(그림 1-15).

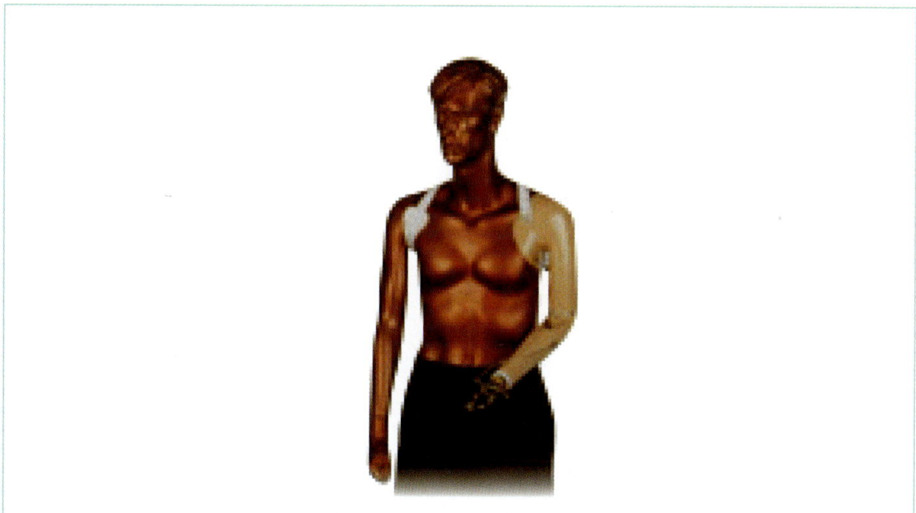

그림 1-15 기능형 팔 의지

(2) 미관형 의지

소실된 신체와 최대한 유사한 모양으로 제작하여 기능보다 미관을 강조한 의지이며, 기능적 의지 착용이 꺼려질 때나 심리적 안정감이 필요할 때 사용한다. 최근 임상에서는 3D 프린팅과 고상실리콘을 이용여 주름이나 혈관 등을 사실적으로 표현하는 미관형 의지도 사용되고 있다(그림 1-16).

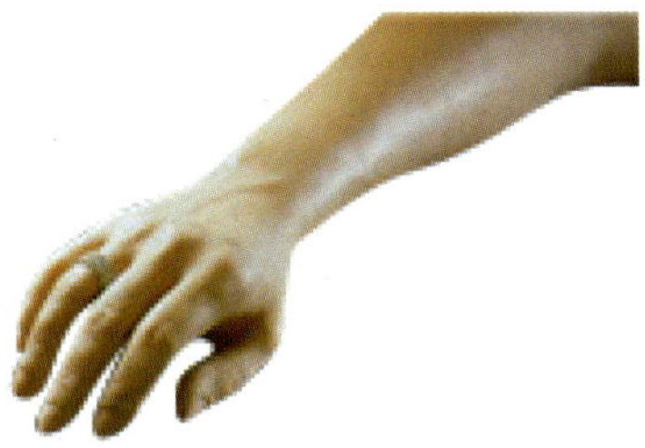

그림 1-16 미관형 팔 의지

4 적용 전 평가

보조기와 의지 착용을 위해 팔다리, 몸통의 평가가 필요하다.

(1) 근육뼈대계통 평가

① 근력

② 관절운동범위

③ 관절 불안정성

④ 정렬

⑤ 변형

(2) 신경계 평가

① 감각(피부감각, 통증, 고유수용성 감각, 운동감각)

② 반사

③ 근긴장도

④ 균형

(3) 피부 평가

① 상처(개방성) 및 흉터 유무

② 피부질환

③ 고령으로 인한 피부의 얇아짐

④ 돌출부와 같은 압력 흡수 필요 여부

(4) 심장혈관계통, 호흡계통

① 말초혈관질환(부종, 부기)

② 압박으로 인한 허혈 발생 가능성

③ 의지와 보조기의 무게로 인한 에너지 손실

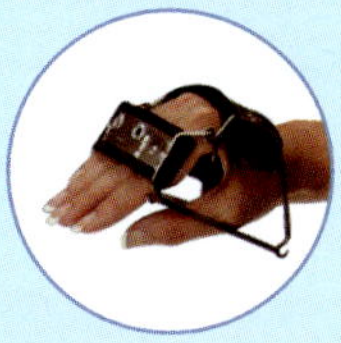

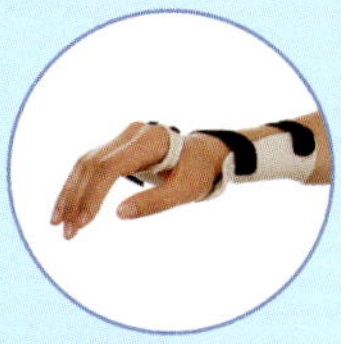

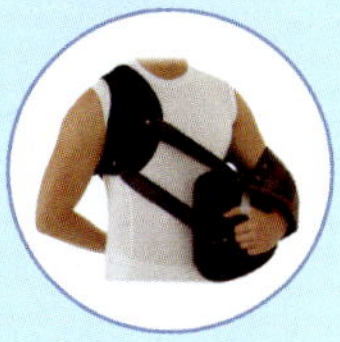

2
CHAPTER

손과 팔 보조기

학습목표

1. 손과 팔 보조기의 착용목적, 적용 시 고려사항, 특성을 설명할 수 있다.
2. 손목관절과 손 보조기의 종류와 기능을 설명할 수 있다.
3. 팔꿉관절 보조기의 종류와 기능을 설명할 수 있다.
4. 어깨관절 보조기의 종류와 기능을 설명할 수 있다.
5. 스플린트의 개요와 목적, 재료를 설명하고 적용할 수 있다.

핵심용어

- 보조기(orthosis)
- 손 보조기(hand orthosis)
- 손목관절 보조기(wrist orthosis)
- 팔꿉관절 보조기(elbow orthosis)
- 어깨관절 보조기(shoulder orthosis)
- 슬링(sling)
- 스플린트(splint)

개요

손과 팔 보조기는 손가락, 손목관절, 팔꿉관절, 어깨관절의 보조기로 구성되어 있다. 스플린트란 용어는 치료 프로그램의 한 부분으로 간헐적으로 사용되는 장치를 뜻하고, 보조기라는 용어는 근육기능의 손실을 대체하기 위한 영구적인 장치로 가리키기도 한다. 일반적으로 손과 팔에서는 보조기(orthosis)와 스플린트(splint)를 혼용하여 사용한다.

손과 팔 보조기는 크게 정적 보조기(static orthosis)와 동적 보조기(dynamic orthosis)의 두 가지로 분류할 수 있는데, 정적 보조기는 관절의 움직임을 허용하지 않고 고정하는 역할을 한다. 동적 보조기는 고무줄이나 스프링 같은 기능 보조역할을 하는 보조장치를 달아 관절의 움직임을 만들거나 보조하며 기능적 보조기(functional orthosis)라고도 한다.

재활팀은 보조기의 제작 또는 적용 시 해부학적 요소와 손상 부위 및 수술과 관련된 지식을 활용해야 한다. 또한 팔과 손은 일상생활활동을 수행하는 데 중요한 역할을 하고 있으므로 기능적인 측면을 고려해서 제작하여야 한다. 어깨관절에서는 역동적인 지지부 역할과 자유도가 높은 팔의 움직임을 만들어주고, 안정성 또한 유지시켜 준다. 팔꿉관절은 손을 몸통에서 멀리 또는 가까이 놓도록 하고, 굽힘과 폄의 동작으로 물건을 들어 올릴 수 있으며, 아래팔의 회전을 통해서 엎침(pronation)과 뒤침(supination) 동작을 만들어낸다. 손은 수많은 기능적인 역할을 하며 섬세한 동작을 수행하므로 구조와 기능에 대한 많은 이해가 필요하고, 손의 기능적 동작은 팔과 함께 나타나므로 함께 고려해야 한다. 손에서 가장 많이 사용하는 움직임은 잡기(grasp)와 엄지손가락과 다른 손가락의 맞섬(opposition)을 통한 집기(pinch)이다.

이러한 동작들을 활용하면 불편함 없이 일상생활활동을 수행할 수 있다. 손상이나 통증에 의한 기능 소실은 손상 분절뿐만 아니라 먼쪽의 기능이 감소하여 많은 불편을 겪을 수 있다. 팔과 손의 기능 회복을 위해서는 움직임을 고려한 정확한 관찰과 평가가 필요하다. 손상으로 인한 통증, 부종의 경우 고정을 통해 안정을 취하고, 구축의 경우에는 스트레칭을 시켜야 한다. 기능적 장애를 줄이기 위해서는 손상의 정도와 부위, 잔여 움직임에 따라 정확한 목적을 위해 보조기를 적용하여야 한다.

손과 팔에 사용되는 보조기는 다음과 같은 종류가 있다.

- 보조기 : hand orthosis(HO)
- 손목관절과 손 보조기 : wrist hand orthosis(WHO)
- 팔꿉관절 보조기 : elbow orthosis(EO)
- 어깨팔꿉관절 보조기 : shoulder elbow orthosis(SEO)
- 어깨팔꿉손목 보조기 : shoulder elbow wrist orthosis(SEWO)

1) 착용목적

손과 팔 보조기를 착용하는 목적은 다음과 같다.

- 물렁조직이나 뼈, 혈관, 신경 등의 염증 치유
- 통증부위 보호 및 안정성 제공
- 상실된 근력을 대신하거나 약한 근력 보조
- 관절을 일정한 각도로 유지 또는 고정
- 관절의 견인, 변형 예방 또는 고정
- 기형의 예방과 교정, 움직임 보조

2) 적용 시 고려사항

팔과 손 보조기 정확한 평가에 따라 적용하여야 하며, 환자가 보조기를 착용하지 않을 경우 효과가 없으므로 여러 가지를 고려해서 적용하여야 한다. 감각(sensation) 평가를 통하여 보조기 착용 시 불편하지 않도록 해야 하며, 움직임에 부담이 없도록 무게(weight)를 조절해야 한다. 보조기 사용 시 실용성(practicality)이 떨어지면 아무리 잘 만든 보조기라도 사용하지 않을 수 있으므로 착용 전에 실용적인지 확인해야 한다. 특히 팔과 손 보조기는 다리 보조기에 비해 사용하지 않는 경우가 많다. 그 밖에 보조기 착용의 편리함(easiness), 환자의 연령 및 성별에 따른 미관상(cosmesis)의 문제, 오래 사용할 수 있도록 내구성(durability) 등을 고려하여야 한다. 환자가 보조기를 착용함으로써 착용 전보다 기능적인 역할을 하여 많은 움직임을 만들 수 있게 제작하여야 한다. 또한 보조기를 선택할 때는 경제성과 견고한 재질을 고려해야 한다.

1 손가락 및 손 보조기

손가락과 손은 일상생활에서 많은 동작을 수행하고 있어 기능의 회복이 가장 중요하다. 미세한 물건을 다루고 수많은 근육의 작용으로 정밀하고 섬세한 동작을 수행하기 때문에 기능적으로 사용이 가능하도록 알맞은 보조기를 적용해야 한다. 손의 움직임은 손목관절과 통합하여 하나의 단위로 보아야 하며, 정확하게 평가하고 치료해야 한다.

손가락과 손 보조기는 기능을 보조하거나 대신하기 위해 손이나 손목의 자세를 유지해주거나 맞섬(opposition)과 같이 잡기 및 집기의 기능을 도울 수 있다. 손상된 관절이나 주변 연부조직을 보호하기 위해 고정하기도 한다. 또한 구축된 근육이나 힘줄 또는 관절의 기형을 교정하기 위해 고무줄, 스프링, 플라스틱 등의 재질을 이용한다.

1) 손가락 보조기(finger orthosis)

(1) 엄지손가락 안정 보조기(thumb carpometacarpal stabilizer, thumb post)

엄지손가락의 손목손허리관절(CMC joint)과 손허리손가락관절(MP joint)을 플라스틱으로 고정하여 안정시키는 보조기이다. 쥐는 동작을 도와주기 위해 엄지를 고정하며, 손상의 고정 또는 관절염, 건초염에 사용할 수 있고 통증 제거에 도움을 준다(그림 2-1).

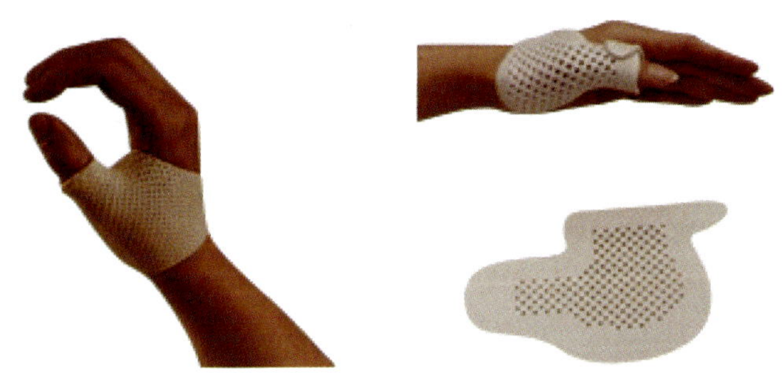

그림 2-1 엄지손가락 안정 보조기

(2) 손가락사이관절 굽힘 보조기(손가락 너클 밴드)

(IP flexion orthosis, finger bender orthosis, finger knuckle bender)

손가락의 첫마디뼈(proximal phalanx)와 중간마디뼈(middle phalanx) 위에 있는 두 개의 밴드와 아래쪽의 밴드가 3점압 원리로 적용되어 몸쪽 손가락사이관절(PIP)을 굽힘 상태로 고정한다. 굽혀지는 힘의 정도는 고무줄의 탄력에 비례하게 나타난다(그림 2-2).

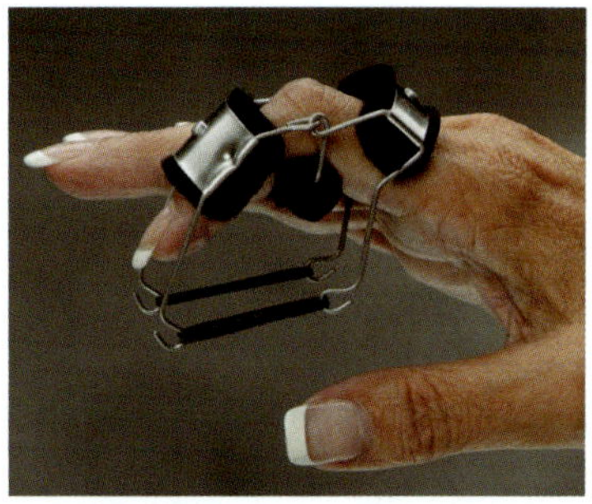

그림 2-2 손가락사이관절 굽힘 보조기

(3) 손가락사이관절 폄 보조기(옆손가락 너클 밴더)

(IP extension orthosis, reverse finger knuckle bender)

손가락의 첫마디뼈(proximal phalanx)와 끝마디뼈(distal phalanx) 밑면에 놓여 있는 두 개의 밴드와 손가락 등쪽 중간마디뼈(middle phalanx)에 있는 밴드의 3점압 원리를 이용하여 손가락사이관절을 펴는 역할을 한다. 골절이나 굽힘 상태 및 통증이 심한 손가락을 폄 상태로 유지할 목적으로 사용한다(그림 2-3)

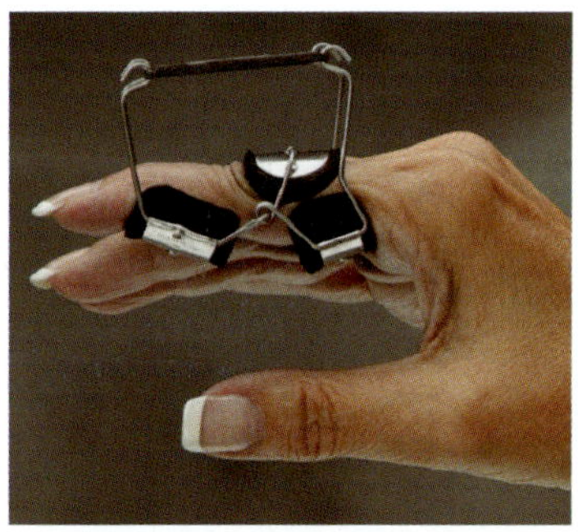

그림 2-3 손가락사이관절 폄 보조기

(4) 손가락사이관절 보조기(IP orthosis, finger orthosis , finger stabilizer)

고무밴드, 알루미늄, 플라스틱 등 사용하는 재질에 따라 다양하게 제작할 수 있으며, 일반적으로는 1cm 정도 넓이의 편평한 알루미늄을 손목 위쪽부터 한

손가락의 관절들을 지나 손가락 끝을 감싸고 알루미늄 끝에 패드를 부착하여 손가락 끝부분의 압박을 견딜 수 있게 하고, 하나 또는 여러 손가락을 굽힘 또는 폄 상태로 유지시키며, 통증이 심한 손가락의 안정을 위해 사용 한다(그림 2-4).

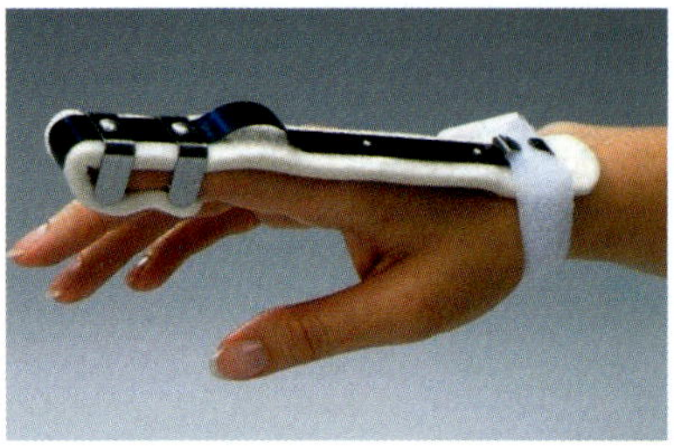

그림 2-4 손가락사이관절 보조기

(5) 손가락치우침 보조기(finger deviation orthosis)

손허리손가락의 자쪽 치우침을 막기 위해 사용하며, 류마티스 관절염 환자에게 적용한다(그림 2-5).

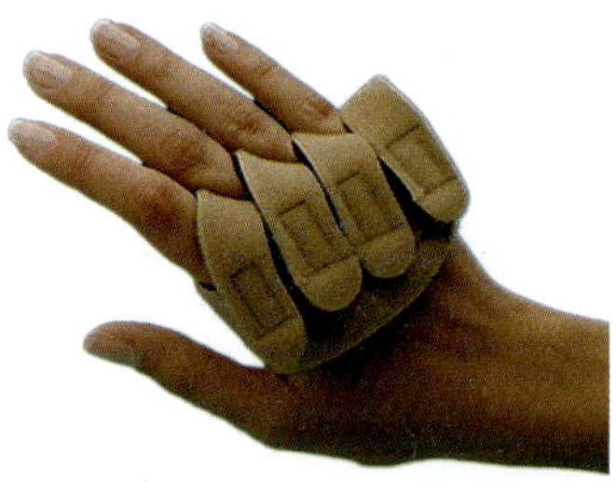

그림 2-5 손가락치우침 보조기

(6) 손가락 폄 보조 보조기(finger extension assist assembly)

기본 맞섬 보조기(basic opponens orthosis)의 손등 바(dorsal bar) 위에 가늘고 긴 철사로 연결된 막대가 있으며, 스프링와이어 각 끝에 손가락 고리(finger loop)가 부착되어 있어 손가락을 끼울 수 있다. 손가락 굽힘에서 폄을 하는 움직임을 보조한다. 손가락 고리는 벨크로, 비닐, 말가죽 등과 같은 재질로 만들어 손가락에 압력이 가해지지 않도록 한다. 손가락사이관절 폄을 보조하는 역할을 하고 있으나 손허리손가락관절이 과도하게 폄되지 않게 손허리손가락 폄정지(MP extension stop assembly)를 함께 사용한다(그림 2-6).

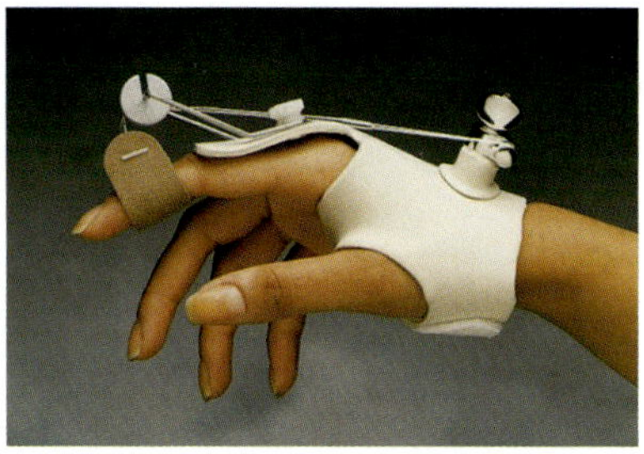

그림 2-6 손가락 폄 보조 보조기

(7) 제5 손가락 모음 보조기(5th finger adduction orthosis)

자쪽을 플라스틱이나 섬유 재질로 감싸고 새끼손가락의 가쪽에 지지대를 넣어서 새끼손가락의 자쪽 치우침(ulnar deviation)을 방지한다(그림 2-7).

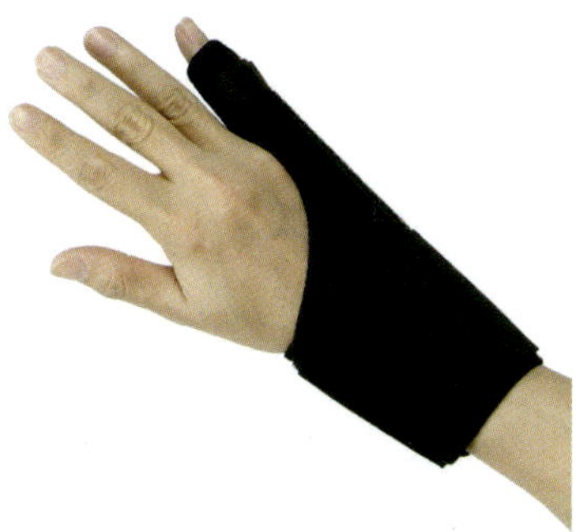

그림 2-7 제5 손가락 모음 보조기

(8) 손가락 플랫폼 보조기(finger platform orthosis)

맞섬 보조기의 손등 바(dorsal bar)에 플랫폼을 부착하여 손가락을 편평하게 고정시킴으로써 굽힘된 손가락을 폄 상태로 유지하기 위해 사용한다. 비슷한 역할을 하는 보조기는 손 샌드위치와 팬케이크 스플린트가 있다(그림 2-8).

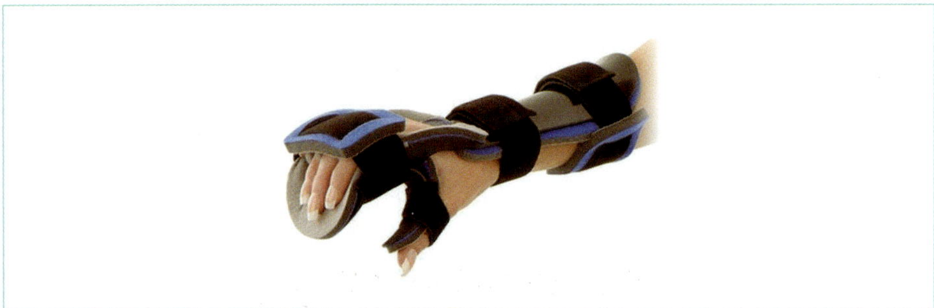

그림 2-8 손가락 플랫폼 보조기

2) 손 보조기(hand orthosis)

(1) 기본 맞섬 보조기(basic opponens orthosis)

손을 기능적 자세인 맞섬(opposition) 자세를 유지시키기 위하기 위해 사용하며, 능동적인 손바닥 잡기(palpar prehension) 수행을 보조한다. 패드를 부착한 금속이나 플라스틱 재질로 만들고 가죽이나 벨크로 스트랩으로 보조기가 미끄러지지 않도록 한다.

기본구조로 손등을 감싸는 손등 바(dorsal bar)와 손바닥을 감싸는 손바닥 바(palmar bar)가 있어 가로손바닥활(transverse palmar arch)을 지지하여 손바닥이 편평해지는 것을 막아준다. 엄지손가락을 벌림 상태로 유지시켜 엄지 모음 및 엄지두덩 구축을 예방할 수 있는 엄지 벌림 바(thumb abduction bar, C bar)와 2번째 손허리뼈가 이탈하지 않도록 막아주는 맞섬 바(opponens bar)는 기능적 맞섬(functional opposition)을 유지해 3점잡기(three-point grip)에 도움을 준다. 정중신경 손상, 엄지두덩 구축, 엄지두덩근육의 위축, 편평한 손 자세, 잡기 동작의 보조가 필요한 환자에게 사용 한다(그림 2-9).

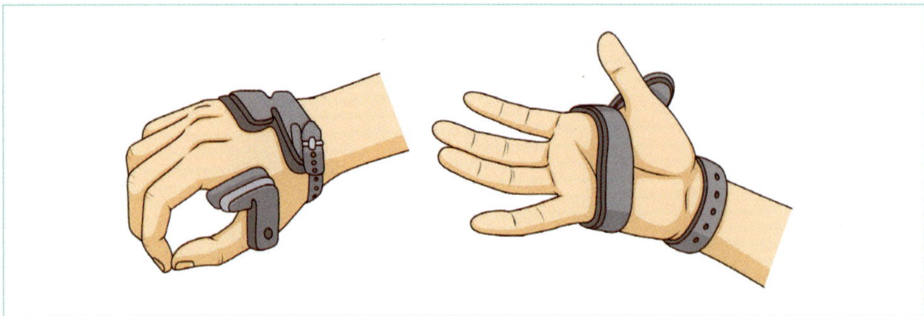

그림 2-9 기본 맞섬 보조기

(2) 손허리손가락관절 굽힘 보조기(너클밴더)

일반적으로 너클밴더(MP flexion orthosis, knuckle bender)라고 부르며, 손등 밴드(dorsal hand band)와 손가락 등쪽에 있는 손가락등 밴드(dorsal finger band) 그리고 손바닥에 패드를 부착한 둥근 막대(palmar rod)로 구성된다. 두 개의 밴드가 아래쪽으로 내려 미는 힘과 하나의 둥근 막대가 위쪽으로 올리는 힘으로 3점압 원리를 이용하여 손허리손가락관절 굽힘을 만들어낸다. 두 개의 밴드 양쪽에 돌출된 후크에 고무줄을 연결하고 손허리손가락관절의 굽힘과 손가락사이관절 폄 상태로 고정하여 손의 잡기 움직임이 가능하도록 도와준다. 정중신경, 자신경의 손상으로 인하여 벌레근과 뼈사이근이 마비되어 손허리손가락관절의 과다폄과 손가락 첫 끝마디뼈사이관절의 굽힘을 보이는 갈퀴손(claw hand) 또는 크룸프케마비(Klumpke's palsy) 등에 적용할 수 있다(그림 2-10).

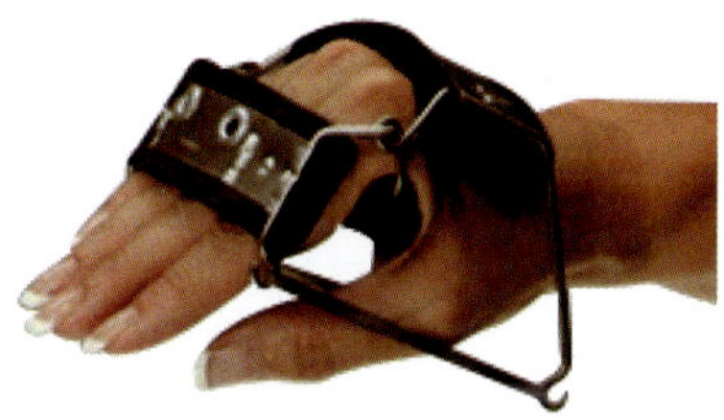

그림 2-10 손허리손가락관절 굽힘 보조기

(3) 손허리손가락관절 폄 보조기(역너클벤더)

일반적으로 역너클벤더(MP extension orthosis, reverse knuckle bender)라고 부르며, 손등에 있는 밴드(dorsal hand band)와 손가락 바닥쪽에 있는 둥근 막대(palmar figer rod), 손바닥 패드(palmar pad)로 구성된다. 노뼈쪽과 자뼈쪽에 돌출된 후크에 고무밴드를 연결시켜 손허리손가락관절 폄을 만들어준다. 손가락 바닥의 둥근 막대와 손바닥패드의 위쪽으로 미는 힘과 손등에 있는 밴드의 아래로 미는 힘으로 3점압 원리를 이용하여 손허리손가락관절을 폄할 수 있다(그림 2-11).

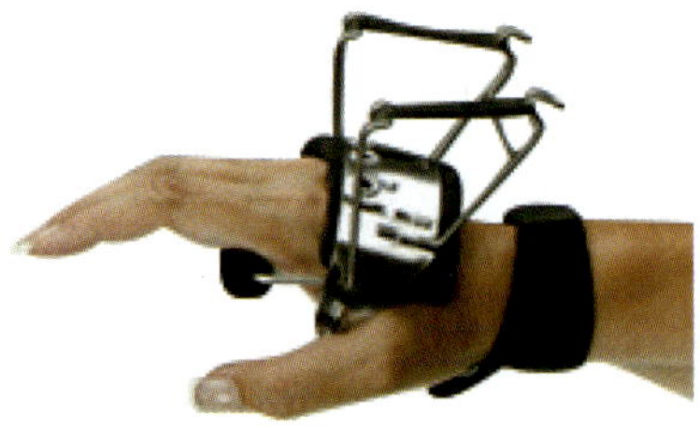

그림 2-11 손허리손가락관절 폄 보조기

2 손목-손 보조기(wrist-hand orthosis, WHO)

1) 손목 굽힘제어 보조기(콕업 스프린트)

손목 굽힘제어 보조기(wrist flexion control orthosis, cock up splint)는 일명 콕업 스프린트라고 하며, 팔꿉관절과 손가락관절의 움직임은 제한하지 않으면서 손바닥의 가로아치를 받쳐 손목관절을 20~30° 정도 폄하여 움직임을 제한한다. 플라스틱 또는 알루미늄 금속판으로 아래팔 안쪽면에서 손바닥에 이르도록 단단하게 받쳐 스트랩으로 고정시킨다. 주로 노신경 손상으로 인한 손목처짐에 사용하고, 손목관절 굽힘 구축 방지, 폄근의 과신장을 방지한다. 염증 및 통증 감소, 손목굴증후군, 치유 촉진을 위한 고정에도 사용한다(그림 2-12).

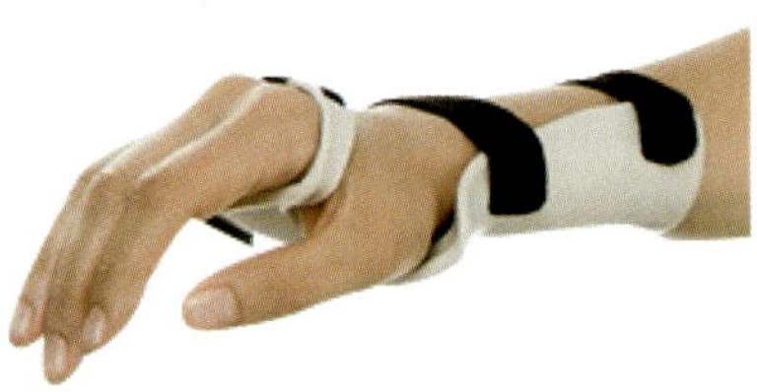

그림 2-12 손목 굽힘제어 보조기(콕업 스프린트)

손목 굽힘제어 보조기를 착용하는 목적은 다음과 같다.

- 노신경 마비(radial nerve palsy)로 인한 손목관절처짐(wrist drop) 방지
- 손목힘줄 고정효과(tenodesis)로 손목관절을 폄할 때 손가락 굽힘이 일어날 수 있게 하여 잡기 보조
- 손목관절 굽힘 구축 방지.
- 손목관절의 지나친 신장 예방
- 경련이 심한 환자의 손목관절 굽힘근을 신장하기 위해 사용(손가락 폄근이 구축될 수 있음을 주의하여 착용 하여야 한다).

2) 손목 폄 보조기(wrist extension assist orthosis)

손목관절의 폄근을 보조하기 위한 보조기로서, 손목관절 폄근이 마비 또는 약화되었을 때 사용한다. 피아노줄의 강철선이나 탄력성을 이용한 클렌작 관절(klenzak joint)을 이용하여 손목관절 폄과 손목힘줄 고정효과로 손가락 굽힘에 도움을 준다. 노신경 마비, 손목처짐에도 사용할 수 있다.

- 강선 손목 폄 보조 보조기(wire wrist extension assist orthosis)

동적 콕업 보조기(dynamic cock up orthosis)라고도 하며, 노신경 마비로 인해 손목관절 폄을 할 수 없을 때 동작을 보조해주고, 손목힘줄 고정효과(tenodesis)로 손목 굽힘근을 활성화시켜 잡는 힘을 증가시킨다(그림 2-13).

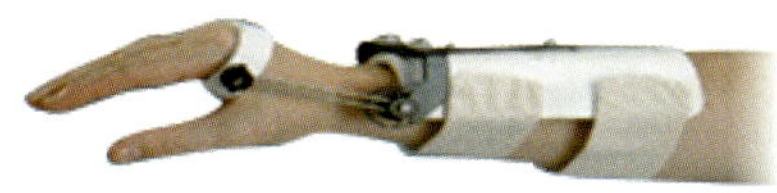

그림 2-13 강선 손목 폄 보조 보조기

3) 긴 맞섬 보조기 (long opponens hand orthosis, basic dorsal wrist orthosis)

맞섬 보조기는 기본 맞섬 보조기에 아래팔 바(forearm bar)와 먼쪽 및 몸쪽 크로스 바(distal & proximal cross bar)를 연결하여 손목관절은 20° 폄되어 맞섬기능을 할 수 있는 손의 자세를 유지한다. 아래팔 바는 손목관절의 굽힘과 폄을 제한하고, 먼쪽 및 몸쪽 크로스 바는 자쪽, 노쪽 치우침(deviation)을 방지한다. 팔

굽관절의 굽힘, 폄, 엎침, 뒤침 운동을 제한하지는 않는다. 정중신경 손상 시에 사용할 수 있다(그림 2-14).

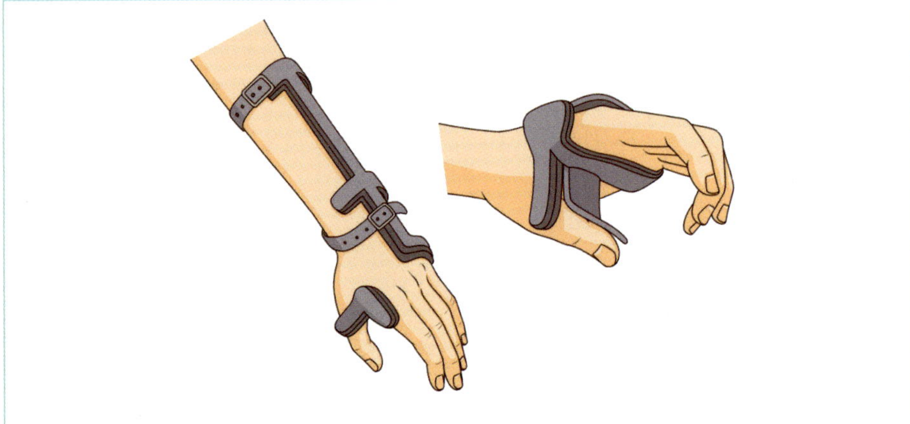

그림 2-14 긴 맞섬 보조기

4) 손바닥-손목-손 안정 보조기 (volar wrist hand stabilizer, resting pan orthosis)

열가소성 플라스틱으로 제작하며, 손가락 끝에서 아래팔까지 연결하여 손바닥에 적용하는 보조기로서 손허리손가락관절 폄 구축 방지, 손목관절 치우침 방지를 통하여 손목과 손이 편안하게 기능적 자세를 유지시킨다. 보조기 착용으로 손허리손가락관절 굽힘(MP joint flexion), 엄지손가락 벌림과 맞섬, 손목관절 손등굽힘 자세를 유지시킬 수 있으며,

손바닥손목손 안정 보조기를 착용하는 목적은 다음과 같다(그림 2-15).

- 손목관절 및 손의 기능적 자세 유지
- 손목관절과 손의 편안함
- 손목관절 및 손가락관절 구축 방지와 손허리손가락관절 폄 구축 방지
- 손목관절과 손의 기능적 자세인 20° 손등굽힘 자세 유지
- 손목관절의 자뼈쪽 또는 노뼈쪽 치우침 방지

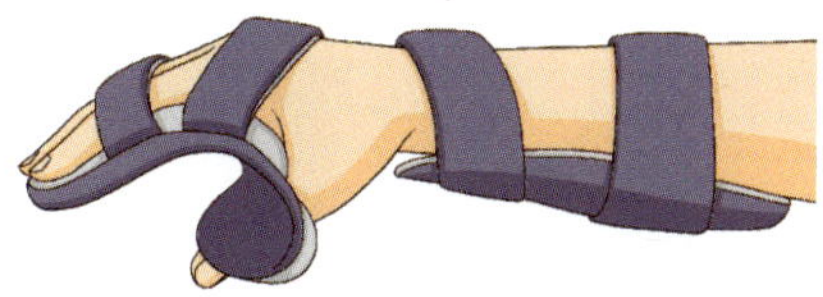

그림 2-15 손바닥-손목-손 안정 보조기

5) 버넬 등쪽 손목 보조기(Bunnell dorsal wrist orthosis)

아래팔 뒷면, 손등과 손가락 등쪽에 편평한 철판이 있고, 손바닥과 손가락 바닥쪽에 패드가 부착되어 있으며, 손목 폄 바(wrist extension bar)가 연결되어 있다. 굽힘과 폄의 각도 조절이 가능하고 잡기기능을 가능하게 한다. 손목관절 굽힘근의 단열(tearing) 수술이나 손바닥 힘줄 봉합수술을 한 경우 굽힘근과 힘줄이 신장되지 않도록 보호하기 위해 사용한다(그림 2-16).

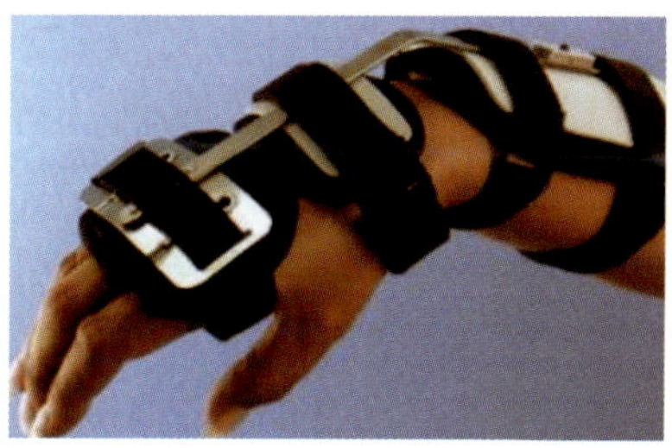

그림 2-16 버넬 등쪽 손목 보조기

6) 손목 힘줄 운동 보조기(wrist tendon exercise orthosis)

손목 힘줄 파열로 인하여 수술후에 손목의 자세유지 및 손목 힘줄의 유착을 방지하기 위하여 손등쪽은 플라스틱으로 고정하여 손목이 폄 되는 것을 막으며, 손가락 끝에 선과 스프링을 연결하여 운동을 가능하게 해 주는 보조기이다(그림 2-17).

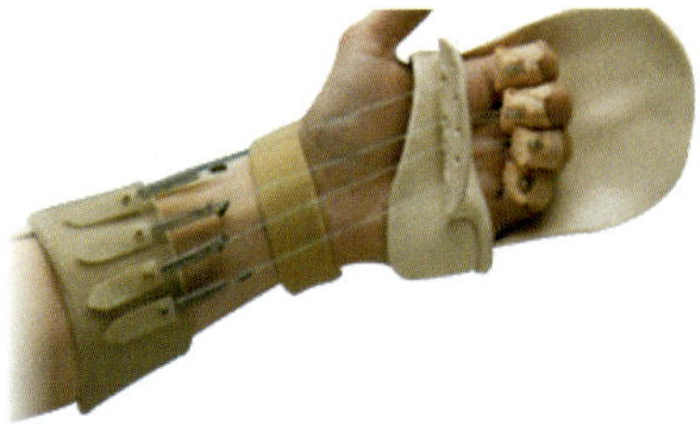

그림 2-17 손목 힘줄 운동 보조기(wrist tendon exercise orthosis)

7) 항경직 보조기(antispasticity orthosis)

뇌혈관질환 또는 뇌성마비 환자에게서 나타나는 손과 아래팔의 굽힘근 공동운동(flexor synergy pattern)에 대해 반대로 적용하여 강직으로 인해 모아진 손가락을 모두 벌림 상태로 유지시켜 고정한다. 손가락의 변형 방지와 손의 기능회복을 촉진한다(그림 2-18).

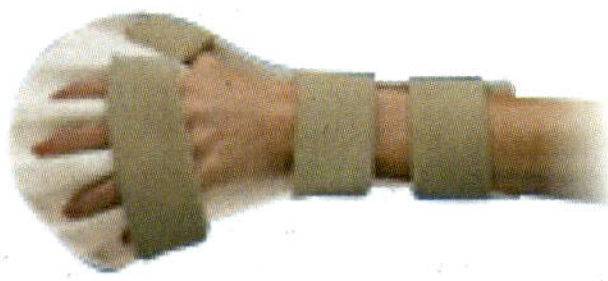

그림 2-18 항경직 보조기(antispasticity orthosis)

8) 손 보조기의 착용과 점검

(1) 정적 보조기(static orthosis)

① 손바닥의 가로활을 보조하기 위하여 자뼈각이 자뼈방향으로 갈 수 있도록 하고, 손허리뼈머리쪽 부목이 몸쪽에서 먼쪽까지 지지할 수 있어야 한다. 손바닥의 먼쪽 가장자리는 손바닥선보다 더 몸쪽에 위치시켜야 손가락 굽힘을 더 쉽게 할 수 있다.

② 손바닥 구성물들이 손바닥에 잘 맞아야 손허리뼈머리에 가해지는 압력이 감소한다.

③ 엄지손가락은 벌림을 유지해야 하고 둘째와 셋째 손가락의 패드에 맞섬을 유지하게 해야 한다.

④ 손목관절은 약 20° 폄 상태를 유지해야 한다.

⑤ 아래팔 길이의 약 2/3 정도로 보조기 아래팔 지지구조물 길이를 조절한다.

⑥ 스트랩의 압력을 조절하여 피부가 붉어지는지, 부종이 발생하는지 확인해야 한다.

(2) 동적 보조기(dynamic orthosis)

엄지손가락 가쪽부터 손허리손가락의 몸쪽까지의 압력은 엄지 손허리손가락관절의 뼈 돌출부에 의해 생기는 압력이다. 제2, 3 손가락이 앞쪽으로 압력이 가해지는지 점검하고, 아래팔의 몸쪽 가장자리의 압력도 점검한다. 모든 스트랩의 압력도 함께 점검해야 한다.

① 동적 보조기에서 각 관절의 위치는 손허리손가락관절(MP joint)의 경우 손가락의 몸쪽 관절이 제2 손허리손가락관절을 잇는 선에 있어야 하고, 손목관절(wrist joint)은 해부학적인 축에 맞춰 1/2인치 정도 손바닥쪽을 향하게 해서 보조기가 앞으로 미끄러지는 것을 방지한다. 안쪽 방향의 축은 노뼈 붓돌기 바로 앞에 위치시킨다.

② 압력이 가해지는 곳은 접촉면의 한 곳에 집중되어 압력이 가해지는 곳이 없어야 한다. 손허리손가락관절의 활 지지를 위해서는 손바닥 구조물의 먼쪽 가장자리를 손바닥선보다 몸쪽에 위치시켜 손허리뼈머리와 손가락뼈머리에 압력이 가해지지 않도록 한다. 또 손바닥 구조물이 반드시 엄지와 둘째 손가락 사이 갈퀴막공간에 맞아떨어져야 미끄럼이 발생하지 않는다.

(3) 보조기의 정렬(alignment)

아래팔의 자뼈에서 손목손허리관절까지 가쪽 부위와 일직선으로 스트랩이나 파워케이블을 위치시키고, 힘줄 고정효과와 바깥돌림과 안쪽돌림의 동선은 팔꿉관절의 안쪽위관절융기로부터 손바닥의 중심까지 직선으로 정렬되어야 한다.

(4) 파악(prehension)

둘째, 셋째 손가락과 엄지의 맞섬 작용이 용이하도록 길이를 조절해야 한다. 첫째, 둘째 손가락의 사이는 7.5cm 정도 떨어져 있어야 하고 잡는 힘은 2파운드 정도로 유지되게 해야 하며 바닥에 물건을 집을 수 있도록 보조해야 한다.

9) 손 보조기의 사용 훈련

보조기의 사용에 있어서 훈련방법은 6단계로 나눌 수 있다.

① 1단계 – 보조기 입고 벗기 훈련, 원격조정막대기(telescopin rod)를 활용하여 조정방법과 그에 따른 손잡이 크기 익히기 훈련, 다양한 크기와 모양의 토막을 잡고 놓는 방법 익히기 훈련

② 2단계 – 다양한 물건 잡기 훈련, 블록 맞추기 훈련

③ 3단계 – 높이가 다른 위치로 물건을 잡고 놓기 훈련, 자가돌봄 기술 훈련, 직업과 관련된 기술 훈련

④ 4단계 – 엎침과 뒤침 동작 훈련, 나사 열고 닫기 훈련, 병 열기 훈련

⑤ 5단계 – 기능적 동작의 평가

⑥ 6단계 – 장래 고용을 위한 작업 프로그램

3 팔꿉관절 보조기

팔꿉관절은 어깨관절과 손 사이에 있는 관절로, 굽힘과 폄이 가능하며 노자관절에서 뒤침과 엎침이 가능하다. 또한 어깨관절과 손목관절에 작용하는 근육들이 팔꿉관절을 지나가고 손의 안정적인 자세를 유도하여 손의 기능을 증진하는 역할을 한다. 이러한 팔꿉관절의 기능과 관련된 근육의 약화나 마비, 관절의 경직 등에 따라서 사용할 수 있는 보조기를 선택해야 한다.

1) 고정형 팔꿉관절 보조기(rigid elbow orthosis)

팔꿉관절의 움직임을 허용하지 않도록 완전한 고정을 위한 목적으로 사용하는 보조기로서, 가죽패드로 받치고 금속밴드로 가쪽을 고정시켜 보조기가 움직이지 않도록 한다. 골절이나 인대 손상 시 석고붕대(cast) 대신 사용하기도 한다. 팔꿉관절 굽힘 구축이 있을 때 턴버클(turnbuckle)을 사용해 굽힘이나 폄을 조절하여 사용하는 조절용 팔꿉관절 고정 보조기(adjustable static elbow orthosis)도 있다(그림 2–19).

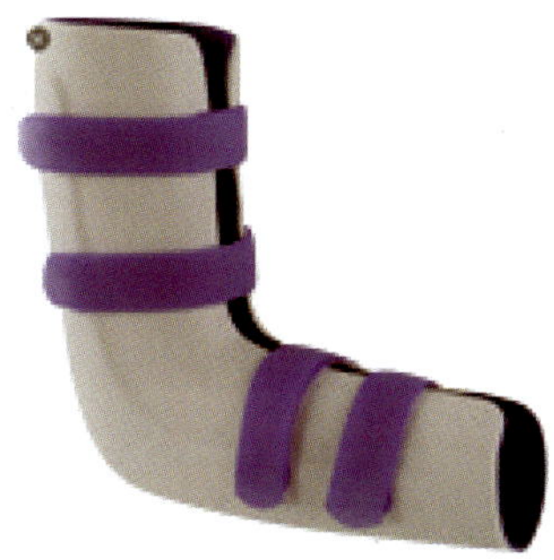

그림 2-19 고정형 팔꿈관절 보조기

2) 팔꿈관절 조절 보조기(elbow control orthosis)

위팔과 아래팔 뒤쪽을 금속밴드나 플라스틱으로 감싸고 보조기의 안쪽과 가쪽에 지지대가 부착되어 있어 팔굽관절 안쪽과 가쪽의 안정성을 유지하며, 다이얼 로크(dial lock) 관절 장치를 사용하여 굽힘과 폄 각도를 제한하고 조절할 수 있다.

팔꿈관절 수술 후 움직임을 고정하거나 관절가동범위를 설정할 수 있으며, 관절가동범위를 증가시킬 목적으로 사용한다. 또한 관절을 자유롭게 움직일 수도 있으며, 관절 주변 연부조직 손상 시 고정에도 사용한다. 인대수술 후에 사용하기도 한다(그림 2-20).

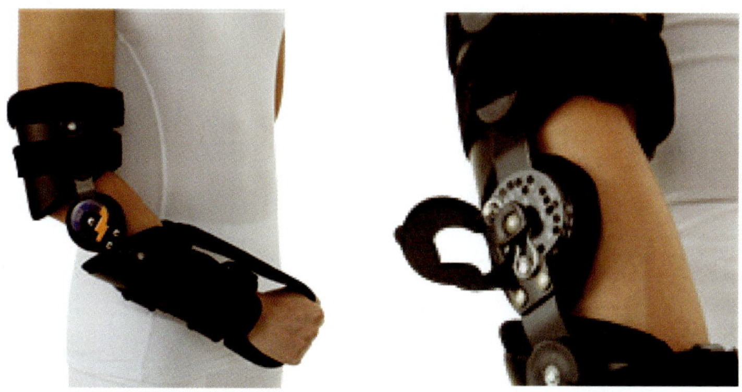

그림 2-20 팔꿈관절 조절 보조기(elbow control orthosis)

3) 테니스엘보 스트랩(tennis elbow strap)

가쪽위관절융기염 스트랩이라고도 하며, 동통성 관절증후군(painful elbow syndrome)이나 팔꿉관절 가쪽위관절융기염(lateral epicondylitis)이 발생했을 때 주로 사용한다. 짧은 노쪽손목폄근(extensor carpi radialis brevis), 자쪽손목폄근(extensor carpi ulnaris) 등 팔꿉관절 주위를 감싸서 고정하여 근육과 힘줄을 보호한다.

가쪽위관절융기염(tennis elbow)인 경우에는 손목 폄근의 긴장을, 내측위관절융기염(golfer's elbow)인 경우에는 손목 굽힘근의 긴장을 감소시켜 염증과 통증을 완화시킨다(그림 2-21).

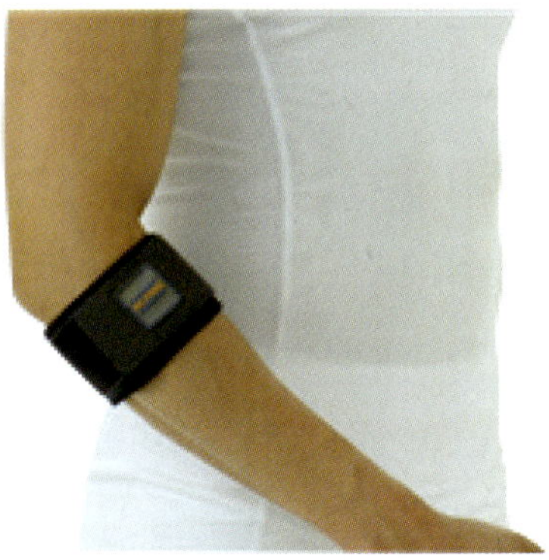

그림 2-21 테니스엘보 스트랩

4 위팔 및 어깨관절 보조기

어깨관절 보조기는 수술 후 고정 또는 지지에 사용하며, 손상의 예방과 손상된 구조물을 보호하고 치유하는 데 목적이 있다. 또한 불안정한 관절을 안정화시켜 어깨관절에서 나타나는 움직임들을 보조해줄 수 있다. 통증 감소, 골절이나 탈구, 연부조직의 손상이나 염증에 활용한다.

1) 어깨관절 벌림 안정 보조기 (shoulder abduction stabilizer orthosis, airplane orthosis)

비행기의 날개처럼 팔을 옆으로 벌린 상태로 받쳐주도록 되어 있으며, 어깨관절의 90° 벌림 및 팔꿉관절 90° 굽힘, 아래팔 엎침 및 손의 기능적 자세를 유지시킨다. 가슴, 겨드랑, 팔꿈치를 받쳐주어 팔의 무게를 감소시키고 스트랩을 이용하여 보조기에 고정시킨다.

어깨관절 벌림 보조기와 유사한 형태로 겹침 바(overlapping bar)를 설치하여 팔길이 조절과 가슴 지지를 할 수 있고, 어깨관절, 팔꿉관절의 각도를 조절할 수 있는 건슬링거(gunslinger), 홀스터(holster)가 있다.

착용 목적으로는 어깨관절 벌림(abduction), 안쪽돌림(internal rotation), 가쪽돌림(external rotation)을 통하여 손상 부위 근력 약화 또는 어깨관절의 모음 구축을 방지한다. 어깨관절 주위의 근육, 특히 돌림근띠 파열 시 근육의 긴장을 완화시키고, 외상성 손상이나 어깨관절 골절, 어깨관절 수술 후, 도수정복 후에 어깨관절의 고정상태를 유지한다. 어깨와 겨드랑 부위 화상 환자에게 적용할 수 있다.

위팔신경얼기(brachial plexus) 마비 또는 C5−C6 손상에 의한 에르브 마비(erb's palsy)로 인한 웨이터 팁 자세를 교정할 경우에도 사용한다.

에어플레인 보조기(airplane orthosis)는 어깨관절 장치를 사용 하여 어깨 벌림 각도를 조절 할 수있다(그림 2−22).

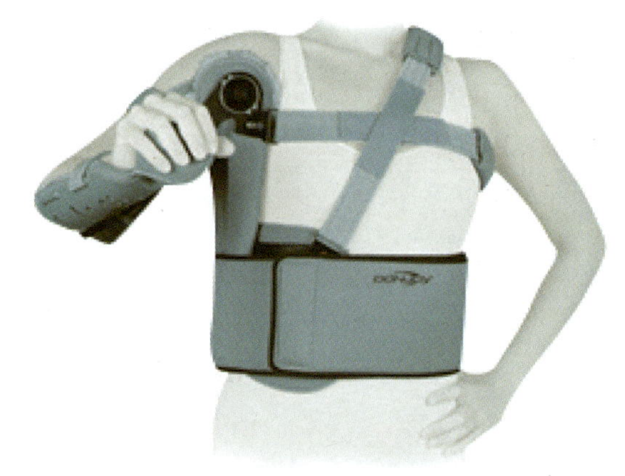

그림 2−22 어깨관절 벌림 안정 보조기, 각도 조절형

2) 어깨뼈 고정 보조기
(scapular fixation orthosis, scapular support orthosis)

어깨뼈 고정 보조기는 어깨뼈와 비슷한 모양의 패드로 돌출된 어깨뼈를 덮고 스트랩으로 고정하여 팔을 위로 올리거나 옆으로 벌릴 때 어깨뼈의 가쪽돌림 반대방향 움직임을 방지하기 위한 보조기이다. 긴가슴신경(long thoracic nerve)의 병변이나 마비 또는 이로 인한 앞톱니근(serratus anterior)의 약화나 마비 시 사용하는데, 앞톱니근은 어깨관절의 벌림 또는 굽힘을 할 때 등세모근(trapezius)과 함께 어깨뼈 아래모서리(inferior angle)에서 가쪽돌림하거나 어깨뼈를 회전시키는 힘으로 작용한다. 앞톱니근이 마비 또는 약화되었을 때 어깨관절 벌림, 굽힘 시 어깨뼈는 반대방향으로 회전하고 가슴우리에서 뒤로 돌출되는 날개어깨뼈(winging scapula) 변형이 나타난다. 양쪽 앞톱니근 손상에는 양쪽 어깨뼈 지지 보조기, 한쪽 손상은 단일 어깨뼈 지지 보조기를 사용한다(그림 2-23).

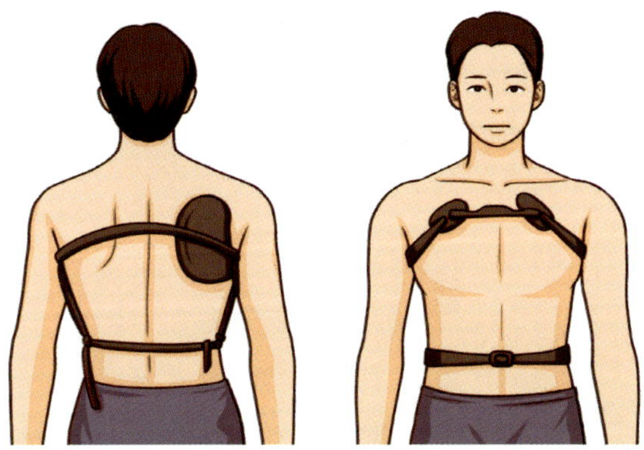

그림 2-23 어깨뼈 고정 보조기

3) 위팔뼈 골절용 보조기(humerus fracture orthosis)

반원기둥 모양으로 제작된 플라스틱 보조기이다. 위팔뼈 주위를 감싸는 형태이며 스트랩으로 고정한다. 위팔뼈의 골절 환자 치유 촉진을 위해 사용하는 보조기로서 사선 또는 나선형의 폐쇄골절 시 사용한다. 보조기 길이는 골절 부위에 따라 결정하며, 골절된 부위를 정복하거나 수술 후 안정성을 위해 사용한다(그림 2-24).

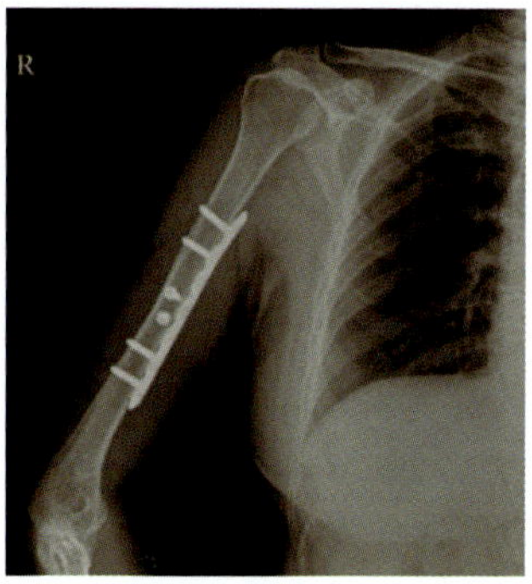

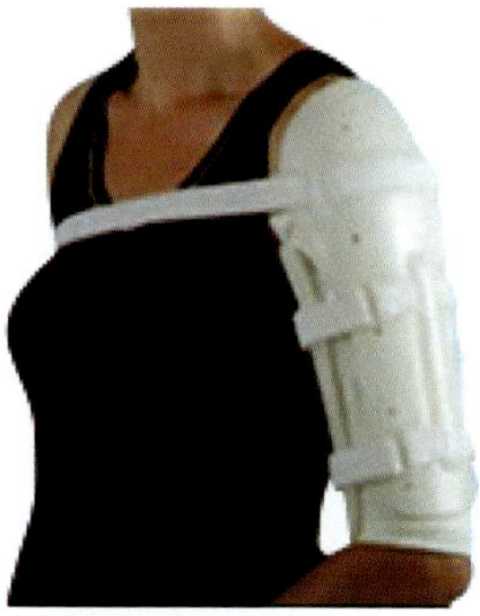

그림 2-24 **위팔뼈 골절 보조기**

4) 8자형 빗장뼈 스트랩(figure of eight clavicular strap)

벨트나 캔버스 또는 가죽의 스트랩으로 양쪽 어깨를 가로질러 겨드랑을 감싸는 8자(X자) 형태로, 버클을 활용하여 붙들어 매게 되어 있다. 빗장뼈를 고정하기 위해 사용하며, 특히 빗장뼈 골절시 수술 없이 고정하여 회복시키는 데 사용한다. 어깨가슴관절 내밈(protraction) 구축 또는 앞가슴 부위의 구축된 조직을 스트레칭할 때에도 사용한다(그림 2-25).

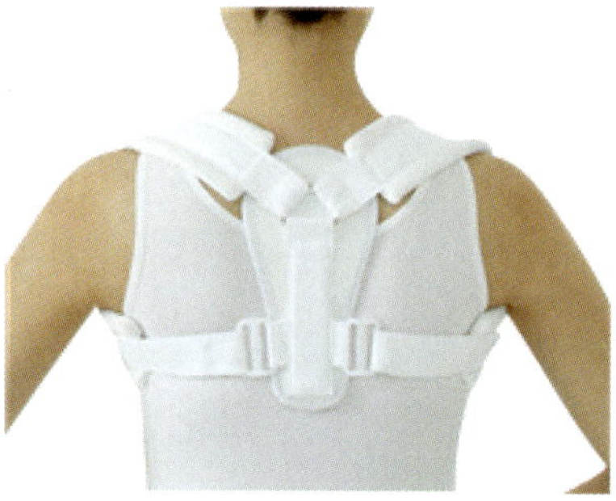

그림 2-25 **8자형 빗장뼈 스트랩**

5) 슬링(sling)

슬링은 어깨관절 주변 근육 및 관절주머니가 손상되었을 때 부하되는 팔의 무게를 받쳐주기 위한 것으로, 통증 완화와 손상된 부위의 보호를 위해 사용한다. 외상이나, 수술 후 고정 및 골절, 어깨뼈의 이탈을 방지하기 위해 어깨관절을 모음과 안쪽돌림 자세로 고정시킨다. 또한 어깨관절 주변 근육의 마비로 인해 팔이 늘어져 있을 경우 무게를 감소시키기 위해 사용하고, 팔꿈치를 구부려 손이 몸 앞쪽에 위치시켜 준다. 팔의 무게를 줄여주는 역할을 하는 스트랩은 가능한 한 넓은 것을 사용하여 목의 통증을 줄여야 하며, 신체의 한 부분에 압력이 집중되지 않도록 해야 한다. 슬링의 오랜 기간 사용은 팔꿉관절, 손목관절, 손가락관절의 구축 또는 근력 약화를 초래할 수 있으므로 착용에 주의해야 한다. 감싸고 있는 부분이 손목을 받쳐 손목이 자뼈쪽으로 굽혀지지 않도록 해야 하며 슬링의 착용목적은 다음과 같다.

- 어깨관절의 고정 또는 팔의 무게 지지
- 석고붕대 착용으로 인한 무게 지지
- 팔과 손의 부종 감소와 2차 손상 예방
- 뇌혈관장애 중 편마비환자의 어깨관절 아탈구가 발생할 경우(초기)
- 위팔신경얼기 마비 또는 소아마비, 감각손상 환자 등의 시야에 팔이 놓이도록 조절

(1) 단일 스트랩 슬링(single strap sling)

일반적으로 가장 많이 사용되는 슬링으로 경제적이며, 간편하게 착용할 수 있다. 천으로 되어 있는 팔받침은 보통 손목 부위와 팔꿉관절 부위에 연결되고, 팔받침과 연결된 스트랩은 어깨관절을 지나 목 뒤편으로 넘어갔다 반대편으로 내려오게 되어 있다. 스트랩의 길이를 조절하여 손의 높이를 조절할 수 있고, 팔 또는 석고붕대의 무게를 받쳐주고, 부종 감소, 손상 부위 보호, 팔이 환자의 시야에 놓이게 하기 위해 사용한다(그림 2-26).

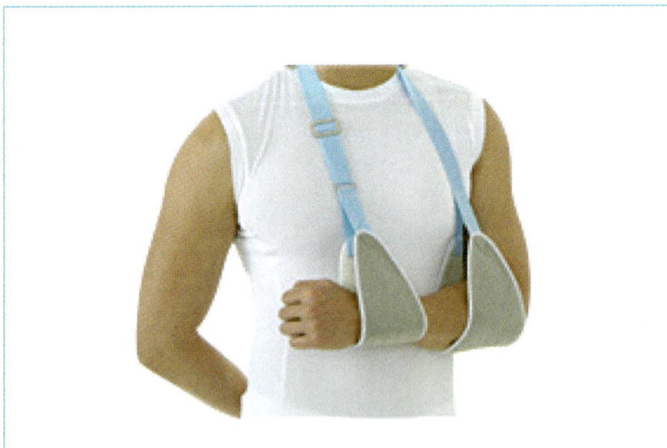
그림 2-26 단일 스트랩 슬링

(2) 복합 스트랩 슬링(multiple strap sling)

단일 스트랩 슬링과 같은 목적으로 사용하며, 좀 더 견고하게 팔을 받쳐주기 위해 하나 이상의 스트랩을 추가한 것이 특징이다. 스트랩을 수직으로 추가하거나 허리벨트를 추가하는 것처럼 스트랩 수를 조절하거나 부착위치를 변경하

여 손상 부위와 팔의 안정성을 높여 치유를 촉진할 수 있으며, 목에 거는 스트랩에 가로스트랩을 추가하여 미끄러지는 것을 방지하기 위해 만들어졌다(그림 2-27).

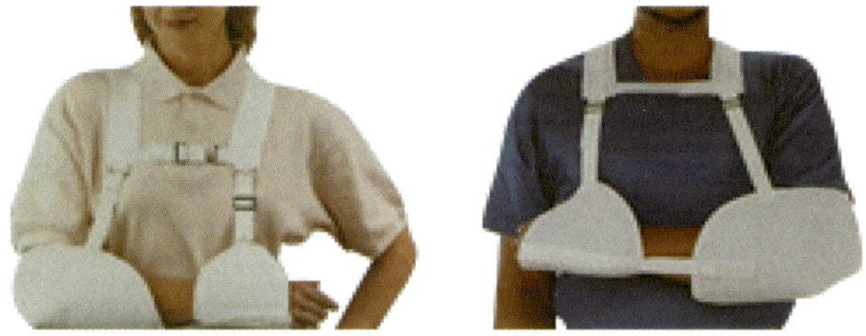

그림 2-27 복합 스트랩 슬링

(3) 어깨걸이(shoulder wrap)

힘줄염(tendinitis), 윤활주머니염(bursitis) 등의 질환과 정형외과 질환에 사용하며, 운동선수의 어깨를 경기 중과 경기 후에 견고하게 받쳐주어 안정적으로 보호한다. 가슴둘레를 측정하여 사이즈를 조절하고, 보온성과 습기를 잘 흡수하는 안감을 사용하면 편안하게 착용할 수 있다(그림 2-28).

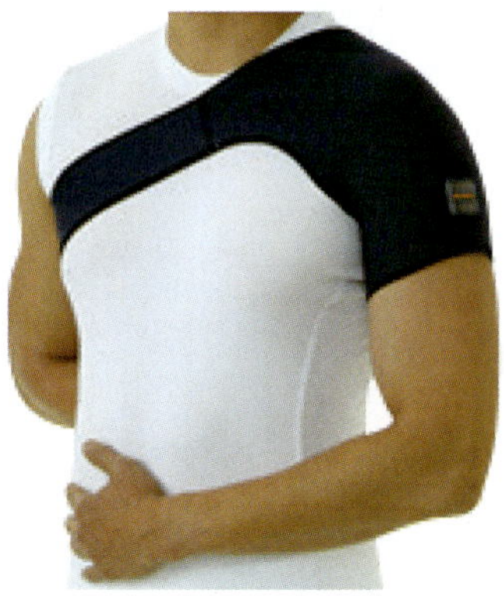

그림 2-28 어깨걸이

(4) 수직 팔 슬링(vrertical arm sling)

위팔 또는 아래팔에 가죽이나 천으로 둘러싼 커프가 있고 팔꿉관절을 편 상태에서 스트랩을 연결하여 어깨관절과 가슴을 감아 고정한다.

수직 팔 슬링은 팔꿉관절 굽힘을 할 수 없는 환자를 위해 사용하며, 어깨를 고정하기 위해 사용하거나 위팔의 굽힘공동운동이 강하게 작용하는 편마비 환자에게 사용할 수 있다. 팔꿉관절 폄, 아래팔 뒤침, 손목 폄, 어깨관절 벌림, 가쪽돌림을 할 수 있는 수직 슬링을 적용하면 구축방지에 효과적으로 작용할 수 있다.

깁몰 슬링(givmohr sling)은 팔꿉관절의 기능적 자세를 위해 팔꿉관절 30° 굽힘, 손목관절 30° 폄 상태를 유지하여 팔을 이완시키기 위한 동적 슬링이다. 어깨관절의 아탈구 감소와 손목관절, 팔꿉관절, 어깨관절에 압박력을 증가시켜 신경학적 회복을 촉진한다.

어깨 안장 슬링(shoulder saddle sling)은 어깨 부위에 안장이 있어 팔의 무게를 감소시켜 어깨관절의 아탈구로 인한 늘어진 팔이나 통증을 감소시킨다. 넓은 비닐 커프는 후크와 루프로 고정할 수 있도록 되어 있다(그림 2-29).

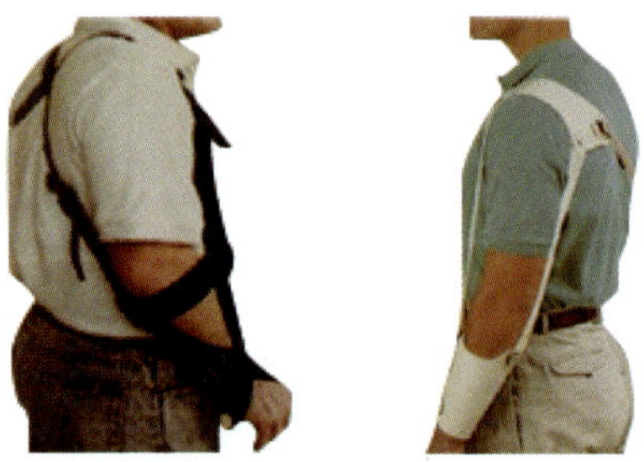

그림 2-29 수직 팔 슬링

(5) 벌림형 슬링(abduction sling)

벌림형 슬링은 어깨관절을 벌림 자세로 유지하기 위해 사용하며, 스트랩을 이용하여 벌림 각도를 조절하여 착용한다. 어깨관절의 움직임을 제한하여 인공관절치환술이나 외상으로 파열된 조직을 치유하고 관절 구축 방지를 위해 사용한다. 특히 돌림근띠(rotator cuff) 파열 시 수술 후 어깨관절 벌림, 가쪽돌림을 제한할 수 있다(그림 2-30).

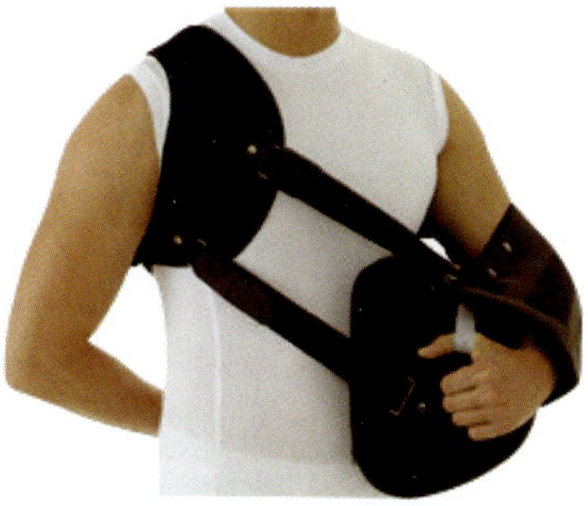

그림 2-30 벌림형 슬링

(6) 편마비 어깨 슬링(hemi shoulder sling)

보바스 슬링이라고도 하며 어깨관절 아탈구 방지와 뇌졸중 환자의 어깨관절 모음을 방지하기 위하여 적용한다. 12~15cm 너비로 편안하게 스펀지를 말아서 받쳐주는 위팔뼈 커프는 위팔두갈래근과 위팔세갈래근 힘살(근복) 밴드에 고정해 유지시킨다. 3개의 조절용 스트랩은 세모근이 위팔뼈머리를 당기는 역할을 대신하고 안쪽돌림과 가쪽돌림 움직임을 조절한다(그림 2-31).

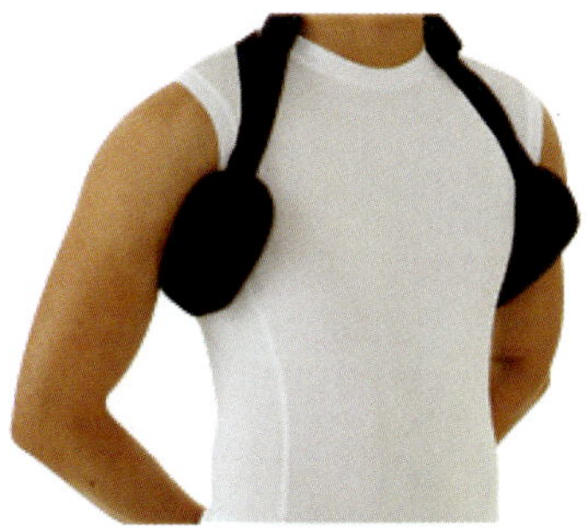

그림 2-31 편마비 어깨 슬링(보바스 슬링)

(7) 현수 슬링(suspension sling)

매달기 슬링(overhead sling)이라고도 하며, 머리 위쪽에 장치된 스프링에 커프를 달고 팔꿉관절과 손목을 받쳐준다. 슬링의 높이를 조절하거나 커프의 위치를 움직여 어깨관절 수평벌림, 수평모음, 가쪽돌림, 안쪽돌림, 벌림, 팔꿉관절 굽힘, 폄 움직임을 보조할 수 있다. 위팔의 근육 마비 또는 근력 약화를 보상하기 위해 사용하며, C5 척수손상 환자, 팔다리 마비(quadriplegia) 환자에게 사용한다(그림 2-32).

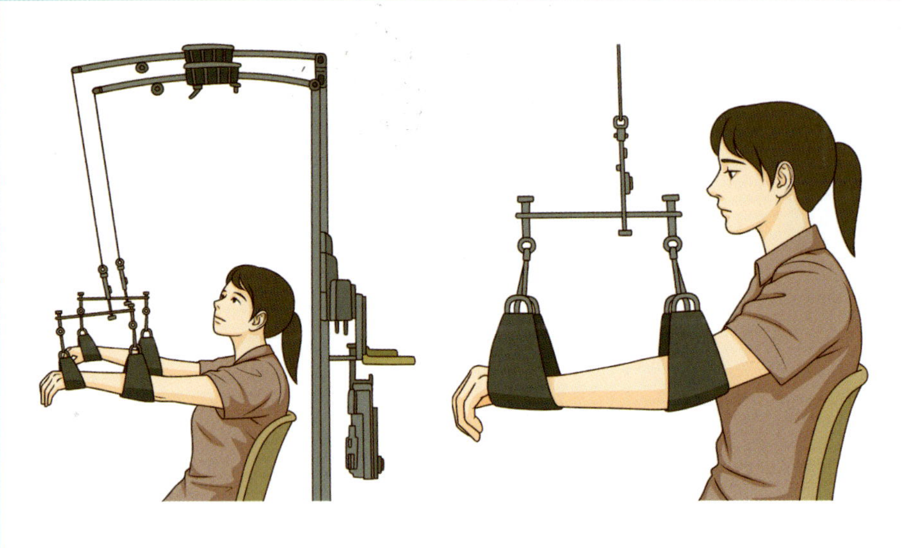

그림 2-32 현수 슬링

6) 아래팔 균형 보조기(balanced forearm orthosis, BFO), 동적 팔 지지기(모바일 암 서포트, mobile arm support, MAS)

아래팔 균형 보조기는 간단히 피더(feeder)라고 부르기도 하며, 주로 휠체어에 고정하여 많이 사용하지만 보행이 가능한 환자의 경우 허리벨트에 고정하여 사용하기도 한다. 휠체어에 축 볼 부하(pivoting ball bearing) 관절이 설치되어 있고, 아래팔을 받쳐주는 부분이 있어 팔과 손을 기능적으로 사용하게 도와준다. 위팔신경얼기 손상 환자의 경우 팔꿉관절을 굽히는 팔 의지(rosthesis)에 케이블(cable)과 하니스를 장착한 보조기를 사용하고, 손의 마비도 함께 나타난다면 말단장치를 사용하기도 한다.

C4, C5 팔다리 마비 환자나 위팔신경얼기 손상 환자에 적용할 수 있으며, 힘이 없는 팔을 받쳐주어 손을 기능적인 자세에 위치시켜 움직임을 만들어낸다. 재활 초기부터 적용할 수 있으며, 어깨세모근과 위팔두갈래근의 기능이 잔존해 있어야 효과적으로 사용할 수 있다. 또한 환자는 1시간 이상 휠체어에서 앉은 자세를 유지할 수 있어야 하며, 몸통의 균형을 유지할 수 있어야 보조기를

사용할 수 있다. 팔의 근력이 많이 약한 경우에는 전동식 팔 보조기(electric arm orthosis)를 사용하는 것이 좋다.

대표적인 아래팔 균형 보조기로는 란초 모바일 암 서포트(Rancho mobile arm support), 조지아 웜 스프링 피더(Georgia warm springs feeder), 미시간 피더(Michigan feeder)가 있다(그림 2-33).

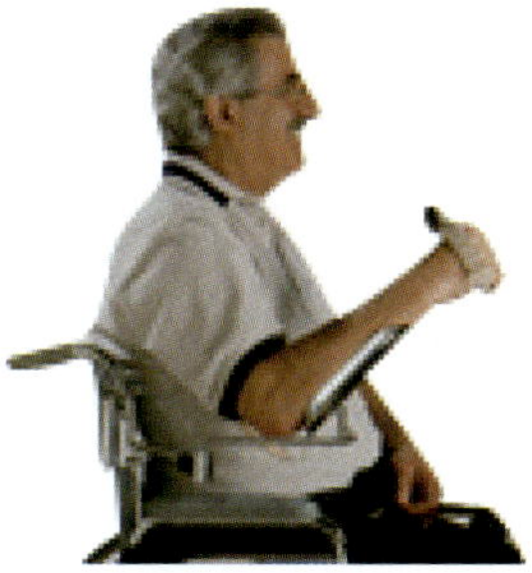

그림 2-33 balanced forearm orthosis, BFO

7) 외부 동력형 팔 보조기

외부 동력형 팔 보조기는 보행이 가능한 환자를 위한 팔 보조기로서 팔의 마비로 인하여 기능적인 팔 사용이 힘들 경우에 여러 가지 동적 보조기를 착용시켜 팔을 받쳐줌으로써 팔과 손을 독립적으로 움직일 수 있도록 한 보조기이다. 외부 동력인 배터리를 이용하여 팔꿉관절을 잠그거나 관절의 움직임을 보조하는 역할을 한다(그림 2-34).

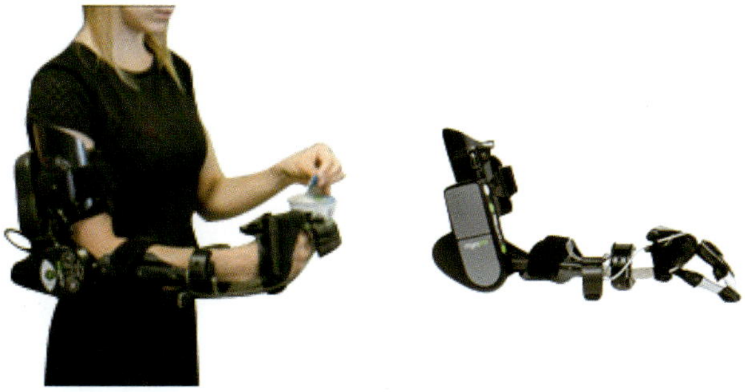

그림 2-34 외부 동력형 팔 보조기

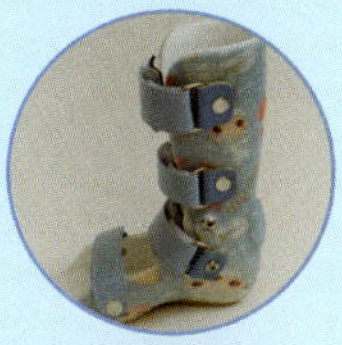
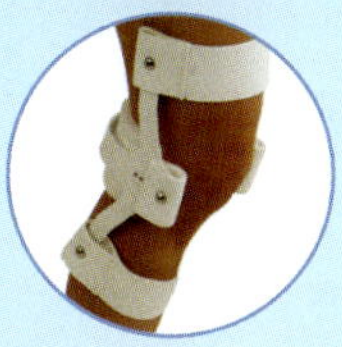
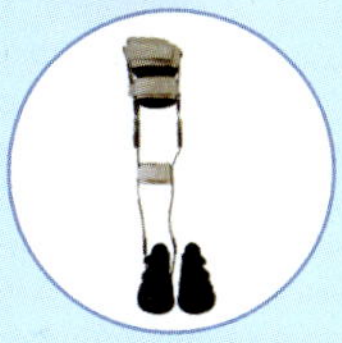

3
CHAPTER

다리보조기

학습목표

1. 다리 보조기의 목적과 종류를 설명할 수 있다.
2. 다리 보조기의 구성품과 기능을 설명할 수 있다.
3. 발목 보조기에 대해 설명할 수 있다.
4. 플라스틱 다리 보조기에 대해 설명할 수 있다.
5. 무릎관절 보조기에 대해 설명할 수 있다.
6. 긴다리 보조기에 대해 설명할 수 있다.
7. 골반대 부착 긴다리 보조기에 대해 설명할 수 있다.
8. 소아 특수 질환에 사용되는 다리 보조기에 대해 설명할 수 있다.

핵심용어

- 스터럽(stirrup)
- 업라이트(upright)
- 밴드와 커프(band & cuff)
- 링로크(ring lock)
- 발 보조기(FO)
- 발목–발 보조기(AFO)
- 무릎 보조기(KO)
- 무릎–발목–발 보조기(KAFO)
- 엉덩–무릎–발목–발 보조기(HKAFO)

개 요

다리 보조기는 orthosis라는 용어를 사용하며, 체중 지지와 움직임 기능 향상을 통한 지속적인 사용을 목적으로 한다. 근육계통과 신경계통의 환자에 널리 사용되는 다리 보조기의 특징은 몸 전체의 정렬과 기능에 영향을 미친다는 것이다. 또한 다리의 안정성을 증진시켜 조기에 이동할 수 있도록 하고 통증을 감소시켜 체중 지지와 이동을 조절하고 변형의 진행을 최소화해주는 기능을 한다.

다리 보조기에 사용 되는 재료로는 강철, 알루미늄, 가죽, 플라스틱, 고무, 섬유 등을 사용하며, 환자의 체형과 목적에 맞는 다양한 다리 보조기를 제작할 수 있다. 보조기 제작 시에는 환자의 원인, 성별, 직업, 체중, 장애 정도를 고려하여 견고하고 내구성이 강하며 안정성이 좋게 만들어야 한다. 또한 보조기의 특성상 외견상 디자인이 좋아야 하며, 보조기 착용 시 환자가 편안해야 효율성이 높아지며, 다리 보조기의 용어는 다음과 같다.

- 발 보조기: foot orthosis(FO)
- 발목–발 보조기: ankle–foot orthosis(AFO)
- 무릎–발목–발 보조기: knee–ankle–foot orthosis(KAFO)
- 엉덩–무릎–발목–발 보조기: hip–knee–ankle–foot orthosis(HKAFO)
- 무릎 보조기: knee orthosis(KO)
- 엉덩 보조기: hip orthosis(HO)

착용 목적은 다음과 같다.

- 발목관절의 통증 저하 또는 안정성 제공
- 불수의적 운동 감소
- 체중 지지 보조
- 다리의 올바른 자세 유지
- 발목관절의 변형 방지
- 조기 기립과 보행으로 인한 이동 보조
- 일상생활활동 향상

1) 처방 시 고려사항

다리 보조기는 재활 분야에서 가장 많이 사용되는 보조기로, 정확한 평가에 따라 처방하여야 한다. 특정 질환에 정확히 처방되어 적용되어야 하며, 필요한 기간에만 사용하여야 한다. 환자의 기립, 균형, 체중 지지, 체중부하, 특히 이동과 보행능력 향상을 위해 적용된다. 신체의 정렬과 기능 증진을 위해서 보조기 관절장치가 정확하게 적용 및 제작되어야 한다. 또한 사용자가 사용하기 편리하고 외관이 좋아야 하며, 기능적인 측면도 고려하여야 한다.

2) 다리 보조기의 종류

다리 보조기는 사용하는 재료, 다리의 관절과 적용부위에 따라 다음과 같이 구분한다(그림 3-1).

(1) 발 보조기(shoe & FO, foot orthosis)

변형된 발을 구두로 보완 수정하여 발 기형을 교정하거나 예방한다. 체중 지지를 돕기 위해 사용하며 일명 발목 보조기라고 한다.

(2) 발목-발 보조기(ankle-foot orthosis; AFO),

발목-발 보조기는 발목관절 및 발의 운동을 조절한다. 불수의운동을 감소시키고 체중 지지를 도우며 일명 짧은 다리 보조기(short leg brace)라고 한다.

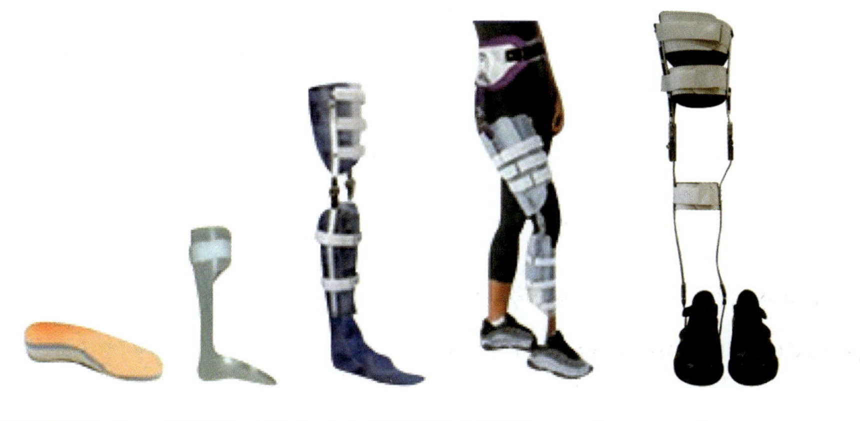

그림 3-1 다리 보조기 종류

(3) 무릎-발목-발 보조기(knee-ankle-foot orthosis; KAFO)

무릎-발목-발 보조기는 무릎관절, 발목관절 및 발의 운동을 조절하며 발의 기형을 예방할 뿐만 아니라 불수의운동을 감소시키고 체중 지지를 돕는다. 일명 긴다리 보조기(long leg brace)라고 한다.

(4) 엉덩-무릎-발목-발 보조기(hip-knee-ankle-foot orthosis; HKAFO)

엉덩-무릎-발목-발 보조기는 엉덩관절, 무릎관절, 발목관절, 발의 운동을 조절하며 발의 기형을 예방할 뿐만 아니라 불수의운동을 감소시키고 체중 지지를 돕는다. 일명 골반 밴드를 부착한 긴다리 보조기(long leg brace with pelvic band)이다.

(5) 무릎 보조기(knee orthosis; KO)

무릎관절 보조기는 무릎관절의 운동만을 조절하는 보조기로, 무릎관절의 운동과 기형을 교정하고 예방한다.

(6) 엉덩 보조기(hip orthosis; HO)

엉덩 보조기는 골반 밴드와 엉덩관절만을 제작하여 엉덩관절의 운동과 기형을 교정하고 예방한다.

(7) 특수 목적을 위한 다리 보조기

다리를 고정하고, 변형의 교정과 예방에 중점을 두는 보조기이다.

1 발목-발 보조기(ankle-foot orthosis; AFO, short leg brace)

발목-발 보조기는 발목관절의 변형을 예방하고 고정하기 위해 주로 사용한다. 발목-발 보조기의 역할은 발목관절의 체중부하 및 감소를 통하여 강직을 감소시켜 균형과 보행능력을 향상시키기 위해 사용한다. 짧은 다리 보조기는 금속형, 플라스틱형, 복합 재료형으로 구분한다.

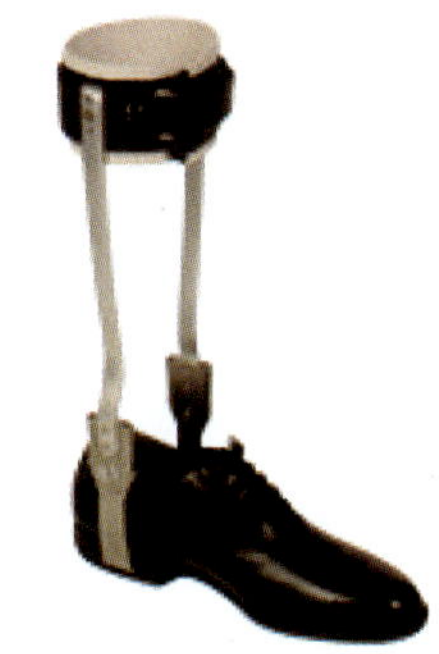

그림 3-2 금속형 발목-발 보조기

1) 금속형 발목-발 보조기(Metal AFO)

금속형 발목-발 보조기는 구두부착물, 업라이트, 보조기 발목관절, 종아리밴드와 커프, 그리고 스터럽으로 구성된다. 환자의 신체적 특성과 상태에 따라서 구성품의 역할이 다르며, 주로 구두 주변이 금속물질로 구성되어 있다(그림 3-2).

(1) 스터럽(stirrup)

스터럽은 분리형 스터럽과 고정형 스터럽으로 나뉜다. 스터럽의 역할은 구두와 업라이트를 연결하여 해부학적 관절을 일치시키는 것이며, 발목관절의 업라이트와 연결한다(그림 3-3).

① 분리형 스터럽(split stirrup)

분리형 스터럽은 사각형의 납작한 금속판을 구두에 고정시켜 통로 안쪽으로 탈부착이 가능하다. 분리형 스터럽의 장점은 구두와 발목 보조기를 분리할 수 있으며 교환이 쉽다는 것이다. 그러나 안정성이 떨어져 부착물이 떨어질 수 있으며 무겁고 부피가 크다는 것이 단점이다.

② 고정형 스터럽(fixed stirrup, solid stirrup)

고정형 스터럽은 견고하고 내구성이 강하며, U자형의 강철판을 구두의 본창(sole)과 굽(heel) 사이에 부착한다. 고정형 스터럽의 장점은 하나로 이루어져 있기 때문에 안정성이 강하며 구두와 보조기 간의 안정성을 제공하고 견고하다는

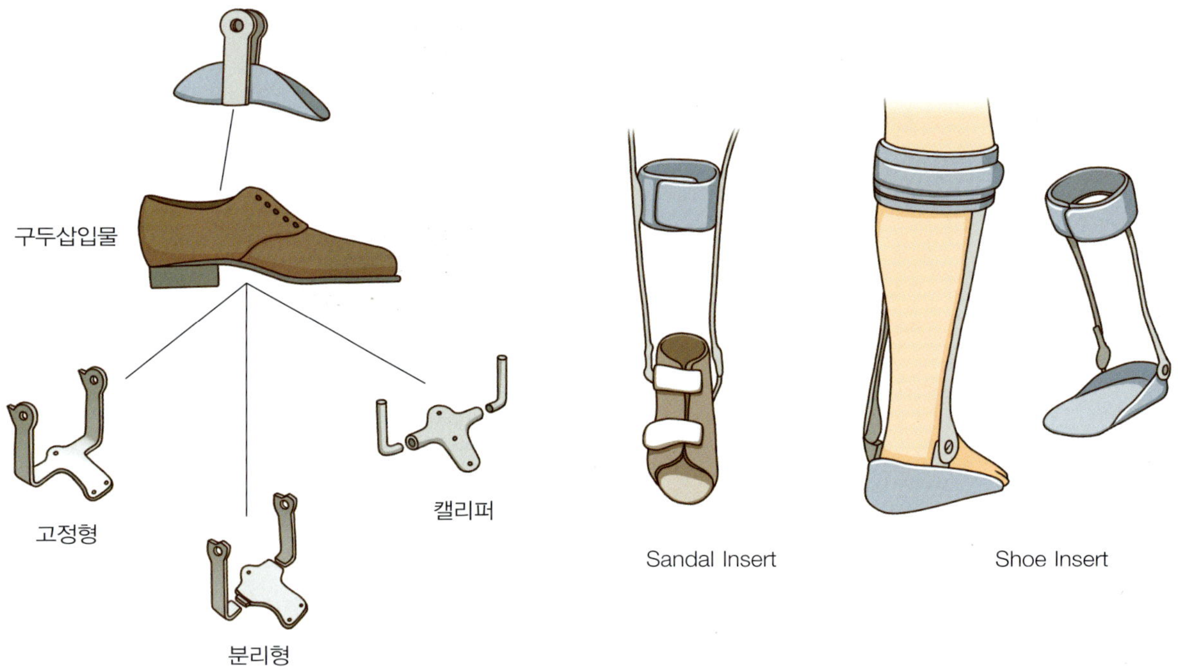

그림 3-3 스터럽의 종류

점이다. 교환이 어렵고 교환 시 고정된 쇠못을 빼내야 하는 단점이 있다.

(2) 업라이트(upright)

업라이트는 안쪽과 가쪽 업라이트 두 개를 사용하며, 업라이트 아래는 스터럽(stirrup)과 연결이 되고 위로는 장딴지 밴드(calf band)와 결합하여 보조기 전체의 지지대 역할을 하며, 안굽이발을 교정할 경우에는 안쪽 업라이트를 사용하고 밖굽이발을 교정할 경우에는 가쪽 업라이트를 사용하여 지지한다.

(3) 캘리퍼(caliper)

U자형 원통형 통로 안에 끼웠다 뺐다 할 수 있도록 구두의 본창과 굽 사이에 부착한 금속판이다. 임상에서는 거의 사용하지 않으며, 장점은 구두 교환이 쉽다는 것이고, 단점은 업라이트의 변형이 생겨 안정성이 떨어진다는 것이다.

(4) 구두 삽입물(shoe insert)

금속 구두 삽입물을 구두 안쪽 밑바닥에 삽입시키면 방에 들어갈 때도 신발을 신기 때문에 다리를 계속 지지해 준다.

적응증은 뇌성마비처럼 발뒤꿈치가 땅에 닿지 않거나 비정상적으로 발활(foot arch)이 높은 발이다. 하지만 지속적인 압력으로 인해 욕창이나 발의 피부질환이 생길 수 있다. 피부 감각이상 환자에게는 금기이다.

(5) 발목관절 장치(orthotic ankle joint)

보조기 발목관절은 발등 굽힘과 발바닥 굽힘 동작을 제한하거나 보조하기 위하여 사용하며, 자유형, 제한형, 보조형 발목관절 장치로 구분한다.

① 자유형 발목관절 장치(free motion ankle joint)

발목을 움직일 수 있어 발등 굽힘과 발바닥 굽힘이 자유롭게 일어나며, 양쪽 모두 제한이 없을 때 사용할 수 있다. 발목관절의 안쪽· 가쪽에 안정의 문제가 있거나 무릎관절의 병변으로 인해 보조기를 착용할 때 사용한다. 발목의 근력의 균형을 이루지 못할 때는 착용하지 않는다(그림 3–4–A).

② 제한형 발목관절 장치(limited motion ankle joint)

발목관절의 어느 방향으로 움직임을 제한하고자 할 때 사용하며, 앞쪽 정지형(anterior stop), 뒤쪽 정지형(posterior stop), 양방향 정지형(double stop)으로 분류한다.

- 앞쪽 정지형(anterior stop, dorsiflexion stop, reverse 90° stop)

앞쪽 정지형은 앞쪽이 고리 모양으로 디자인된 보조기이며, 발바닥 굽힘은 허용하고 발등 굽힘은 제한시키는 발목관절이다. 적응증은 뒤넙다리근이 발바닥굽힘근의 마비와 발등굽힘근의 경직으로 인해 발꿈치보행(calcaneous gait)인 경우이다. 앞쪽 정지형은 발등 굽힘의 제한으로 인해 발목의 굽힘이 일어나는 동작에서 제한된다. 의자에서 일어서거나 앉기, 경사진 곳이나 계단을 내려갈 때 불편하다는 단점이 있다(그림 3–4–B).

- 뒤쪽 정지형(posterior stop, plantar flexion stop, 90° stop)

뒤쪽 정지형은 뒤쪽이 고리 모양으로 디자인된 보조기이며, 발등 굽힘은 허용하고 필요한 각도에 따라 발바닥쪽 굽힘은 제한하는 발목관절이다. 적응증은 발등 굽힘이 약화나 마비로 인해 발을 끌면서 보행하는 첨족보행 또는 계상보행 시 일어나는 환자이다. 단점은 계단보행이 어려우며 발바닥 굽힘을 제한하기 때문에 발끝떼기 보행(heel–to gait)을 정상적으로 보행을 할 수 없다는 것이다(그림 3–4–C).

- 양방향 정지형(double stop, limited motion stop)

양방향 정지형은 다이얼 형태의 고리 모양으로 이루어져 있으며, 발목관절의 시상면(sagital plane)에 일어나는 움직임을 모두 제한하는 보조기이다. 적응증은 궁둥신경의 손상으로 인해 발등 굽힘과 발바닥굽힘근의 약화와 마비 환자이다.

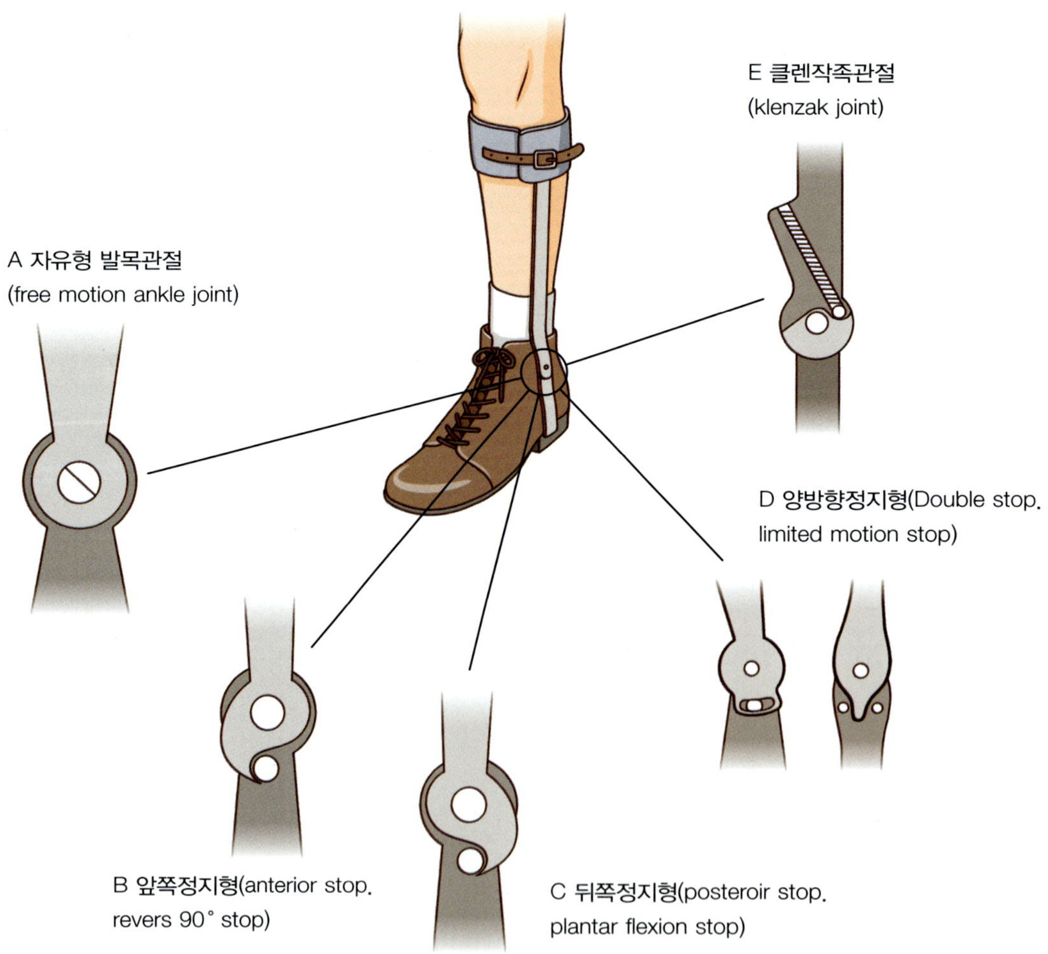

그림 3–4 발목관절 장치

환자의 상태에 따라서 발목관절의 각도를 약 5~10°, 10~20° 정도 허용할 수 있다. 발목의 움직임이 제한되므로 충분히 움직일 수 없다는 단점이 있다(그림 3–4–D).

(6) 보조형 발목관절 장치

보조형 발목 관절 장치는 발등 굽힘의 보조를 위해서 사용한다, 고무줄, 철사, 플라스틱, 스프링 등을 사용하여 발등 굽힘의 움직임을 보조해준다.

① 클렌작 발목관절 장치(klenzak joint)

클렌작 발목관절은 무릎아래 부위에 작은 포켓이 만들어지고 그 속안에 스프링이 있어 오직 발등굽힘 보조하여서 신발과 끈을 잘 조절하여 착용하여야 한다. 클렌작 발목관절의 특징은 발등 굽힘의 움직임을 돕고, 스프링의 강도에 따라서 발등 굽힘의 각도와 강도를 조절할 수 있는 보조기이다. 아래운동신경세포병변(lower motor neuron lesion)으로 인해 발목관절의 발등 굽힘 움직임의 약화되었을 경우나, 보행 시 유각기의 발등 굽힘을 유지하여 발처짐(foot drop)을 반작용시키기 위해 사용한다. 단점은 위운동신경세포병변(upper motor neuron lesion)으로 인해 종아리근육의 장딴지근육(soleus)이 짧아져서 신장되면 경직과 간대성 경련(ankle clonus)이 일어날 수 있다는 것이다(그림 3–5).

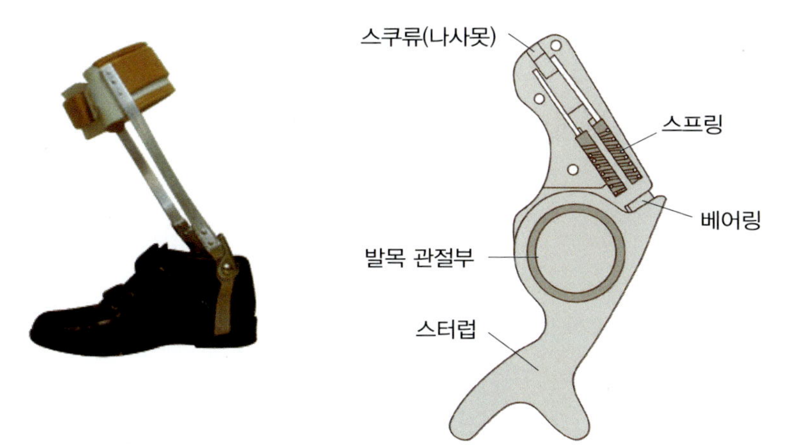

그림 3–5 금속형 발목–발 보조기, 클렌작 발목관절 장치

② 이중작용 발목관절 장치(double action ankle assist)

이중작용 발목관절은 발목관절 위에 양방향으로 스프링을 장착하여 발목 움직임을 모두 보조해주는 보조형 보조기이다. 발목관절 앞쪽의 위치한 스프링은 보행의 유각기 시 발등 굽힘의 움직임을 보조하고, 뒤쪽 스프링은 발끝 떼기(push off) 시 발바닥 굽힘이 일어나도록 보조하는 역할을 한다. 제작이 어려우며 고장나기 쉽다는 단점이 있다(그림 3-6).

③ 와이어 스프링보조 발목관절 장치(wire spring dorsiflexion assist)

와이어 스프링보조 발목관절은 스프링 역할이 가능한 철사를 이용하여 발목관절의 발등 굽힘 움직임을 보조해주는 보조기이다. 장점은 철사로 쉽게 제작하여 구두 밑바닥의 스트랩 부위에 부착하여 고정시키므로 가볍고, 조작이 가

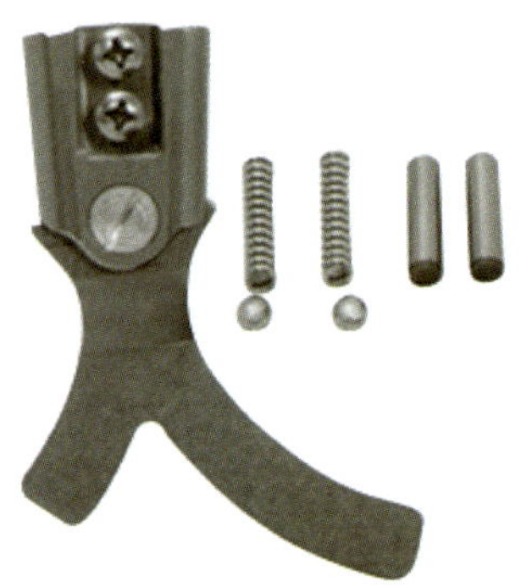

그림 3-6 이중작용 발목관절

능하다는 것이다. 단점은 발목관절의 안·가쪽의 조절이 불가능하다는 것이다. 금기증은 발목관절의 경직상태나 기능을 강하게 조절할 경우이다.

(7) 밴드(band)와 커프(cuff)

밴드는 발목 보조기의 안·가쪽 업라이트를 뒤쪽에서 연결하는 반원형의 금속판으로 구성되어 있다. 밴드는 종아리뼈 머리의 아래쪽 3~4cm에 위치하도록 제작한다. 이때 주의할 점은 종아리신경이 압박되지 않도록 하며 무릎관절의 움직일 때 집히지 않도록 하는 것이다.

커프는 다리를 고정해주는 역할을 하며, 가죽끈으로 밴드 안쪽을 감싸고 있

고, 피부에 직접 닿지 않도록 벨크로를 사용한다.

(8) 발목관절 스트랩(strap)과 패드(pad)

발목관절 스트랩은 T형 또는 Y자형으로 발목 조여주는 부착물로 안정성을 제공한다. 착용 목적은 발목관절의 안쪽·가쪽돌림 휜발의 변형을 예방하기 위함이다. 스트랩은 밖굽이 스트랩과 안굽이 스트랩으로 구분한다(그림 3-7).

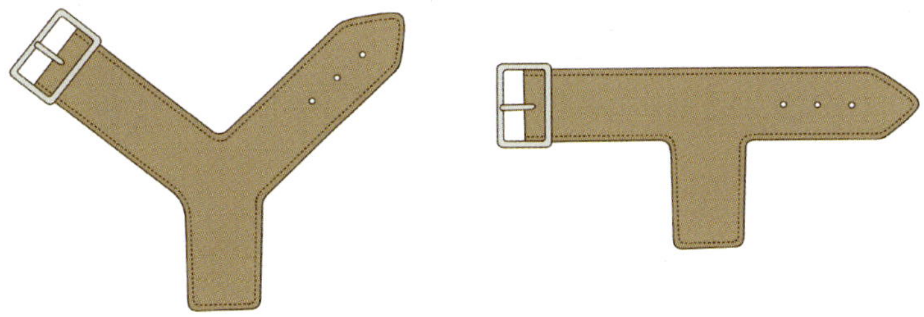

그림 3-7 스트랩

① 밖굽이 스트랩(pes valgus strap)

밖굽이 스트랩은 발 엎침(foot pronation) 변형, 밖굽이 변형을 예방하기 위해 구두의 안쪽에부착하여 체중이 외측으로 이동할 수 있도록 돕는다.

② 안굽이 스트랩(pes varus strap)

안굽이 스트랩은 발 뒤침(foot supination) 변형, 안굽이 변형을 예방하기 위해 구두의 바깥쪽에 부착하여 체중이 안쪽으로 이동할 수 있도록 돕는다(그림 3-8).

③ 패드(pad)

패드도 스트랩처럼 체중을 안쪽과 바깥쪽으로 보내는 역할을 한다. 밖굽이 패드는 내측 업라이트 안쪽에 부착하여 체중을 바깥쪽으로 보내고, 안굽이 패드(varus pad)는 가쪽 업라이트 안쪽에 부착하여 체중을 안쪽으로 보내는 역할을 한다.

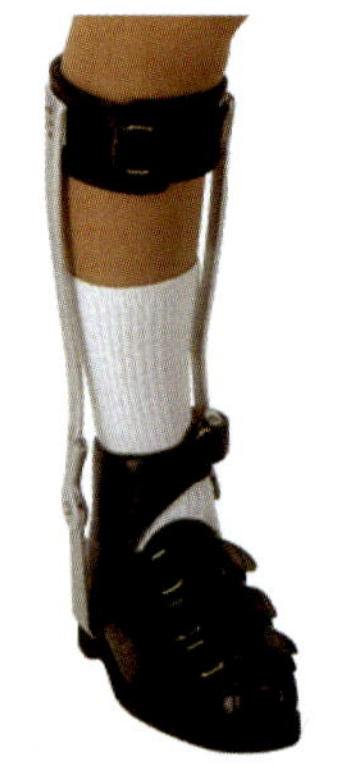

그림 3-8 안굽이 스트랩

2) 플라스틱 발목-발 보조기(plastic ankle foot orthosis plastic AFO)

플라스틱 발목-발 보조기는 환자 개인에 대한 특성을 고려하여 맞춤형으로 제작하거나 영구적 기계로 제작한다. 플라스틱으로 제작되며 발등 굽힘, 발바닥 굽힘, 발의 안굽이·밖굽이의 움직임을 조절하기 위하여 사용한다. 플라스틱 보조기는 환자의 상태와 보조기의 기능에 따라 절단선을 결정해야 하며, 사용 목적에 따라 플라스틱 재료의 특성을 고려하여 제작한다. 플라스틱 발목-발 보조기의 구조와 명칭은 그림 3-9와 같다.

플라스틱 AFO(plastic ankle foot orthosis)는 디자인이 다양하고 플라스틱으로 제작하므로 가볍고 미관상 좋은 플라스틱 보조기이며, 가장 많이 사용되는 보

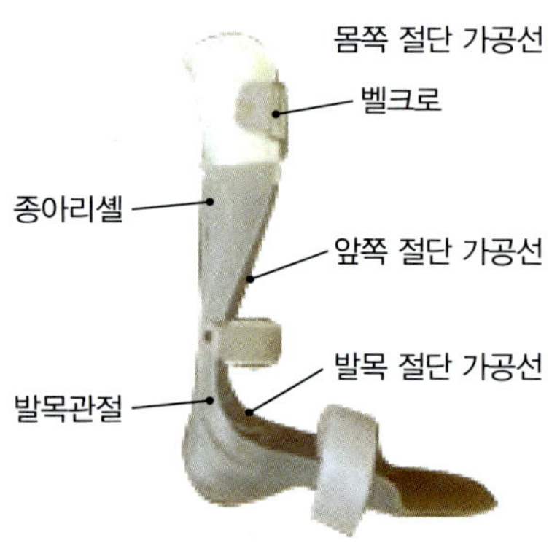

그림 3-9 플라스틱 발목-발 보조기의 명칭

조기 중 하나이다. 플라스틱 보조기는 신경계 손상환자의 병적인 보행패턴을 개선하기 위하여 발목의 안정성과 발목의 움직임을 보조해주는 역할을 한다. 임상에서 주로 사용되는데, 특히 뇌졸중과 뇌성마비 환자의 약 70%가 플라스틱 AFO를 사용한다. 장점은 우선 금속 보조기보다 무게가 가볍고, 피부와 밀착되어 외관의 뛰어나며, 보조기의 착용이 편안하다는 것이다. 또한 발목과 발의 조절을 향상시키면 신발을 갈아 신을 수 있다는 이점이 있다. 피부의 자극을 최소화하기 위해 주의하여야 하며 부종, 무감각, 상처, 흉터가 있는 환자는 보조기 착용이 어렵고 금속보조기에 비해 안정성이 떨어지는 단점이 있다.

(1) PLS 발목-발 보조기(posterior leaf spring AFO, PLS-AFO)

뒤쪽 장딴지 셸 발목 보조기는 발목의 움직임 시 제공되는 강도와 저항의 양적인 측면에서 다양한 특징이 있다. 발을 지지하는 슈인서트 부분, 종아리를 받치는 종아리 셸(calf shell)로 구성된다. 장딴지 셸의 적절한 높이는 2.5~5cm 아래까지가 적당하며 종아리신경의 압박을 피하기 위해서 착용한다. 그리고 슈인서트는 발허리뼈머리에서 6mm이상 뒤쪽으로 위치시켜야 한다(그림 3-10). 보행의 흔듦기 동안 발등 굽힘을 보조해주는 역할을 하며 이마면에서 근육의 불균형이 없을 때 사용하는 것이 적절하다. 발등 굽힘의 약화나 마비, 발바닥 굽힘의 근력이 G 이하, 무릎관절과 엉덩관절의 근력이 불충분할 때, 위운동신경세포 손상으로 경련성이 심할 때, 수동적으로 발등 굽힘의 제한이 있을 때에는 금기하는 것이 좋다.

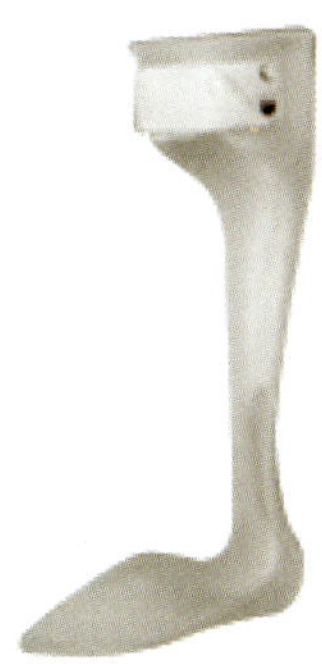

그림 3-10 플라스틱 뒤쪽 장딴지 셸 발목 보조기

(2) 지면 반발형 발목-발 보조기(ground reaction force GR-AFO)

지면 반발형 발목 보조기는 서 있는 자세에서 지면 반발력을 기준으로 발목과 무릎관절의 신체 정력을 적용하여 만들어진 특수한 형태의 발목관절-발 보조기이다. 발목의 움직임을 제한하여 서 있는 동안 무릎을 굽히는 동작을 막아주는 역할을 한다. 넙다리네갈래근 근육의 약화, 목발걸음에서 나타나는 과도한 굽힘을 보이는 환자들에게는 매우 유익한 보조기이다. 보행의 디딤기 동안 발목관절의 발등 굽힘을 제한하고 무릎관절의 지면반발력 벡터를 유지하면서 발목관절의 중립 또는 발등 굽힘을 제한하는 동시에 무릎이 굽혀지는 것을 방지해준다(그림 3-11).

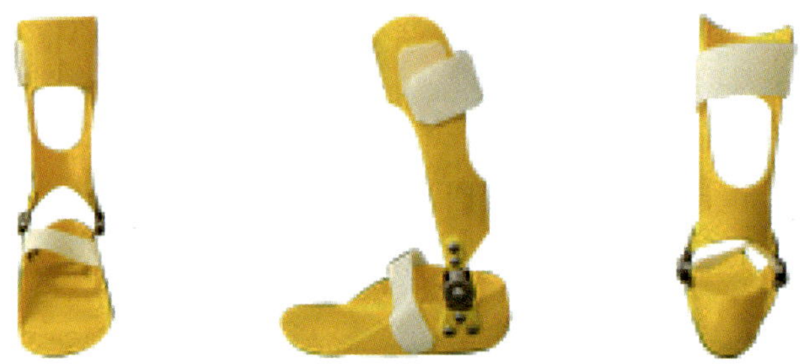

그림 3-11 지면 반발형 발목-발 보조기(ground reaction force GR-AFO)

(3) 관절형 플라스틱 발목-발 보조기(articulated AFO)

관절형 플라스틱 AFO는 발목관절 장치를 사용하며, 힌지형(hinged) AFO라고도 하며 힌지의 재료는 금속, 플라스틱, 카본 복합 재료 등으로 구분 할 수 있다. 발목관절의 움직임을 허용하고 제한 할 수 있으며 발등굽힘을 보조 할 수도 있으며 소아와 성인 모두에게 적용 된다(그림 3-12).

(4) PTB 발목-발보조기(patellar tendon bearing orthosis)

PTB 보조기는 짧은다리 보조기로, 보통 정강뼈나 무릎관절 이하에서 골절이 일어나 체중 지지가 어려울 경우 무릎 인대와 기타 무릎 주변의 연부조직 손상을 감소시키는 목적으로 사용한다. 종아리 의지에서 잘린 끝을 수납하는 PTB 소켓 형태이고, 앞뒤가 분리되는 방식으로 이루어져 있으며 착용과 벗기가 용

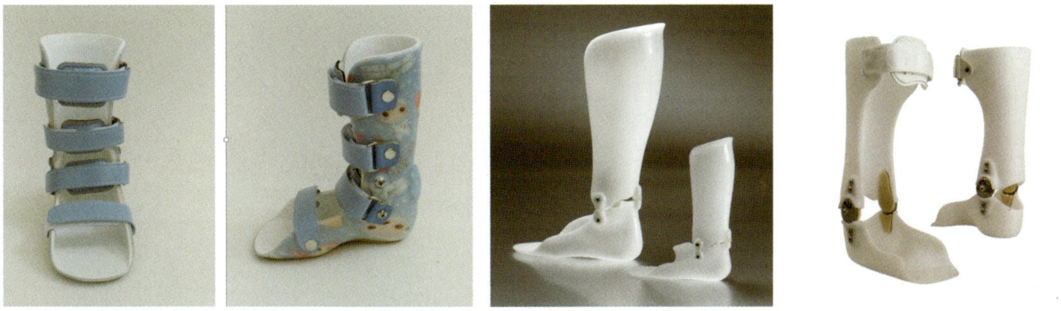

그림 3–12 관절형 플라스틱 발목–발 보조기

이하다. 이러한 형태는 보호기능을 향상시키고 무릎 인대의 체중 지지를 높이는 방법으로 사용된다. 발목에 안정성이 증가시키고 추후 회복될 경우 앞판을 분리하여 뒤판만 사용할 수 있으며 스프린트 형태로 사용할 수 있는 장점이 있다. 주로 발목 골절, 정강뼈 먼쪽, 궤양에 의해 체중 지지가 안 될 경우 사용한다(그림 3–13).

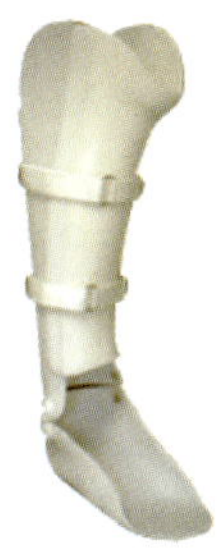

그림 3–13 PTB 보조기

(5) 기능적 전기자극 보조기(functional electrical stimulation, FES)

기능적 전기자극 보조기는 1960년대 Liberson이 신경계 환자의 발처짐과 정상적인 종아리신경을 자극하기 위해서 처음으로 소개하였다. FES는 온종아리신경에 피부를 자극하여 발의 움직임을 촉진하는 역할을 한다. 전극이 정확한 위치에서 자극을 가할 경우 앞정강근과 긴종아리근육의 근수축을 유도하여 상반지배를 발생시킬 수 있으며, 과도한 안쪽번짐과 가쪽번짐을 동반하지 않도록 발등 굽힘의 움직임을 유도할 수 있다. 최근 보조기에 기능적 전기자극을 삽입하여 보행 시 디딤기 동안 체중이 뒤쪽으로 경사지면 자극이 시작되고 발끝치닿기에서는 체중이 앞쪽으로 경사지면 자극이 끝나도록 설계되었다. 이를 통해 뇌졸중환자의 보행속도를 향상시키고 에너지를 소비를 줄여줄 수 있다. 대부분의 연구는 뇌졸중 환자의 발처짐을 예방하기 위해서 발등 굽힘의 움직임을 도와준다. 불완전 척수손상환자에게도 적용할 수 있다(그림 3-14).

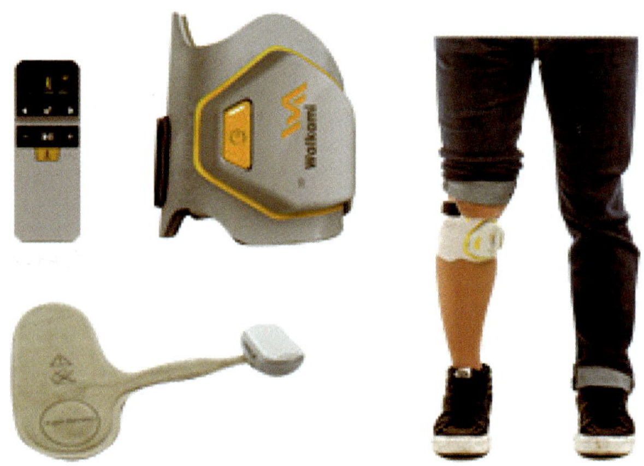

그림 3-14 기능적 전기자극 보조기(functional electrical stimulation, FES)

3) 기타 발목-발 보조기

① 탈착식 걷기용 부츠(removable walking boots)

발목, 발 및 종아리 움직임을 고정하고 걷는 동안 체중을 지지하며, 발굴림(rocker) 신발창과 압박 경감이 가능한 안창이 있다. 치유 중인 발바닥 궤양 환자는 보행 시 탈착식 걷기용 부츠를 신어야 하며, 목욕을 하거나 상처 부위 검사와 치료할 때 제거할 수 있는 장점이 있으며 다이얼 로크(dial lock) 발목장치를 사용하여 발목의 각도를 조절 할 수도 있다(그림 3-15).

② 샤르코병 제한 걷기 보조기(Charcot restraint orthotic walker)

신경병 관절병증으로 알려진 샤르코 관절은 체중이 부하되는 관절이 진행성 변형 및 파괴되는 것으로, 특히 발과 발목관절에 가장 흔하게 발생한다.

샤르코병 제한 걷기 보조기는 발과 발목관절의 움직임을 없애고 발 부위에

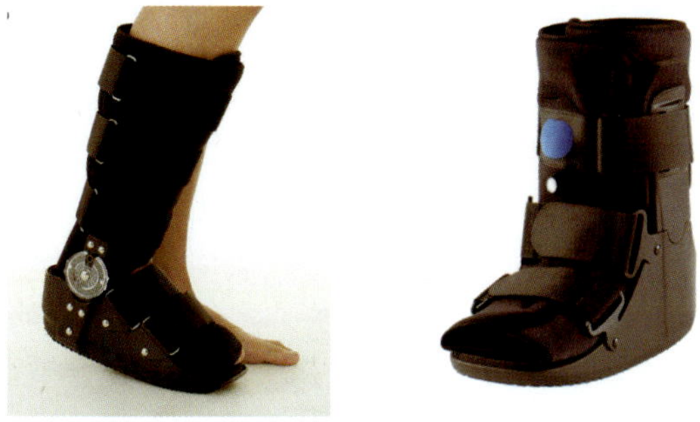

그림 3-15 탈착식 걷기용 부츠

가해지는 체중부하와 전단력을 감소시키며 변형된 발 부위를 위험으로부터 보호한다. 이 보조기는 정강이, 종아리 및 발에 접촉하는 부위에 고정하기 위해 대합조개 껍데기(clamshell) 모양의 장치로, 안쪽에 성형된 폴리프로필렌 혹은 코폴리머(copolymer)가 발과 다리를 완전히 감싸고 엇갈린 힘을 예방하기 위해 굴림바닥(rocker bottom)이 있다. 당뇨병성 발 궤양 환자에게 적합하다(그림 3-16).

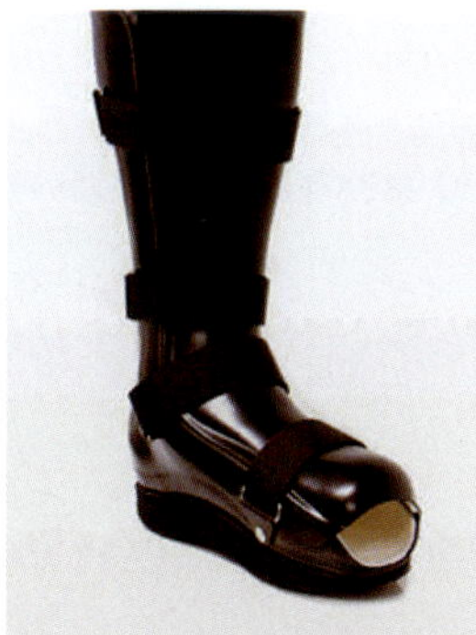

그림 3-16 샤르코병 제한 걷기 보조기

2 무릎-발목-발 보조기(knee-Ankle-Foot Orthosis; KAFO, long leg brace)

일반적으로 무릎위 보조기(AK orthosis) 및 긴다리 보조기라고 하는 무릎관절과 발목관절을 포함하는 보조기이다. 비정상적인 움직임과 기형 예방과 교정, 체중 지지를 위해 사용한다.

긴다리보조기(KAFO)의 구성요소는 구두, 스터럽, 발목관절 장치, 종아리 밴드와 커프, 무릎관절 장치, 넙다리 밴드와 커프로 구성이 된다(그림 3-17).

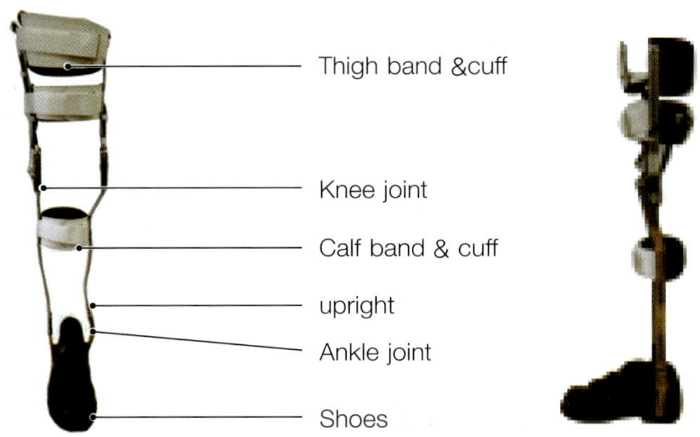

그림 3-17 무릎-발목-발 보조기(knee-Ankle-Foot Orthosis; KAFO)

1) 업라이트(upright)

긴다리 보조기(KAFO)는 짧은다리 보조기(AFO) 업라이트의 안·가쪽에서 연장되어 무릎관절을 만들고 축을 따라 지지대를 형성하여 넙다리밴드로 연결된다. 가쪽 지지대는 큰돌기 약간 아래로 제작되며, 안쪽 지지대는 회음부에서 1.3cm 정도 밑으로 제작한다. 지지대는 다리의 외형을 만들며, 피부와 업라이트 사이는 약 3~9.5mm(1/8~3/8인치) 떨어져야 한다. 안굽이무릎이나 밖굽이무릎 시 간격이 더욱 필요하며 지지대는 일반적으로 스틸이나 듀랄루민(Duralumin)으로 다리 윤곽을 따라 제작한다.

2) 밴드와 커프(band, cuff)

성인 보조기에는 대부분 넙다리에 2개, 종아리에는 1개의 밴드가 필요한데 다리 길이에 따라 넙다리에 1~2개, 종아리 1~2개를 사용한다. 반면 소아는 넙다리 1개, 종아리 1개를 사용한다. 밴드 너비는 약 2.5~3.8cm(1~1과 1/2인치) 정도로 만들어야 한다. 종아리 밴드는 종아리뼈머리에서 약 2.5cm(1인치) 밑으로 짧은다리 보조기에서 적용하는 높이와 동일하며, 위넙다리 밴드의 뒤쪽은 궁둥결절에서 1.3~2cm(1/2~3/4인치) 아래에 위치하고 안쪽으로는 샅고랑에서 약 5cm(2인치) 밑이나 회음부 2.5cm(1인치) 밑 또는 샅고랑에서 6.5cm 떨어진 곳에 위치한다. 아래넙다리 밴드는 무릎관절 위 약 10cm(4인치) 이상 떨어지지 않고 위치하는 것이 좋다. 아래넙다리 밴드와 종아리 밴드는 3점압에서 반대되는 한 점의 힘을 제공한다. 그러므로 두 밴드는 근접해 있으며 무릎관절 중심에서 같은 거리에 위치하는 것이 효율적이다. 그리고 무릎을 120° 정도 굽힘 시 두 밴드 사이에 피부가 꼬집히거나 얇은 혈관이 압박되지 않는지 주의해야 한다. 커프는 신체를 연결해 주는 가죽벨트로 밴드 안쪽을 감싸고 있다.

3) 무릎관절 장치(orthotic knee joint)

인간의 무릎관절은 회전의 축이 일정하지 않으며, 관절의 위치에 따라 변하므로 보조기의 단일축과 일치하기는 어렵다. 무릎관절 축은 정강뼈 위 1~2cm 정도에 있으므로 보조기 무릎관절 역시 해부학적인 무릎관절과 일치하기 위해 정강뼈 상단에서 비슷한 위치에 형성되며, 무릎뼈를 뺀 앞·뒤 직경의 중간에 위치한다. 회전축을 두 개 이상 다양하게 제작할 수도 있지만 실용성이 떨어지며, 보행 시 보조기의 무릎관절을 잠그고 걸으므로 축에 신경을 쓰지 않아도 좋다.

보조기의 무릎관절의 종류로는 다음과 같이 자유 무릎관절과 무릎관절 자물쇠가 있다(그림 3-18).

(1) 자유형 무릎관절 장치(free knee joint)

무릎관절의 굽힘과 폄 움직임을 자유롭게 허용하는 것이 자유형 무릎관절이며, 한 다리로 체중을 지지하여도 무릎이 구부러지지 않는 정도의 무릎관절 폄근의 근력이 있으나 인대나 관절 병변으로 무릎관절 안·가쪽 불안정 시 혹은 젖힌무릎 교정이나 비정상 움직임 조절을 위해 사용한다.

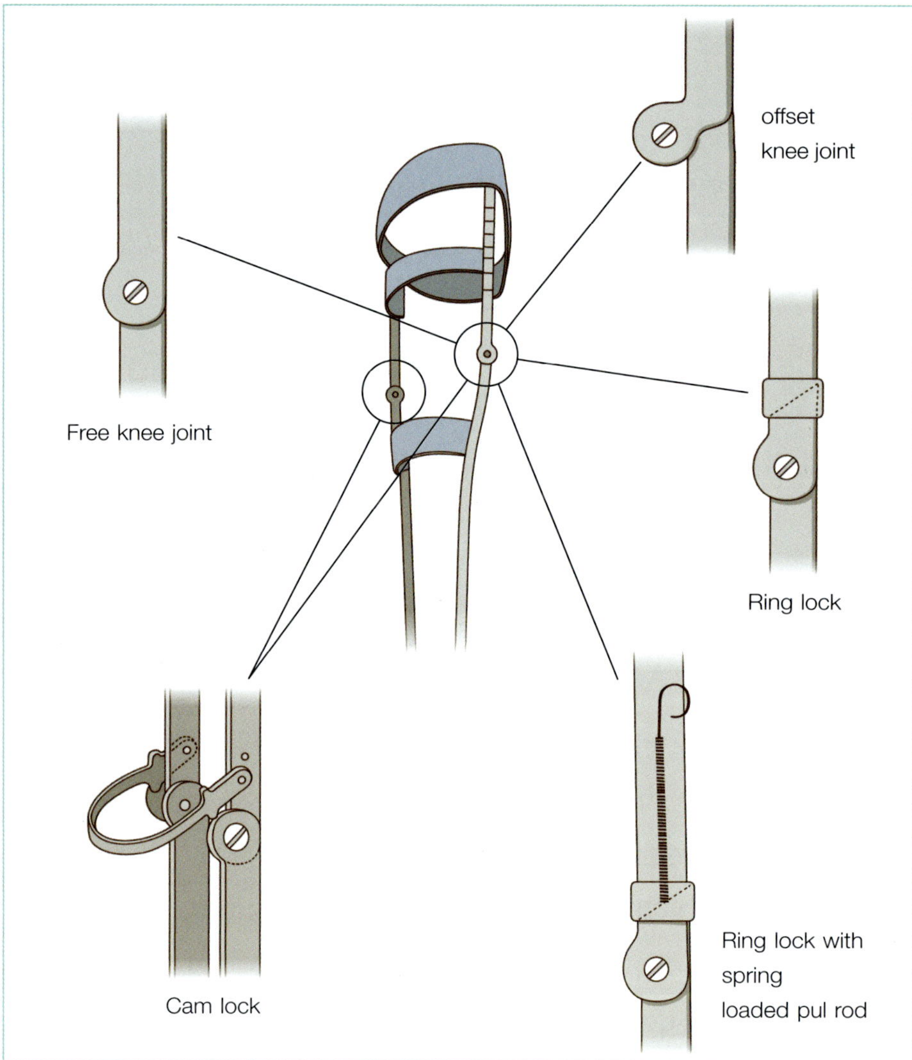

그림 3-18 보조기 무릎관절 보조기의 무릎관절 장치

(2) 잠금형 무릎관절 장치(knee joint with lock)

잠금형 무릎관절은 무릎관절 근육 마비나 통증 및 심한 병변으로 무릎관절의 굽힘과 폄 움직임을 완전히 시행할 수 없을 때 무릎관절을 180° 완전 폄 상태로 고정한다. 일반적으로 잠금장치가 부착되어 있어서 무릎관절 자물쇠라고 하며, 무릎관절 폄근이나 굽힘근의 약화, 마비, 젖힌무릎 증상이 있을 때 무릎관절 고정의 목적으로 사용한다.

① **링로크**(ring lock, drop-ring lock)

가장 일반적으로 사용되며 지지대를 둘러싼 반지 모양의 자물쇠이다. 매우 간단하게 손으로 조작할 수 있고, 가볍고, 제작이 쉬우며, 안전하다. 무릎관절을 잠그려면 종아리와 넙다리 지지대의 연접부에서 링을 아래로 내리면 잠기며 위로 다시 올리면 열 수 있다. 링로크는 보통 가쪽 업라이트에 장착되며, 편마비 환자는 건측 손을 이용하기 때문에 안쪽 업라이트에 달기도 한다. 무릎관절을 완전히 폄하여 서 있을 경우 링은 중력에 의해 자연스럽게 잠겨 보행하더라고 자연히 열리지 않는다. 다만 무릎관절의 구축으로 폄이 제한되면 자물쇠를 잠글 수 없으므로 사용할 수 없다. 몸통 굽힘근이 약하거나 굽힘 시 균형 장애를 보이는 환자는 자물쇠를 풀기 위해 몸통 굽힘 시 낙상의 위험이 있다(그림 3-19).

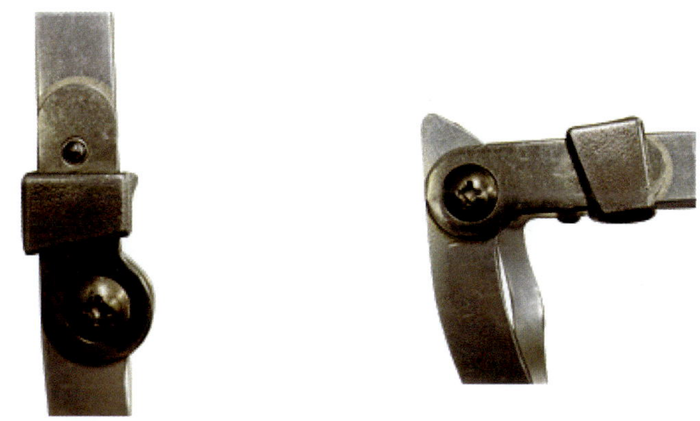

그림 3-19 **링 로크**(ring lock, drop-ring lock)

② **스프링 고리 링 로크**(ring lock with spring loaded pull rod)

스프링 손잡이가 달린 링로크는 스프링이 부착된 막대의 손잡이를 위로 잡아 당기면 몸통을 굽힘하지 않아도 보조기의 무릎관절을 쉽게 열 수 있도록 손잡이의 높이를 높였다. 손잡이를 다시 놓으면 스프링의 탄력으로 자물쇠가 자동으로 잠기며, 이는 몸통 굽힘이 어렵거나 균형 장애가 환자에게 적용할 수 있다. 하지만 안쪽 업라이트에 링로크를 사용해야 하는 편마비 환자는 사용할 수 없으며, 제작이 어렵고, 무거우며, 감각저하로 인해 자물쇠가 열려 있는 것을 느끼지 못하는 환자에게는 처방할 수 없다.

③ 클렌작 또는 플런저 로크(klenzak or Plunger lock)

플런저 로크는 기계적으로 복잡한 구조이지만, 스프링 손잡이가 달린 링로크와 유사한 구조이다. 손잡이가 플런저와 코일스프링, 케이블이 달린 형태로 되어 있어 열 때에는 손잡이를 아래로 누르면 플런저가 홈 밖으로 나가 열리고 무릎을 완전히 펴면 자동으로 잠기도록 디자인되어 있다. 기계적 복잡성 때문에 문제가 많이 발생하고 손잡이가 투박하게 튀어나와 손잡이에 옷이 걸려 손상될 수 있으며, 쉽게 손잡이가 열릴 수 있다. 또한 보기에도 좋지 못하다는 단점이 있다.

④ 캠로크(cam lock, Bail lock)

링로크의 대안으로 사용하는 것이 캠로크이다. 일명 베일 캘리퍼, 스위스로크, 프렌치로크라고도 하며, 무릎관절 뒷부분에 달린 반원형 금속밴드에 스프링이 부착된 자물쇠이다. 손의 기능 장애나 균형 감소, 아래팔 목발(forearm crutch) 환자를 위해 사용하며, 손을 사용하지 않고 지지물(책상이나 의자 등)에 금속밴드를 눌러 자동으로 관절을 열고 무릎관절을 완전히 펴하여 무릎관절을 자동으로 잠그게 된다. 캠로크의 안·가쪽 자물쇠 장치는 체중 지지에도 도움을 주며, 몸통의 굽힘없이 자물쇠를 쉽게 잠그고 열 수 있어 편리하지만 감각저하가 있는 환자는 자

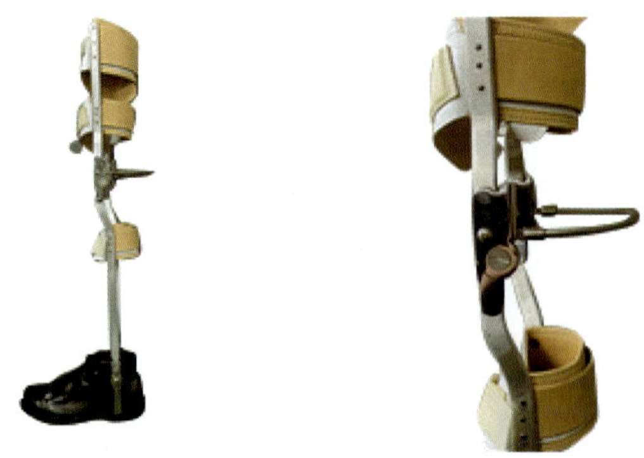

그림 3-20 캠로크(cam lock, Bail lock)

물쇠가 풀려도 모를 수 있기 때문에 적합하지 않다. 또한 보조기 축과 정렬이 맞지 않으면 제 기능을 발휘할 수 없으며, 무릎관절 뒷부분이 튀어나와 외견상 보기 좋지는 않다. 때로는 반원형 금속밴드에 탄력 스트랩으로 종아리 밴드에 부착하여 자물쇠를 쉽게 잠글 수 있게 만든 것도 있다(그림 3-20).

⑤ 팬로크(fan lock)

팬로크는 부채 모양의 잠금장치로서 이전의 무릎관절 자물쇠가 무릎관절을 완전히 폄하여 잠그는 것과 달리 부채 모양 관절에 여러 가지 지점 중 한곳으로 나사를 이동하여 원하는 무릎 각도를 고정할 수 있다. 환자의 무릎관절 굽힘 각도 상태에 따라 자유롭게 잠글 수 있는 장점이 있다(그림 3-21).

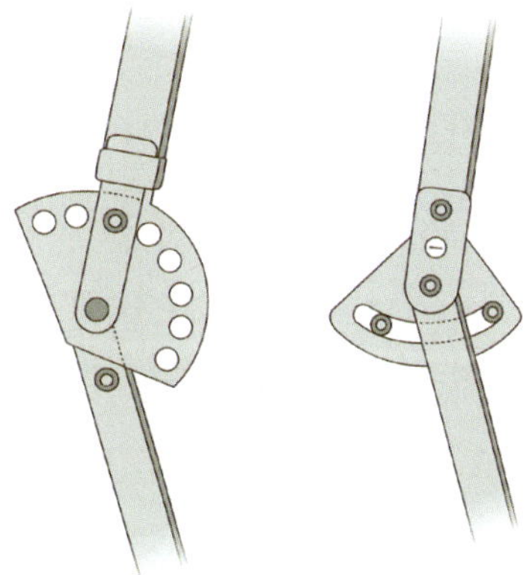

그림 3-21 팬로크

⑥ 다이알로크(dial lock)

일반적으로 조절가능 무릎잠금 사용은 다이얼로크와 팬로크가 있다. 다이얼로크는 서 있을 때 또는 보행 시 필요에 따라 다양한 가동범위를 조절할 수 있다는 장점이 있다. 예를 들어 굽힘 제한을 하지 않으면서 폄 움직임 제한을 할 수 있으며, 반대 역할도 가능하다. 또한 관절 구축을 감소하기 위해 점진적으로 정적인 뻗침을 시행할 때도 유용하다. 무릎관절의 폄과 굽힘 중 어느 한쪽의 운동을 허용하기도 하면서 양쪽의 움직임을 원하는 각도에 맞추어서 제한할 수 있다는 장점(예, 무릎관절 수술 후 움직임 고정, 운동범위 설정으로 제한된 폄,

굽힘 시행, 가동범위를 점진적으로 조절하고 자유형으로 조절할 수 있음)이 있다(그림 3-22).

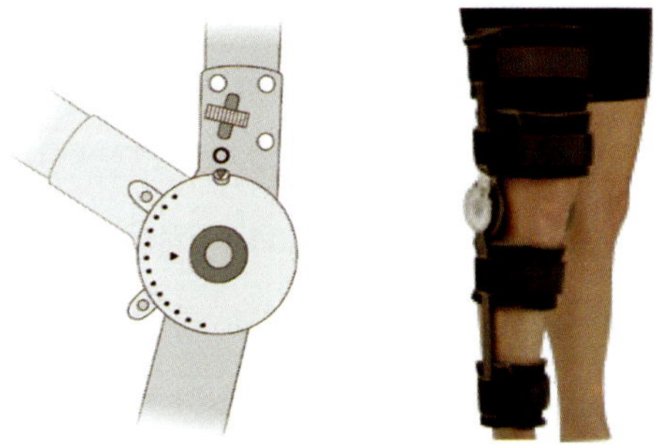

그림 3-22 다이알로크

⑦ 오프셋(offset) 무릎관절 장치

오프셋 자물쇠는 편심성 자유무릎이라고도 하며, 무릎관절 회전축을 지지대보다 뒤쪽으로 치우치게 제작하여 체중을 줄 때 체중부하선이 오프셋 관절의 앞쪽으로 지나가게 하여 체중 부하 시 무릎관절을 펴는 작용을 하는 자물쇠이다. 즉 초기 디딤기에 무릎관절이 펴지고 흔들기에는 무릎관절 굽혀져 자연스러운 보행이 된다. 편리하고, 외관상 보기가 좋으며, 자물쇠 조작이 필요 없기 때문에 소아 환자에게 적용할 수 있으나, 무릎관절 굽힘 구축이나 경련이 심한 환자, 체중이 많은 환자에게 적용하기 어렵고, 경우에 따라 넙다리코르셋가 필요하여 보조기 무게가 증가할 수 있으며, 경사로를 걸을 때 불안정하다는 단점이 있다(그림 3-23).

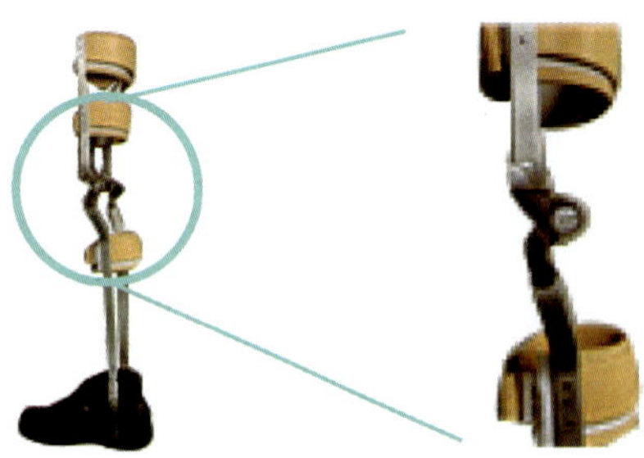

그림 3-23 오프셋 무릎관절 장치

4) 무릎패드(patella pad)와 스트랩(strap)

(1) 바깥굽은무릎 및 안쪽굽은무릎 패드(genu valgus pad, genu varum pad)

패드는 일반적으로 금속성이며 안쪽에 가죽 및 스펀지를 넣어 제작한다. 안쪽 업라이트의 안쪽 부분에 부착하여 무릎을 가쪽으로 밀어 바깥굽은무릎의 반대작용을 한다. 안쪽굽은무릎 패드는 가쪽 업라이트 안쪽 부분에 부착하여 동일한 작용으로 사용한다. 바깥굽은무릎 및 안쪽굽은무릎 패드는 업라이트에 피부가 손상되는 것을 방지하며 스트랩과 같이 사용하면 더욱 효과적이다(그림 3-24).

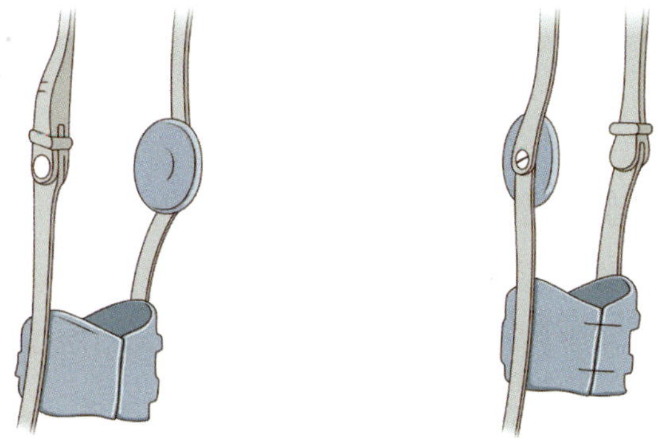

그림 3-24 바깥굽은무릎(A) 및 안쪽굽은무릎 패드(B)

(2) 바깥굽은무릎 및 안쪽굽은무릎 스트랩(genu valgus strap, genu varum strap)

가죽재질로 만든 스트랩은 끈 모양으로 바깥굽은무릎 및 안쪽굽은무릎과 같이 무릎관절 변형이 있을 때 사용한다. 바깥굽은무릎 및 안쪽굽은무릎 스트랩으로 나눌 수 있으며, 바깥굽은무릎 스트랩은 무릎관절 안쪽 업라이트 부위에서 시작하여 가쪽 업라이트로 끌어당겨 고정장치(벨트나 버클)로 고정시켜 바깥굽은무릎의 반대작용을 돕는다. 안쪽굽은무릎 스트랩은 이와 반대로 무릎관절 가쪽 업라이트 부위에서 시작하여 안쪽 업라이트로 끌어당겨 고정장치를 이용해 고정시키며, 안쪽굽은무릎의 반대작용을 도와준다. 고정이 너무 강하면 무릎 부분의 혈액순환 제한이 나타날 수 있으므로 착용에 주의해야 한다(그림 3-25).

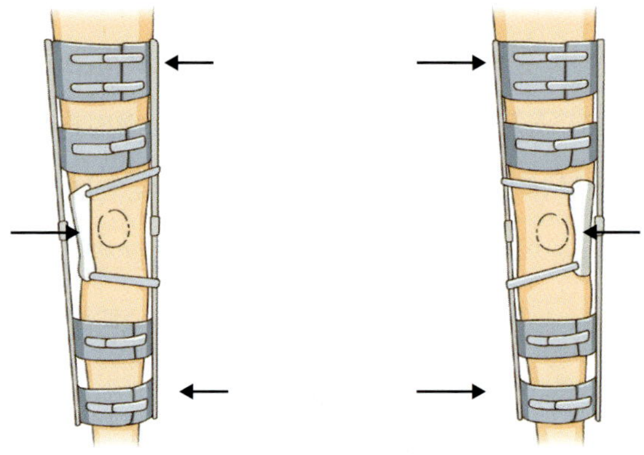

그림 3-25 바깥굽은무릎 및 안쪽굽은무릎 스트랩

5) 체중부하장치(weight bearing device)

다리에 체중부하 금기 시 궁둥뼈결절에 체중을 부하하는 장치이며, 가장 흔히 사용하는 체중부하장치는 다음과 같다

(1) 궁둥뼈 링(ischial ring, thomas ring)

긴다리 보조기 바깥쪽 지지대에서 안쪽 지지대로 뒷부분에 연결된 원형 금속에 스펀지 및 가죽으로 덧대어 제작하며, 앞부분에 가죽끈을 연결하여 고정할 수 있다. 다리에 체중부하가 어려운 환자에게 체중부하를 보조하는 것으로, 넙다리가관절증, 페르테스병, 중간볼기근 파행, 큰볼기근 파행 등에 사용한다. 다만 궁둥뼈거친면 감각저하 시 사용하지 않으며, 가격이 저렴하고, 제작이 쉬우며, 유지비가 들지 않는 장점이 있으나, 체중부하 지점이 작고 부피가 크다는 단점이 있다(그림 3-26).

(2) 궁둥뼈시트(ischial seat)

긴다리 보조기 상부의 넙다리 밴드를 연장한 것으로 궁둥뼈 결절에 앉은 모양을 본떠 제작하고, 스펀지와 가죽을 씌운다. 이것은 궁둥뼈 링보다는 편안하게 체중을 받쳐줄 수 있다는 장점이 있다. 23° 정도의 경사를 통해 가장 편안한 지지가 가능하며, 궁둥뼈거친면 위로 시트가 올라가거나 내려가면 안 된다.

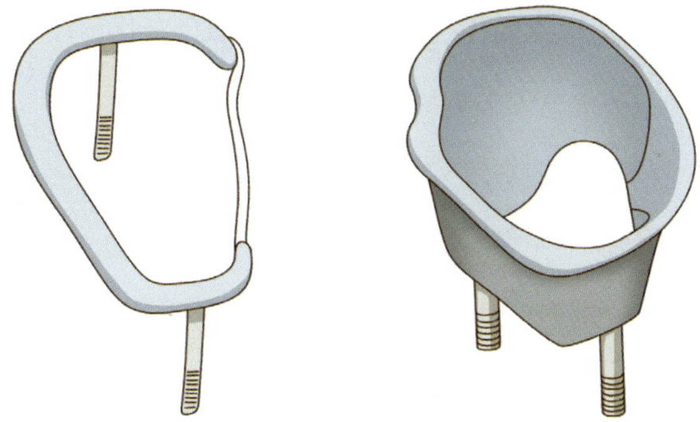

그림 3-26 궁둥뼈 링(ischial ring)과 장사방형 브림(quadrilateral brim)

(3) 사변형 소켓(quadrilateral socket)

플라스틱 제작을 통해 넙다리 외형을 본떠 만들고, 궁둥뼈결절에 체중부하를 하도록 만든 것이다. 긴다리 보조기 안·가쪽에 소켓을 부착하고, 4방향에서 넙다리에 꼭 맞도록 하여 체중을 잘 받쳐준다. 체중부하 없이 오랜 시간 서 있거나 보행해야 하는 환자의 엉덩관절 지지를 위해 사용하고, 앞선 2개의 장치보다 체중 지지가 좋으나 제작이 어렵고 가격이 비싸며 부피가 크다(그림 3-26).

(4) 덧신 바닥 보조기(patten bottom orthosis)

다리에 절대 체중부하 금기 시 사용하며, 한쪽 다리에만 사용한다. 안·가쪽 지지대가 엉덩관절에서 발 아래쪽 5~10cm까지 연결되어 있으며, 아랫면에 메탈링을 부착하여 체중을 지지한다. 윗부분에서는 궁둥결절에서 체중부하를 하며, 다리는 지지대 사이에서 지면에 닿지 못하도록 떠 있다. 보행 시 정상 측 구두 아래에 코르크를 대어 다리 길이를 동일하게 해주어야 하며, 목발을 사용해서 보행한다.

3 엉덩-무릎-발목-발 보조기 (hp-knee-ankle-foot orthosis, HKAFO)

다리마비 혹은 사고로 인한 손상, 척수마비, 선천적 결손, 진행성 질환으로 인한 환자에게 사용한다. 엉덩관절 가동성을 위해 골반대를 부착하여 몸통과 다리 사이의 알맞은 정렬 유지를 조절하고, 엉덩관절의 비정상적인 움직임을 예방하거나 교정한다. 또한 체중을 지지하는 것이 사용 목적이다.

1) 골반대(pelvic band)

큰돌기와 엉덩뼈능선 사이에 위치하며, 금속재질에 스펀지를 넣고 가죽으로 씌운다. 넓이는 4cm 정도이며 긴다리 보조기 가쪽 지지대와 연결하여 사용 및 조절한다. 골반을 더욱 견고하게 고정하기 위해 이중 골반밴드나 골반거들을 사용하고 버클이나 벨크로로 고정한다. 한쪽 골반밴드 착용 시 앞위엉덩뼈가시에서 뒤위엉덩뼈가시까지 금속밴드로 감싸고 가죽벨트에 버클이나 벨크로를 연결하여 앞쪽에서 고정한다(그림 3-27).

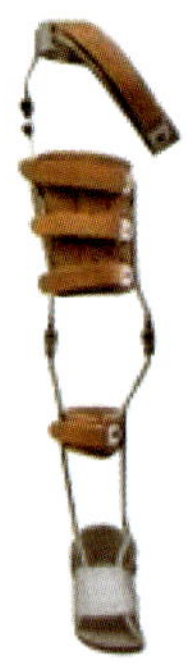

그림 3-27 골반대

2) 엉덩관절 조절 잠금장치(hip joint & locks)

엉덩관절 보조기는 인체의 엉덩관절과 동일한 위치인 큰돌기 약간 앞쪽부위에 놓이게 제작한다. 엉덩관절을 펴시키는 가동 관절이며, 엉덩관절을 고정하기 위해 여러 가지 구성요소가 있다.

엉덩관절 보조기로는 자유형 관절, 제한형 관절, 보조기 잠금장치 등이 있다.

(1) 자유형 엉덩관절(free hip joint)

시상면에서 엉덩관절 굽힘과 폄을 허용하며, 이마면과 수평면의 벌림, 모음, 돌림 등의 움직임은 제한한다. 엉덩관절의 다른 근육들이 약하더라도 엉덩관절 굽힘근과 허리네모근이 강하면 목발보행을 시행할 수 있게 사용된다. 폄 정지형 자유엉덩관절은 현재 임상에서 가장 많이 사용되는 것으로, 하나의 축으로 구성되어 있으며, 엉덩관절 과다젖힘을 추가로 제한한다.

(2) 제한형 보조기(limited motion joint)

엉덩관절 굽힘이나 폄이 한쪽으로 제한되거나 양방향 모두 제한되는 보조기 관절이다. 잠금장치는 각각 위치에서 움직임을 제한하며, 굽힘과 폄 잠금 엉덩관절 보조기는 두 가지 잠금 사이에서 움직임을 제한한다.

① 링로크(ring rock)

무릎에 사용되는 링로크의 원리와 같으며, 가장 널리 사용된다. 대부분 엉덩관절 잠금은 드롭 링 로크(drop ring rock)이며, 반지 모양의 링을 밑으로 떨어뜨려 엉덩관절에 끼우고 풀 때는 링을 위로 올려 푼다. 일단 잠기면 엉덩관절의 모든 움직임을 제한하고, 목발을 이용하여 보행할 수 있다(swing to 또는 swing through, tripod 보행). 관절이 잠기면 기능적 측면에서 바람직하지 않다. 전방으로 넘어지면 엉덩관절 움직임 제한으로 골절이 일어날 수 있다. 때문에 엉덩관절을 잠그지 않는 것이 기능적으로 좋으며 활동하기에 용의하다.

② 이중 축 엉덩관절(double axis hip joint)

엉덩관절 모음 및 벌림의 제한이 필요 없을 때 사용한다. 엉덩관절 근육 경직으로 앉기 불편한 환자에게 적용하고, 보조기 엉덩관절을 완전히 펴하거나 90° 굽힘 시 링을 잠글 수 있다. 잠그거나 풀어도 엉덩관절의 모음 및 벌림 움직임에 영향이 없다.

③ 캠로크(cam lock)

무릎관절과 마찬가지로 엉덩관절에서도 캠로크를 통해 편리하게 열고 잠그기가 가능하다.

(3) 볼기 밴드(gluteal band)

긴다리 보조기의 상부 넙다리 밴드를 연장한 것으로 가쪽에 큰돌기까지 뒤쪽으로는 궁둥뼈거친면 위치까지 확장한 것이다. 체중부하장치는 아니며, 체중지지에 다소 도움이 될 수 있으나 보행 시 밴드 꼭대기가 엉덩이에 받혀 불편하다.

4 엉덩관절 보조기

엉덩관절의 질환은 다양한 자세에서 다리 벌림이 필요하며, 엉덩관절 수술 후 엉덩관절 안정화에서 회복시기에 벌림 자세를 만들고 모음을 제한한다. 소아와 성인 모두에서 엉덩관절 고정 보조기를 사용하며, 소아는 경련성 구축, 탈구, 어긋남 등의 안정화 목적으로 고정하고, 성인은 엉덩관절 성형술 및 관절 교정 시 사용한다.

엉덩관절 벌림 보조기(hip abduction orthosis)는 인공엉덩관절치환술 수술후에 엉덩관절의 굽힘과 폄 움직임은 제한하지 않으며, 안·가쪽 움직임은 제한하는 보조기이다. 엉덩관절의 탈구로 인한 불안정 및 엉덩관절의 수술 전·후 관절의 벌림 각도를 일정하게 유지하기 위해 사용한다(그림 3-28).

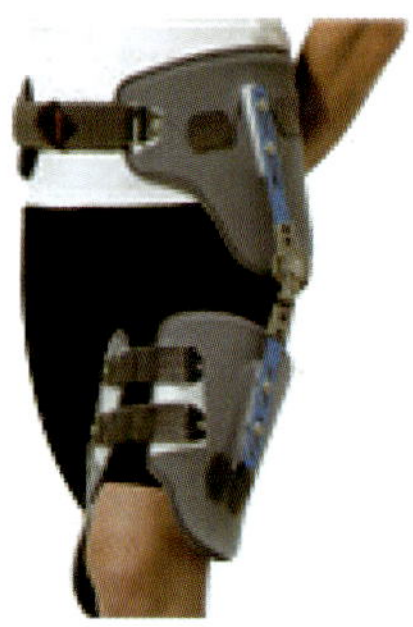

그림 3-28 엉덩관절 벌림 보조기

5 무릎 보조기(knee orthosis)

부분 및 발목관절은 정상이지만 무릎관절을 보호하거나 운동조절을 위해, 또는 변형을 예방하며 교정의 목적으로 사용하는 보조기이다. 넙다리네갈래근의 마비 혹은 앞·뒤 십자인대의 손상 그리고 안·가쪽 곁인대 손상 등으로 무릎관절이 불안정이 증가하거나 통증, 기능장애에 해당하는 근육뼈대 손상 환자에게 사용한다. 즉, 안정성이 필요할 때 사용하며, 재활 또는 수술 이후 보조기, 스포츠형 보조기, 기능 보조기, 관절 각도 조절형 보조기, 관절염 보조기로 나눌 수 있다.

1) 수술 후 무릎 보조기(post-operation-knee othosis)

수술 후 무릎 보조기는 전통적으로 무릎관절 수술 후 회복기에 기능저하가 있는 조직에 안정성을 위해 사용한다. 앞·뒤쪽 및 안·가쪽 움직임 제한하며, 캐스트나 무릎 고정기(immobilizer)를 통해 무릎조직을 보호한다. 무릎관절을 완전히 고정하면 조직의 약화를 초래할 수 있기 때문에 무릎 보조기는 무릎 각도와 환자의 움직임 조절을 도와준다. 치료사는 보조기가 환자에게 적절하게 맞추어졌는지, 보조기 관절과 해부학적 관절이 일치하는지 등을 고려해야 한다. 만약 정렬이 부적절하다면 다리 아래쪽으로 미끄러져 내려가거나 돌아가는 등의 변형으로 통증을 유발하거나 조직 손상을 초래할 수 있다(그림 3-29).

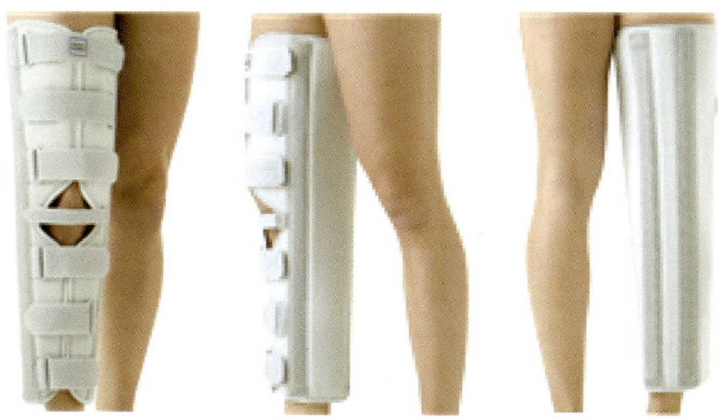

그림 3-29 수술 후 무릎 보조기(immobilizer)

2) 스웨디시 니케이지(Swedish knee cage)

스웨덴의 Lehneis이 1966년 소개하였으며, 다리오금 부위에서 앞쪽으로 힘이 적용되고 먼쪽 넙다리 및 몸쪽 정강이 부분에 앞에서 뒤쪽으로 반대 힘이 적용되는 보조기이다. 이는 무릎관절의 젖힌무릎 방지 목적으로 안·가쪽 안정성이 필요 없는 형태이다. 인대나 관절이 약할 시 사용하며, 무릎관절의 가쪽 동요를 방지할 때도 사용한다. 무릎관절과 잠금장치가 없으며, 무릎관절 패드도 필요 없다. 그러므로 무게가 가벼우며, 착용과 벗기가 편하며, 저항 없이 무릎을 굽힐 수 있다는 장점이 있으나, 무릎 굽힘과 폄을 제한하지 않고 보조기를 착용하기 어려우며, 앉았을 때 업라이트의 윗부분이 돌출되고, 사용 시 이탈되기도 하는 단점이 있다(그림 3-30).

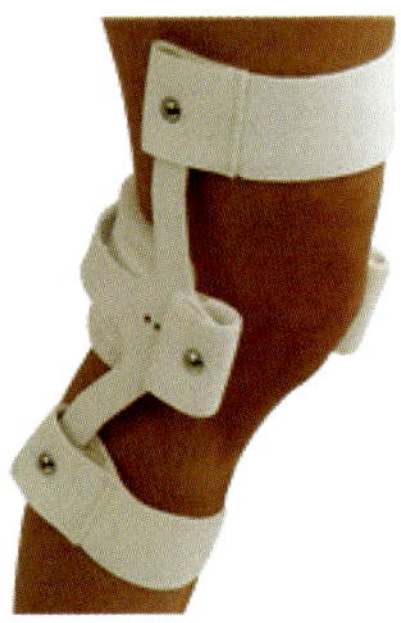

그림 3-30 스웨디시 니케이지

3) 스포츠 무릎 보조기(sports knee orthosis)

보조기는 앞십자인대 손상 및 파열 등과 같이 스포츠 활동으로 인해 흔히 손상될 수 있는 앞십자인대 안정성과 손상 예방에 사용하며, 손상된 경우 보호하기 위해서도 사용한다. 무릎뼈 아래에 십자 모양으로 안정성을 주어 활동 시 정강뼈가 전방으로 밀리는 것을 방지해준다. 신체에 충격이 직접 가해지는 격렬한 스포츠 활동 시 주로 사용한다(그림 3-31).

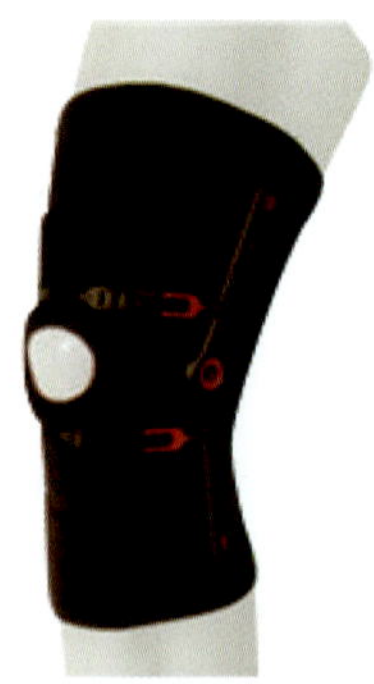

그림 3-31 스포츠 무릎 보조기

4) 무릎 아대형 보조기(knee band orthosis)

무릎관절 주위 근육과 인대의 타박상, 염좌, 좌상 등에 의해 통증이나 부종이 나타났을 때 이를 감소시키기 위하여 착용하는 보조기로, 탄성력이 있는 섬유로 만든다. 스포츠 손상에 대한 예방으로도 많이 사용된다. 안정성은 낮지만 이와 비슷하게 탄력 스타킹을 사용할 수 있으며, 여성의 스타킹과 유사한 모양으로 다리를 꼭 조여주므로 다리정맥류 환자, 수술 후 부종 저하를 위한 목적으로 사용한다(그림 3-32).

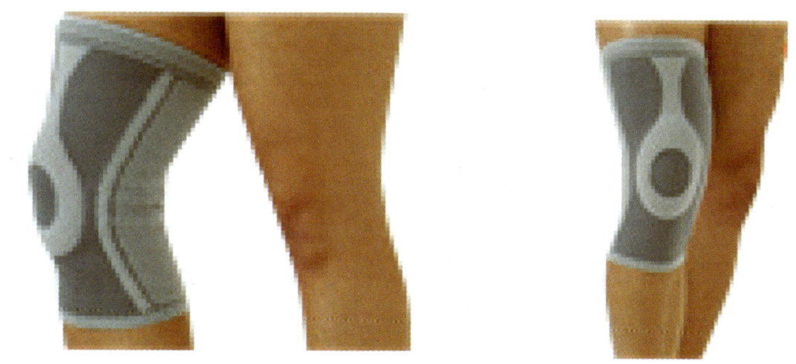

그림 3-32 무릎 아대형 보조기(knee band orthosis

5) 무릎뼈힘줄 스트랩(patellar tendon strap)

무릎뼈힘줄 스트랩은 무릎뼈 바로 밑에서 무릎을 감싸서 무릎뼈와 넙다리뼈 사이 병변이 생겼을 때 무릎뼈의 움직임을 제한하거나 무릎뼈를 보호한다. 무릎뼈가 탈구되지 않도록 무릎관절 움직임에서 무릎뼈 조절을 도와주는 목적으로 사용한다(그림 3-33).

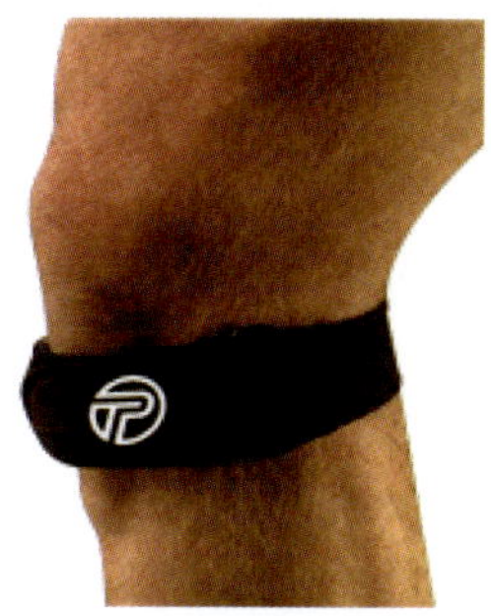

그림 3-33 무릎뼈힘줄 스트랩

6) 무릎 각도 조절형 보조기(ROM control knee orthosis)

무릎관절의 안·가쪽의 안정성을 위해 금속 지지대와 보조기 무릎관절이 있으며, 이는 보다 견고하게 무릎의 안정성을 증진시키고 폄과 굽힘을 편하게 도와준다. 무릎의 염좌, 곁인대 손상으로 인한 수술 이후 조직 유합 촉진, 관절의 안정성 증진, 심한 부종 환자의 증진을 위해 사용하며 관절의 운동범위를 고정, 자유형, 원하는 각도의 범위를 설정 하여 조절 할 수 있으며 다이얼 로크(Dial lock) 보조기라고도 한다(그림 3-34).

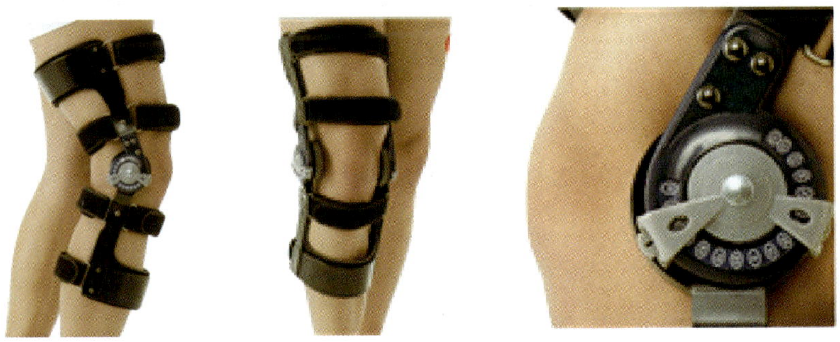

그림 3-34 무릎 각도 조절형 보조기

7) 퇴행성 관절염용 무릎 보조기(osteoarthritis knee orthosis)

무릎관절 제한 상태에서 무릎운동이 자연스럽게 일어나도록 되어 있으며, 환자의 무릎 움직임에 도움을 주고 체중 지지를 통해 보행 증진과 통증 감소에 영

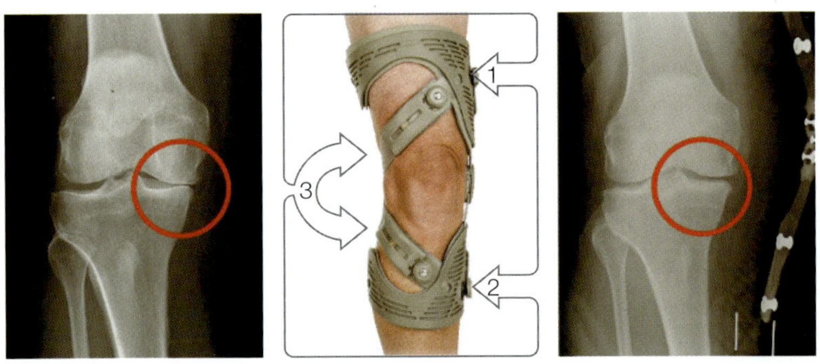

언로더원 착용 전 (뼈끼리 마찰) | 3점압 지렛대 시스템 | 언로더원 착용 (뼈 사이 공간 생성)

그림 3-35 퇴행성 관절염 환자를 위한 무릎 보조기

향을 준다. 관절염에 효과적이며, 착용이 편하고 무릎관절의 생역학적 원리를 통해 제작하여 움직임이 부드럽다는 장점이 있다(그림 3-35).

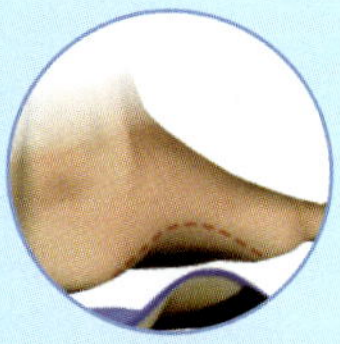
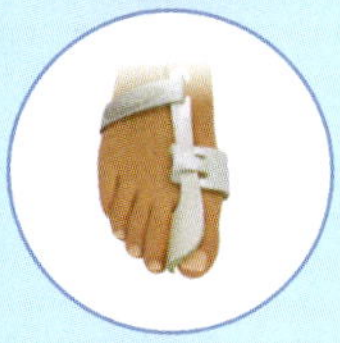
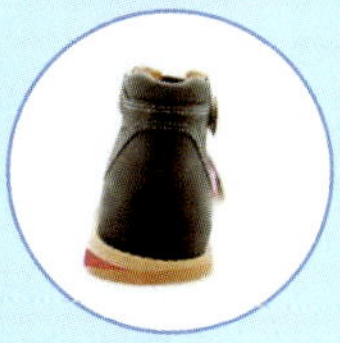

4
CHAPTER

발 보조기와 교정용 신발

학습목표

1. 발 보조기의 기능에 대해서 설명할 수 있다.
2. 발 보조기의 구성과 평가하기 위한 도구를 설명할 수 있다.
3. 신발 수정에 대해서 설명할 수 있다.
4. 발 질환에 따른 발 보조기를 설명할 수 있다.

핵심용어

- 셸(shell)
- 포스트(post)
- 쿠키 인서트(cookie insert)
- 발배뼈 패드(navicular pad)
- 안쪽 롱 카운터(medial long counter)
- 구두 허리쇠(steel shank)
- 토마스 힐(Tomas heel)
- SACH 힐(SACH heel)
- 안쪽쐐기(medial wedge)
- 외반 스트랩(valgus strap)
- 인솔(insole)

개 요

교정은 1845년 영국의 족부의사가 역학적인 원인에 의한 발 질환의 치료에 가죽으로 만든 신발 인솔을 처음 사용하면서 시작되었다. 1874년에 영국 외과의사인 Owen Thomas가 신발 뒷굽에 안쪽 연장부위를 더한 토마스 힐(Tomas heel)로 불리는 신발 외부변형을 이용하여 발의 역학적 변형을 치료한 기록이 있다.

1950년 족부의사인 Ben Levy는 Levy mold라는 부드러운 재질의 발 보조기와 비슷한 연성 발 보조기를 처음 제작하였다. 1950년대 말 족부생체역학의 아버지로 불리는 족부의사인 Merton L. Root 등은 경성재질의 발 보조기를 사용하여 발의 과다엎침(overpronation)의 비정상적인 움직임을 생체역학적으로 제어하였고, 이를 루트 발 보조기(Root functional orthosis)라고 하였다. 오늘날 전 세계적으로 족부의사가 처방하는 발 보조기는 루트 보조기에서 변형된 형태로 발전되어 왔다.

보조기는 발을 고정하거나 최적의 자세를 유지하고, 통증 부위 체중부하를 감소시키거나 동작을 제한하는 역할을 한다. 또한 발과 다리 및 골반의 정상적 기능을 유지하기 위해 주로 목말밑관절(subtalar joint)과 발목뼈중간관절(midtarsal joint)의 동작을 조절하거나 중립자세로 유지하여 균형이 부적절한 발을 정렬, 지지, 예방 및 교정하는 역할도 한다.

1 발 보조기

발 보조기(foot orthosis, FO)는 발을 고정하거나 최적의 상태를 유지하고, 기능을 증진하며, 안정적 기립 자세를 유지하고, 신발 안에 장착하여 지면에 대한 반발력을 재분배하고, 과다한 마찰로부터 발이나 발가락을 보호하는 장치이다.

보조기는 발의 기형, 발바닥의 근막염, 물렁조직의 염증성 증상, 당뇨병으로 인한 발의 병변 등 질환의 특성에 따라 구성품의 재료, 재질, 설계 등을 변경하여 발의 안정성을 제공하기 위해 제작한다.

보조기의 기능은 다음과 같다.

- 발바닥면에 균등한 체중의 지지 및 세로발 아치 지지, 운동 제한
- 발목관절, 무릎관절, 엉덩관절, 그리고 척추에 부하되는 역학적 스트레스의 경감
- 충격 흡수
- 정렬 개선
- 선천성 발기형 교정
- 발허리통증 등 발바닥면에 통증과 민감한 부위를 경감
- 보행이나 달리기 시 과다엎침(hyperpronation)의 정도 감소
- 다리 길이에 차이가 있을 때 적용
- 신발로 인한 외적 자극이나 뼈 돌출부와 같은 내적 압박 감소

1) 발 보조기 구성

보조기는 셸(shell), 포스트(post), 커버(top cover), 전족부연장(forefoot extension) 등으로 구성되어 있으며, 각 발 질환별로 여러 가지 부속품을 추가하여 제작할 수 있다. 발 보조기에서 가장 중요한 것은 정확한 발의 평가, 질환과 병변에 알맞은 재료와 구성품을 적용하는 것이다(그림 4-1).

(1) 셸(shell)

셸은 발 보조기의 중심틀이 되는 부분을 말한다. 생체역학적 조절, 체중, 기능적 상태 그리고 착용하는 신발의 형태와 모양에 따라 여러 가지로 적용할 수 있다. 셸을 제작할 때 사용하는 주재료는 딱딱한(rigidity) 정도에 따라 연성 보

조기, 경성 보조기로 분류한다.

(2) 포스트(post)

포스트는 발 보조기에서 비정상적인 움직임을 조절하기 위해 사용하는 부분을 말한다. 포스트 적용방식에 따라 내재 포스트, 외재 포스트, 전족부 포스트, 후족부 포스트 등으로 구분한다.

① 내재 포스트

내재 포스트를 적용하기 위해서는 양성 석고모델에서 석고 수정 후 성형 가공한다.

② 외재 포스트

외재 포스트는 발조보기의 바닥면에 재료를 추가함으로써 발 부위의 비정상적인 움직임을 조절한다.

③ 전족부 포스트

전족부 포스트는 전족부 부위를 지지하기 위해 전족부 부위에 적용하며, 목말밑관절과 발허리관절의 비정상적인 움직임과 보상작용을 줄여준다.

④ 후족부 포스트

후족부 포스트는 후족부를 지지하기 위해 후족부에 적용하며, 보행 시 발꿈치 딛기(heel strike)에서 발꿈치뼈의 움직임을 조절한다.

(3) 커버(top cover)

커버는 발 보조기의 가장 윗면에 적용되는 구성요소이다. 커버를 이용함으로써 보행 중 안정성을 제공하고, 커버의 재질에 따라 충격 흡수, 탄성, 흡수성이 증가하며, 디자인이나 외관을 더 보강할 수 있는 장점이 있다.

(4) 전족부 연장(forefoot extension)

발꿈치뼈에서부터 발허리뼈 머리까지의 길이로 적용되어 발 부위의 약 3/4

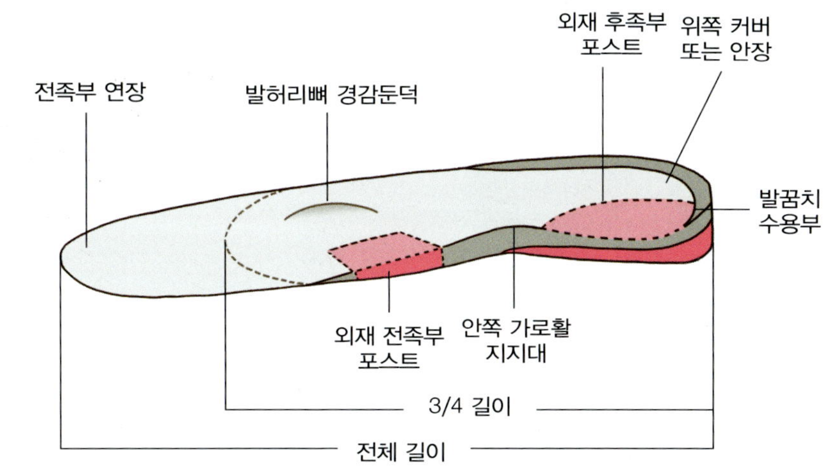

그림 4-1 발 보조기의 구성 요소

정도 길이로 사용한다. 대부분 연성보조기는 충격 흡수를 위해 전체 길이로 적용한다. 발바닥 면 전체를 적용할 수 있도록 전족부 부위에서 연장시킨 것이 전족부 연장부이다.

2) 발을 평가하기 위한 도구

(1) 발 프린트(foot print)

발의 평가와 측정을 위한 도구로 발압력 측정판, 발바닥 거울(podoscope) 등이 있으며, 발압력 측정판은 잉크를 묻혀 발도장을 찍는 발 프린트 방식이 있다(그림 4-2-A).

(2) 발바닥 거울(podoscope)

발바닥 거울은 발의 압력분포를 수치상이 아닌 눈으로 확인할 수 있으며, 발의 전반적인 변형이나 고정된 상태의 기립 상태에서 발꿈치뼈의 각(resting calcaneal stance position, RCSP), 발 변형 등을 확인할 수 있다(그림 4-2-B).

(3) 발압력 측정판

컴퓨터 발압력 측정판은 컴퓨터와 연결된 입력센서를 이용하는 방법으로, 기

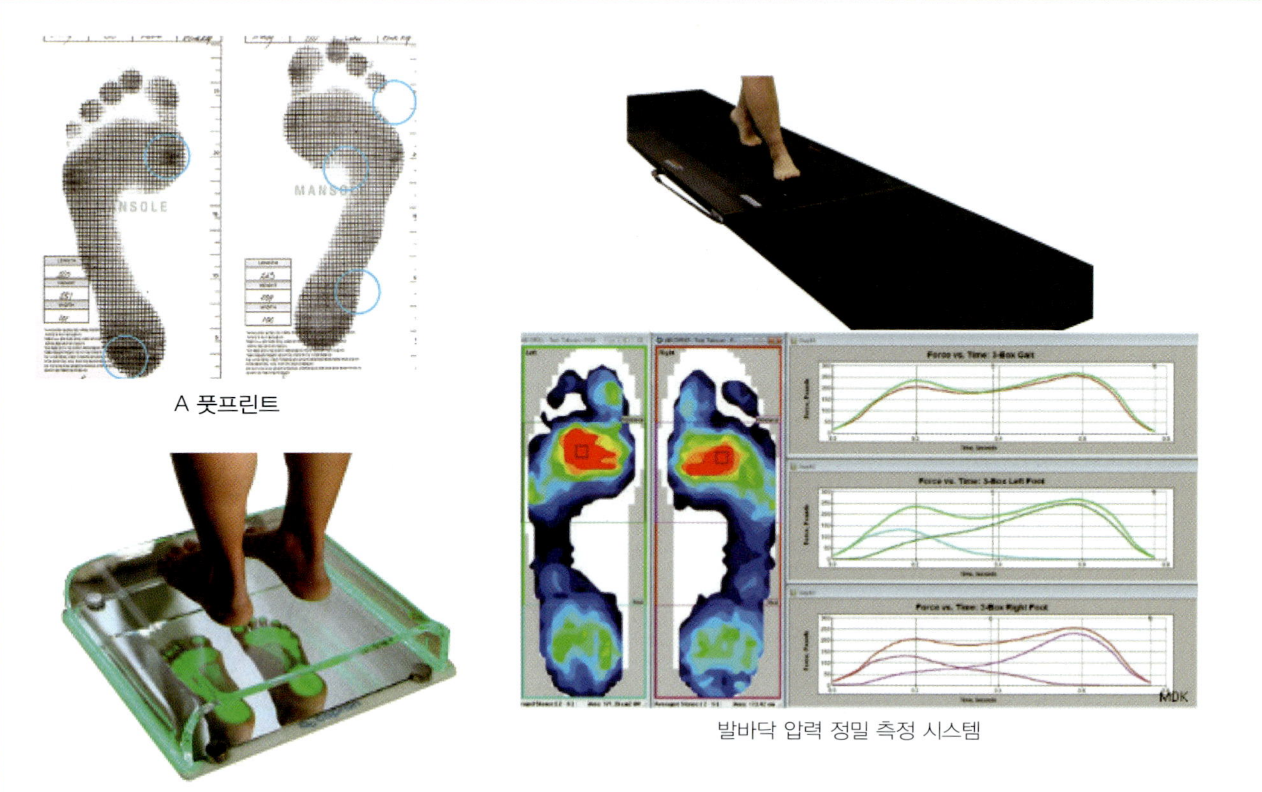

A 풋프린트

B 페도스코프(족저경)

C 동적보행측정도구(dynamic gaitrite)

그림 4-2 발의 평가와 측정을 위한 도구

립 및 보행 시 발의 압력분포를 볼 수 있으며, 인체 중심 이동 등의 정보를 얻을 수 있으며 대부분 캠 카메라와 함께 사용된다(그림 4-2-C).

3) 발보조기의 종류

발보조기는 매우 다양한 종류로 적용되며 다리 보조기의 구성요소로 함께 사용되는 경우도 있다. 발 보조기는 재질의 특성에 따라 연성, 반경성, 경성으로 분류된다.

특히 경성 및 반경성 발 보조기는 목말밑관절을 중립으로 교정 및 유지하도록 압박 및 경감부가 적용되어야 한다. 이러한 중립자세는 발과 발목관절의 비정상적인 움직임을 최소는 주로 맞춤형으로 제작된다.

(1) 경성(rigid) 발 보조기

경성 발 보조기는 발의 변형이 심한 경우에 이를 교정하기 위하여 주로 사용된다. 이전에는 금속 재질의 발판도 제작되었으나 현재는 견고하면서도 가벼운 플라스틱 재질의 셸을 사용되며, 체중 이동, 관절운동제한, 유연성 변형, 특히 목말밑관절 회엎침을 조절하는데 매우 효과적이다. 가장 대표적인 경성 발 보조기는 UCBL(University of California Biomechanics Laboratory) 보조기이다.

경성 발 보조기는 딱딱하기 때문에 주로 발허리뼈머리의 몸쪽까지만 적용된다. 충격흡수 보다는 교정을 위하여 주로 적용되며 맞춤형으로 제작하는 동안 세심한 과정이 필요하다.

(2) 반경성(semi-rigid) 발 보조기

반경성 발 보조기는 딱딱한 플라스틱 셸에 가죽, 펠트(felt), EVA, 고무, 코르크 등을 포스트 및 발앞부 연장부로 적용한다. 경성 발 보조기에 비하여 부드러워 착용감이 개선되며, 압력경감, 충격흡수, 체중 이동의 개선, 다양한 발의 변형 교정과 유지에 적용된다.

(3) 연성(soft) 발 보조기

연성 발 보조기는 주로 플라스타조트(Plastazote), 폴리우레탄이나 폴리에틸렌 폼, 스펀지 등의 재질을 사용하여 매우 부드러우며 발바닥 전체에 적용한다. 연성 발 보조기는 충격흡수 기능이 뛰어나며 압박, 신연, 전단력에 잘 저항하며 편안함을 제공하는 반면 내구성이 약하고 교정이 불가능한 고정된 변형, 특히 신경증, 혈관성 및 궤양성 질환에 주로 사용된다. 이 밖에도 발꿈치나 발가락 등 원하는 부위에 패드 방식으로 적용되기도 한다.

(4) 인솔(insole)

인솔은 교정용 신발의 안쪽 바닥에 덧대어 까는 깔창으로 알려져 있으며, 짧아진 다리를 보상하는 역할을 한다. 굽 쐐기처럼 외형에 드러나 있지 않아 미용상으로 환자의 만족감이 높아 임상에서 많이 사용하고 있다. 소재는 파이론과 폴리우레탄을 사용하며, 발바닥 압력의 분산효과를 통해 보행 시 가해지는 충격을 최소화하고 발이 쉽게 피로해지는 것을 방지하여 보행 기능을 향상하는 추가적인 효과도 있다(그림 4-3).

인솔의 적용대상은 다음과 같다.

- 편평발 및 족저근막염(plantar fasciitis) 등으로 인하여 발 문제를 겪고 있는 경우
- 구두 등 쿠션 및 충격 흡수 성능이 부족한 신발 등의 지속 사용으로 발 문제를 겪고 있는 경우
- 오랜 발 문제로 발목 혹은 무릎 등에도 문제를 겪고 있는 경우
- 현재 사용 중인 신발이 쿠션 혹은 충격 흡수 기능이 부족하거나 각종 스포츠 활동이 빈번한 경우
- 발목 뒤틀림 현상과 같은 문제를 겪고 있은 경우

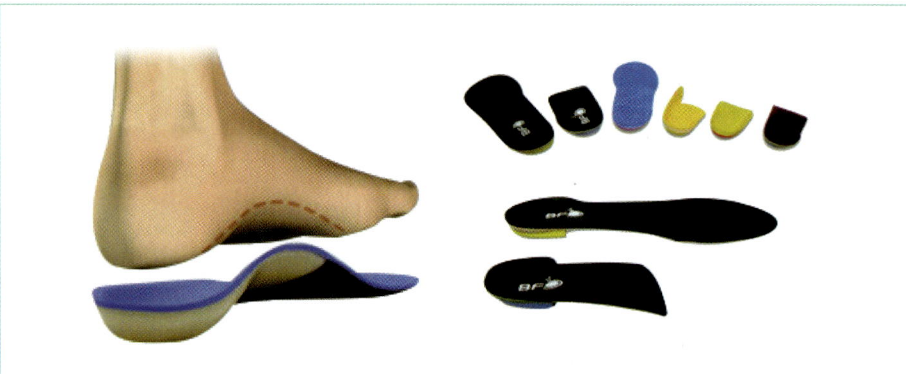

그림 4-3 다양한 형태의 인솔

4) 발 질환에 따른 발 보조기

질환에 따른 발 보조기는 원인으로 인한 질환과 대사성 질환이나 신경성 질환이 원인이 되어 나타나는 질환으로 나누어 분류한다.

(1) 족저 근막염(plantar fasciitis)

족저근막염은 발바닥 근막의 염증으로, 고통을 유발한다. 발바닥근막이나 발바닥근육의 과도한 사용으로 발생할 수 있다. 발, 특히 발꿈치 부분에 하중이 가해져서 생기는 질환이므로 원인은 과도한 운동 혹은 운동 부족인 사람의 무리한 운동, 외상(높은 곳에서 착지), 오래 서서 일하는 경우, 혹은 많이 걸었을 경우, 평발, 발바닥의 아치가 높은 사람, 불편한 신발(쿠션 부족, 발굽이 없거나 아치 보조가 없는 경우), 당뇨병, 관절염 등이다.

뼈의 돌출이나 뼈가시(spur)는 발바닥근막이 부착되는 발꿈치뼈에 발생한다. 뼈막에 부착되어 있는 발바닥근막이 잡아당겨지므로 뼈 형성과 석회화가 생겨 뼈가 돌출되며 일반적으로 동통이 없이 발생하나 발꿈치 아래의 동통과 압통은 때때로 발바닥으로 퍼지기도 한다.

중재방법은 체중부하의 압력을 감소시키는 것이다. 체중부하의 압력을 이동시키려면 발꿈치를 들고 걷거나, 구두 굽을 6mm 정도 들어 올려서 발바닥근막의 긴장을 느슨하게 만든다.

뼈 돌출이 있는 발꿈치가 닿는 곳에 구멍을 뚫은 스펀지를 넣어 주거나, 구두의 발꿈치 부분에 구멍을 내고 그 위에 스펀지를 씌워서 발뒤꿈치에 체중부하 압력을 적게 받도록 하거나 받지 않도록 한다(그림 4-4).

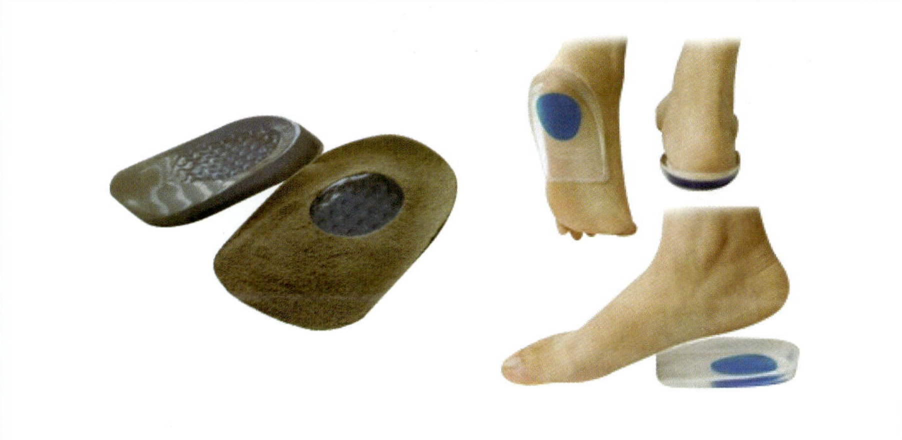

그림 4-4 족저 근막염 쿠션

(2) 아킬레스힘줄염(achilles tendinitis)

아킬레스힘줄염은 지나친 달리기나 운동 등으로 인해 아킬레스힘줄의 약한 부분에 미세한 균열이 생겨 염증이 발생한 것이다. 힘줄에 염증이 생기면 통증과 부종이 나타난다.

아킬레스건에 강한 충격이 지속적으로 전달될 때, 미세한 파열이 일어나 염증이 유발되는 것에서 원인을 찾을 수 있다. 초기증상은 심한 운동 후 발뒤꿈치의 통증이다. 점차 가벼운 운동이나 휴식 시에도 통증이 유발되며, 종아리까지 통증이 생겨 보행 시 통증이 심해진다. 급성의 경우에는 통증, 부종, 국소적 열감 압통의 발꿈치 부위에 나타나며, 만성의 경우에는 아킬레스힘줄이 두꺼워지고 근력이 약화되며 통증이 나타난다.

중재방법은 기능성 발 보조기(힐 리프트, 내반 웨지/힘줄 회전력 제거, 전족 포스팅/엎침 방지)를 이용하여 발뒤꿈치 부분을 2~3mm 정도 높여주면 건에 가해지는 체중부하가 감소하여 통증이 완화된다. 또한, 스트랩을 사용하기도 한다(그림 4-5).

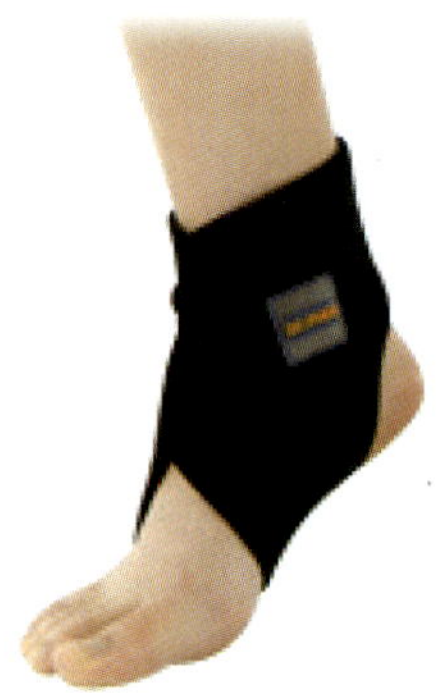

그림 4-5 아킬레스힘줄염 스트랩

(3) 엄지발가락가쪽휨증(hallux valgus)

엄지발가락가쪽휨증은 제1발허리뼈의 첫째마디뼈(proximal phalanx)가 복사뼈 안쪽으로 튀어나오고 엄지가 새끼발가락 쪽으로 휘어지는 증상 중에서 휘어진 각도가 약 15° 이상일 때를 말한다(그림 4-6). 선천적이거나 류머티즘 등의 질병 또는 축구나 마라톤처럼 발을 주로 쓰는 과격한 운동이 원인으로 나타나기도 하지만 발에 맞지 않는 구두가 발가락을 압박해 발허리뼈활(metatarsus latus)이 심각해지면서 엄지발가락 뿌리 부분에 지속적인 충격이 가해져 발생한다.

중재방법은 레비타입 인레이 보조기를 착용하거나 발을 교정해주는 야간 보조기(night orthosis)를 매일 밤 착용하여 기형을 교정한다(그림 4-7). 교정하는 시기에는 안쪽이 넓고 제1발허리뼈의 체중부하를 줄이기 위해 굽이 낮은 신발을 신어야 한다.

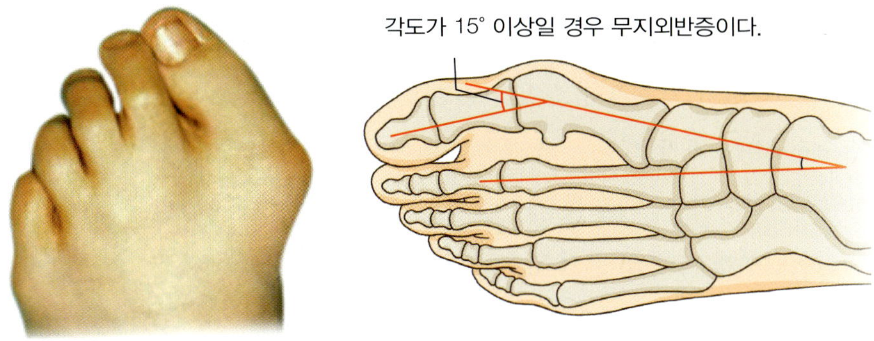

그림 4-6 엄지발가락가쪽휨증

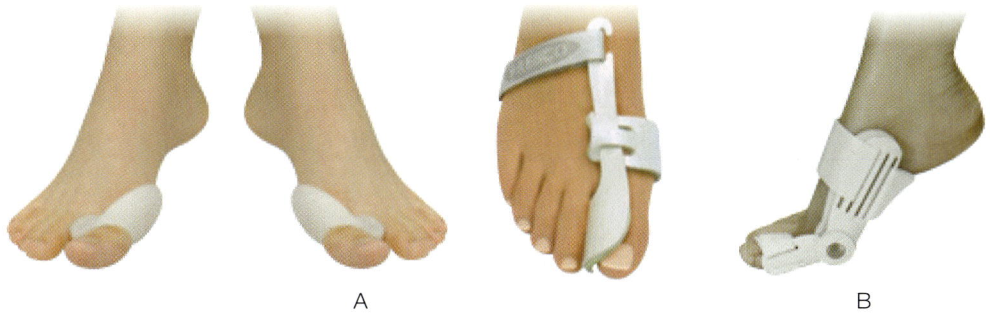

그림 4-7 (A) 레비타입 인레이 보조기 (B) 야간 보조기

(4) 엄지발가락굽음증(hallux rigidus)

제1발허리뼈 관절에 운동이 제한되어 경직을 일으키는 질환으로, 발에서 가장 흔한 관절염이다. 원인은 외상, 골절 등이며 임상증상은 발가락 움직임 시 통증이다. 특히 보행 시 발가락을 지면에서 발끝떼기(toe-off phase)동안 심하게 나타난다.

중재 방법은 발가락에 가해지는 압박을 줄이기 위해 앞심(toe box)이 크고 부드러운 신발을 신도록 한다. 급성일 경우 석고 고정이 필요하며, 증상이 가벼울 경우는 발허리뼈 바 또는 경성 엄지발가락 폄(rigid hallux extension) 보조기를 처방한다.

(5) 발허리뼈 통증(metatarsalgic)

발허리뼈 통증은 발의 가로활(transverse arch)이 내려앉거나 가운데 발허뼈머리에 체중이 많이 실려 발허리뼈 가로활이 소실되면 발생한다. 발의 정상적인 체중부하는 종자골(sesamoid)을 가지고 있는 제1발허리뼈머리에 체중의 2/6 정도를 받고, 그 밖의 발허리뼈머리에는 1/6씩 체중을 받는 것이다. 가로활이 내려앉거나, 제2, 3, 4발허리뼈에 체중을 많이 받으면 활이 받치고 있는 등쪽과 발바닥쪽의 뼈사이인대가 늘어나서 발이 옆으로 벌어진다(그림 4-8).

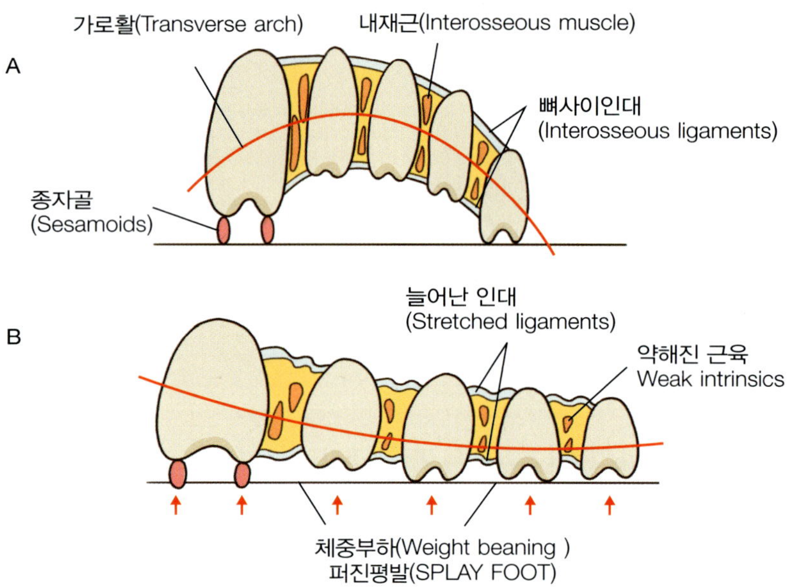

(A) 정상적인 발허리뼈활
(B) 발의 내재근의 약화나 마비로 인하여 발허리사이인대가 늘어나면서 발이 지나치게 벌어진다.

그림 4-8 **발허리뼈활**

중재 방법은 가로활이 내려앉아 발생한 발허리뼈 통증은 통증이 있는 부위에 발허리뼈의 체중부하를 감소시키기 위하여 가로활 중앙부위를 들어올린다. 발의 내재근을 강화하는 운동과 아킬레스힘줄 신장운동을 실시하며, 발허리뼈 압력을 줄이기 위해 신발 안에 발허리뼈 패드(metatarsal pad), 구두 안에 힐 웨지(inner heel wedge), 토마스 힐(Thomas heel) 등을 사용한다(그림 4-9).

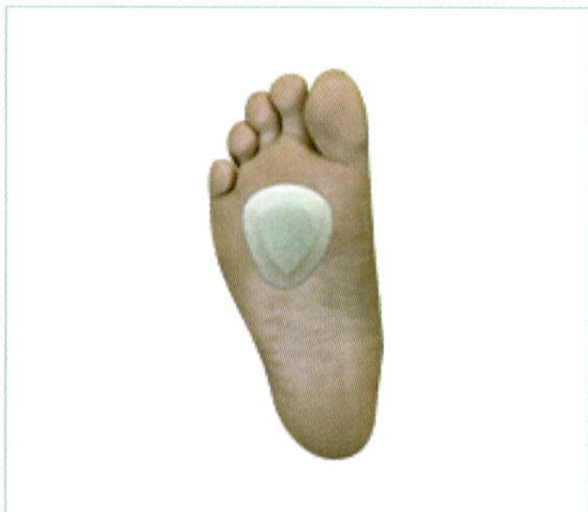

그림 4-9 **발허리뼈 패드**

(6) 몰톤 신경종(Morton's neuroma)

몰톤 신경종은 발가락의 감각의 전달하는 신경이 붓는 양성 종양(benign tumor)이다. 신경이 부어오르면 그 주변에 있는 인대나 뼈에 의해 더욱 압박을 받기 때문에 염증이 심해질 수 있고 통증이 증가할 수도 있다. 몰톤 신경종이 발생하면 발가락에 타는 듯한 통증과 무감각, 쑤시는 듯한 느낌이 들 수 있다(그림 4-10).

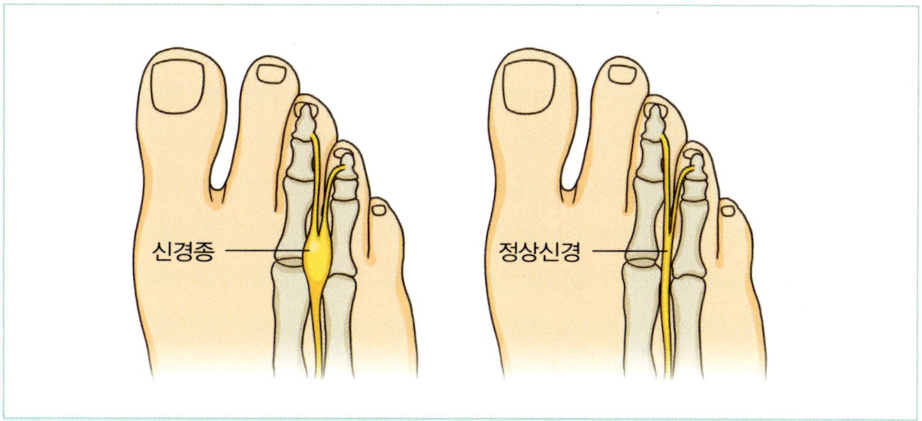

그림 4-10 몰톤 신경종

주로 세 번째, 네 번째 발허리뼈 사이에서 많이 생기지만 두 번째와 세 번째 발허리뼈 사이에서도 발견되는 경우도 있다. 남자보다는 여자에게 주로 많이 발생하며 하이힐이나 폭이 좁은 신발 등의 영향이 많으며 발가락에 타는 듯한 통증과 무감각을 느낀다.

중재 방법은 일반적으로 통증은 신발을 벗거나 발을 이완시키고 마사지를 하면 감소하는 경향이 있다. 세 번째와 네 번째 발허리뼈 사이의 압박을 최소화할 수 있도록 앞쪽이 넓은 신발을 신고 발허리뼈가로활을 지지해 주고 발허리뼈 패드나 웨지를 사용한다.

(7) 몰톤 증후군(Morton's syndrome)

몰톤 증후군은 양측성으로 나타나며 제1발허리뼈가 선천적으로 짧은 상태를 말한다. 제1발허리뼈가 짧아져 제2발허리뼈와 쐐기뼈(cuneiform) 바닥이 지나치게 움직이게 되므로 통증을 유발하며, 종자뼈(sesamoid bone)가 뒤쪽으로 전위되고 제2발허리뼈 뼈몸통이 체중부하를 받아 뼈 자체가 두꺼워지는 것이 특징이다(그림 4-11).

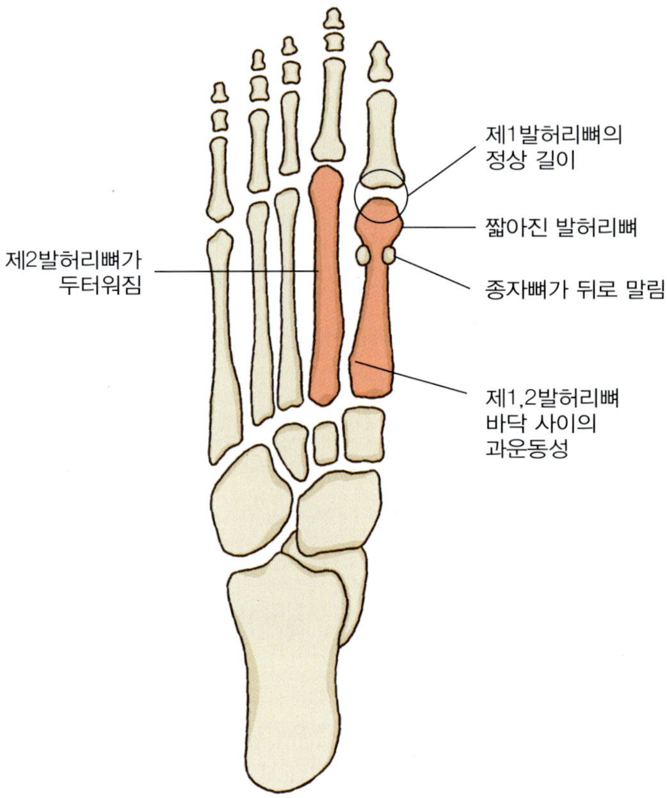

그림 4-11 몰톤 증후군

중재 방법은 제2발허리뼈에 체중 부하를 경감시키기 위하여 제1발허리뼈 밑에 지지대를 만들어 넣어 제1발허리뼈 쪽으로 체중이 쏠리도록 한다.

(8) 당뇨병성 발 궤양(diabetic foot ulcer)

당뇨병 발은 당뇨병 환자의 발에 발생하는 신경병증, 허혈, 감염, 변형, 피부 변화, 궤양 등을 총칭하는 것으로, 당뇨병 환자의 15%에서 당뇨병성 발 궤양을 경험하고 다리절단의 80%에서 발 궤양이 선행된다. 대부분의 당뇨병성 발 궤양은 체중부하 혹은 잘 맞지 않는 신발에 의한 반복적 외상에 의해 발생하며, 체중부하를 없애고 내재된 생역학적 이상을 조절하지 않으면 흔히 재발한다.

발에 쉽게 상처를 입고, 상처가 잘 아물지 않아 괴사로 발전하는데, 가장 심각한 문제는 말초신경 손상으로 고통이나 궤양의 증세를 자각하지 못하는 데 있다. 감각손상으로 인하여 외부 상처로부터 발이 보호되지 않는 상태를 인식해야 한다(그림 4-12).

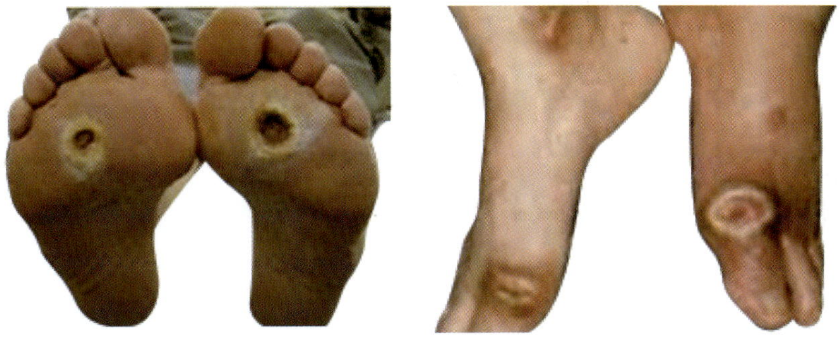

그림 4-12 당뇨병성 발 궤양

2 구두(신발)

1) 구두의 구성

구두는 기본적으로 어퍼(upper), 구두창(sole), 구두 굽(heel), 보강재(reinforcement)로 구성되며 전통적인 가죽구두나 일상적인 운동화에서도 동일한 구조를 가진다(그림 4-13).

(1) 어퍼(upper)

발등을 덮는 부분과 구두 전체의 윗부분을 말하며, 발등을 덮는 앞날개(vamp)와 발꿈치를 감싸주는 뒷날개(quarter)로 구성된다.

(2) 구두창(sole)

구두의 바닥 부분으로 크게 본창과 중창 두 부분으로 구분된다. 두 부분 사이에 허리쇠(shank piece)라는 금속 보강재가 위치하며, 이 허리쇠에 금속 보조기에 금속 보조기의 스터럽(stirrup)을 연결한다.

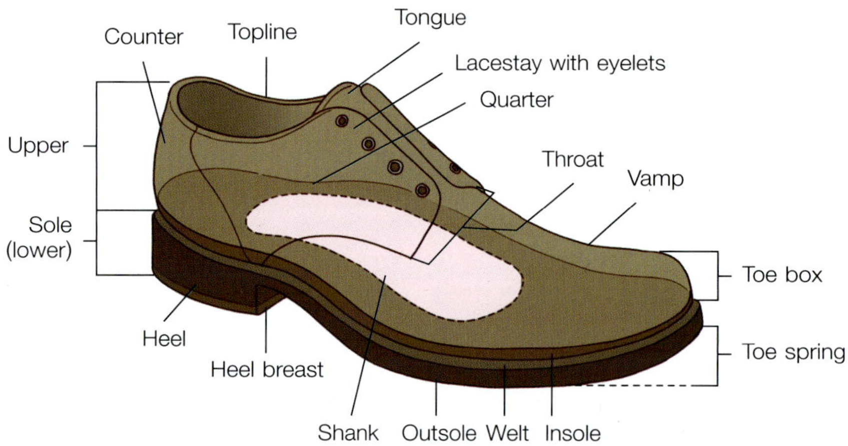

그림 4-13 구두의 명칭

(3) 구두 굽(heel)

구두 굽은 본창에 부착되는 몸쪽 부분(proximal section)과 바닥에 닿는 먼쪽부분(distal section)으로 구분되며 발꿈치 바로 아래에 위치한다. 구두 굽은 충분한 안정감을 주고 발에 가해지는 힘을 발바닥 전체로 분산시킨다. 대개 성인용으로 사용되는 2.5cm 높이의 굽은 중력중심(center of gravity, COG)을 앞으로 약간 이동시키게 되는데 이는 디딤기를 통해 움직임에 도움을 주기 위함이다.

높은 굽은 발목관절을 발바닥굽힘 되도록 하기 때문에 정강뼈가 앞을 향하도록 힘이 가해진다. 이런 구두를 신은 사람은 무릎관절과 엉덩관절을 약간 구부리거나 또는 무릎을 펴고 비정상적인 앞굽음 자세를 취함으로써 앞의 두 가지 기전을 보완하려한다. 높은 구두 굽은 중발허리뼈에 더 많은 스트레스를 가하게 되므로 발꿈치에 통증이 있는 경우 하중을 앞으로 이동시키는 것이 바람직할 수 있다. 또한 높은 구두 굽은 아킬레스 힘줄과 다른 뒤 신체구조의 긴장을 줄여 주기도 한다. 따라서 모든 높은 구두 굽을 불편하게만 생각하기 보다는 상황에 맞게 적절히 이용하면 상당한 효과를 기대할 수 있다.

대부분 굽의 바닥이 딱딱한 재료로 만들어지지만, 보조기 사용 또는 신체적인 제한으로 발목관절을 움직일 수 없는 경우에는 SACH(solid ankle cushon heel) 구두굽과 같은 탄력성 재질의 굽을 사용함으로서 약간의 발바닥 굽힘을 허용할 수 있다.

① 굽 가슴(heel breast)

구두 굽의 앞면부를 지칭하며, 굽 가슴이 발가락 쪽으로 나와 있을수록 지지력이 증가한다

② 피치(pitch)

피치는 수직선으로부터 굽의 뒷면 경사를 의미하며 구두 굽이 높으면 피치가 커지고 굽을 통해 지면에 내려받는 체중부하 면적은 좁아지게 되어 보행은 불안정한 모습을 보이게 된다.

일반적으로 구두 굽의 기능과 사용 용도를 굽의 높이와 피치로 정하게 된다. 구두의 높이를 측정할 때에는 본창에서 굽의 밑바닥을 측정해야 한다. 보조기의 목적에 맞는 굽은 높이가 약 2.5cm의 옥스퍼트 굽(Oxford heel)이나 약 3cm의 군화굽(military heel)이 적합하다. 그 외에도 높이가 약 4cm 정도인 쿠바 굽(Cuban heel)과 굽 가슴이 거의 없는 스프링 굽(spring heel) 등 디자인에 따라 다양한 구두 굽이 있다.

(4) 보강재(reinforcement)

보강제는 구두의 안에 사용되는 안감(lining)이나 구두의 형태를 보존하기 위하여 강화하는 것을 의미한다. 안감은 발과 맞닿는 모든 부분에 부드러운 가죽이나 천을 사용하며 땀을 흡수하거나 구두의 재봉자국으로부터 피부를 보호하는 기능을 한다.

③ 앞심(toe box)

앞심은 구두 앞날개의 모양을 유지하고 외부충격으로부터 발을 보호하기 위한 것이다. 앞심은 일반구두에도 사용되며 보호기능 이외에도 구두의 디자인을 위해 적용된다.

④ 월형(counter)

월형은 구두 뒷날개에 가죽을 덧대거나 가죽사이에 단단한 가죽으로 보강한 것으로 구두 뒷면이 쉽게 구부러지지 않도록 하며, 구두의 뒷부분 모양을 유지한다. 일반적으로 월형은 안가쪽으로 구두굽 앞까지만 보강하지만, 이 보다 길

게 연장시켜 발바닥활이 낮아졌거나 외반 바깥굽음(valgus)된 발을 지지하기 위하여 자주 사용된다.

⑤ 허리쇠(steel shank, shank piece)

허리쇠는 1~2mm의 강철판으로 종골(발꿈치뼈)의 족저 첨부(발바닥꼭대기, plantar apex)의 1.3cm 지점에서부터 슈 브레이크의 뒤에 약 0.6~1cm 지점까지 구두의 허리를 보강해 주기위해 사용된다. 금속 재질의 보조기에 구두를 결합하기 위해서는 허리쇠를 스터럽(stirrup)과 함께 리벳으로 고정시켜야 한다.

2) 신발 수정

신발 수정의 목적은 발의 질환으로 나타나는 비정상적인 압박력을 최소화하거나 정상화시켜 체중 지지 또는 보행 시 통증 감소에 따라 자연스러운 자세와 올바른 관절을 정렬한다. 신발의 수정방법은 인서트, 신발 허리쇠, 패드 힐 등을 넣거나 부착하여 발바닥 압력을 감소시키는 방법과 굽의 높이를 수정하여 다리길이의 차이를 보정하는 방법으로 나눌 수 있다.

(1) 안쪽 세로활 지지 신발 수정

발의 안쪽 세로활을 지지하기 위한 신발 수정은 안쪽 세로활의 지지와 가쪽들린휜발증(pes valgus)을 교정하기 위한 목적이다. 이러한 목적을 위해 신발 안과 밖에서 수정할 수 있다(표 4-1).

표 4-1 신발의 안과 밖의 수정

신발 안 수정	신발 밖 수정
쿠키 인서트	토마스 힐
발배뼈 패드	안쪽 쐐기
안쪽 롱 카운터	안쪽 허리메꿈
구두 허리쇠	안쪽 플레어
	외반 스트랩

① 신발 안에서의 수정

• 쿠키 인서트(cookie insert)

안쪽 세로활을 받쳐주기 위하여, 세로활 형태를 딱딱한 가죽으로 제작하여 굽 가슴(heel breast)의 3cm 뒤에서 시작하여 엄지 발허리뼈머리의 뒤쪽 1.3cm까지 오도록 제작한다(그림 4-14).

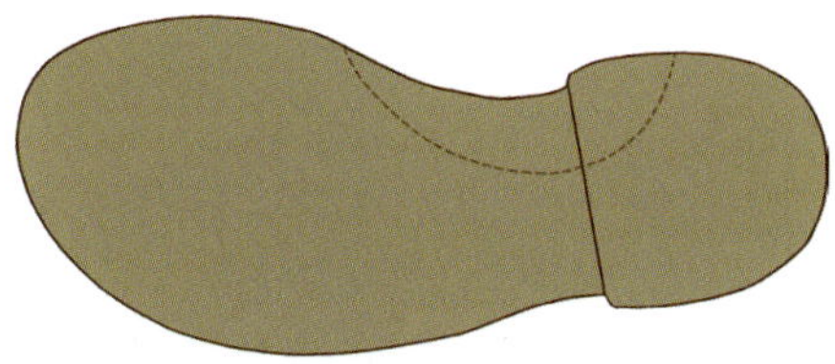

그림 4-14 쿠키 인서트 위치

• 발배뼈 패드(navicular pad)

쿠키 인서트보다 발배뼈 패드가 약간 부드럽고 탄력 있는 재질을 사용하며, 외형 및 수정 위치는 같다.

• 안쪽 롱 카운터(medial long counter)

신발 발꿈치 안쪽부분의 단단한 카운터(counter)를 굽가슴선(heel-breast line)에서 0.9~1.3cm 안쪽으로 연장하거나 굽가슴과 슈브레이크 중간지점까지 연장시켜 신발의 안쪽 가죽을 단단히 보강하여 체중이 안쪽으로 쏠리는 것을 막고자 한다. 쿠키 인서트나 발배뼈 패드와 함께 사용 시 안쪽 세로활 지지에 효과적이다(그림 4-15).

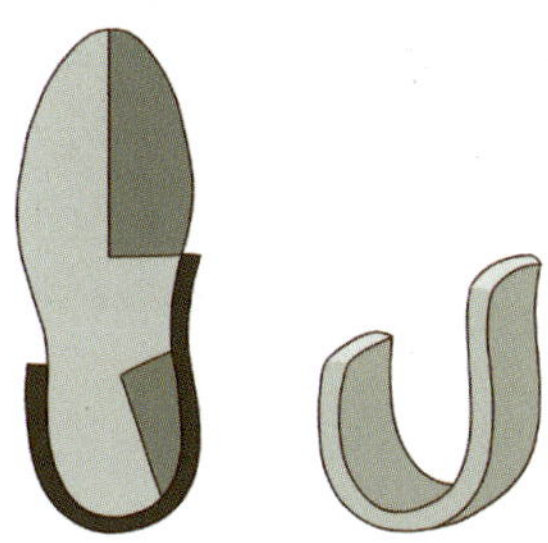

그림 4-15 안쪽 롱 카운터

• 구두 허리쇠(steel shank)

구두 허리쇠 위치는 발뒤꿈치뼈 발바닥 정점(calcaneus plantar apex)의 1.3cm(1/2인치) 뒤에서부터 슈브레이크에서 발뒤꿈치뼈 쪽으로 0.3~0.6cm(1/8~1/4inch) 떨어진 곳까지 부착되어 있어야 한다. 허리쇠의 너비는 신발 크기에 따라 달라진다. 스터럽(stirrup)이나 캘리퍼(caliper)가 부착되는 곳이다(그림 4-16).

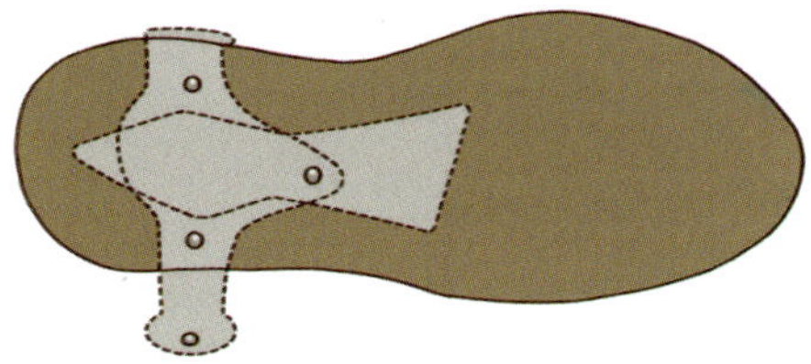

그림 4-16 구두 본창에 부착된 신발 허리쇠

② 신발 밖에서의 수정

• 토마스 힐(Thomas heel, orthopedic heel)

안쪽으로 쏠리는 체중을 받쳐주기 위한 굽의 수정으로, 굽의 안쪽이 가쪽에 비하여 1.3cm(1/2inch) 정도 길고 발배뼈(navicular bone) 바로 밑에 이르는 곳까지 돌출되어 있다(그림 4-17).

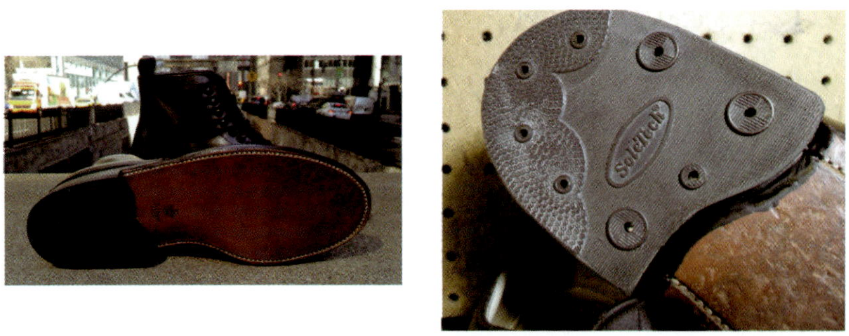

그림 4-17 토마스 힐(Thomas heel)

• 안쪽 쐐기(medial wedge)

쐐기 모양으로 만든 신발창으로 신발 안쪽에 끼워 넣어 제작하여 체중을 가쪽으로 치우치게 하는 목적으로 사용한다(그림 4–18).

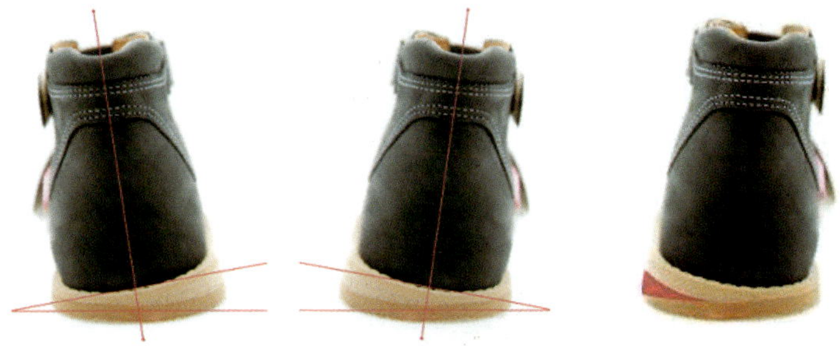

그림 4–18 안쪽 쐐기

• 안쪽 허리메꿈(medial shank filler)

신발굽과 신발허리(shank)의 안쪽을 지지면과 일치하도록 메꿈으로써 내려앉은 발의 안쪽 세로활을 받쳐주게 되어 체중을 가쪽으로 쏠리게 하기 위한 것이다(그림 4–19).

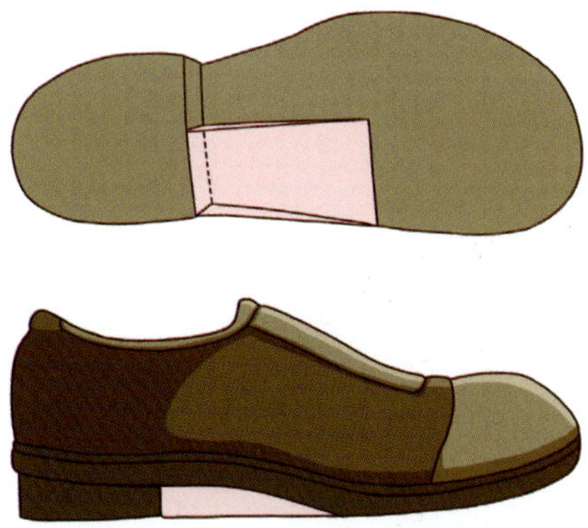

그림 4–19 안쪽 허리메꿈

• 안쪽 플레어(medial flare)

신발창이나 신발굽을 원래의 폭보다 안쪽으로 약간 넓게 제작하며, 발이 바깥굽음(valgus)되는 것을 막고자 할 때 적용한다(그림 4-20).

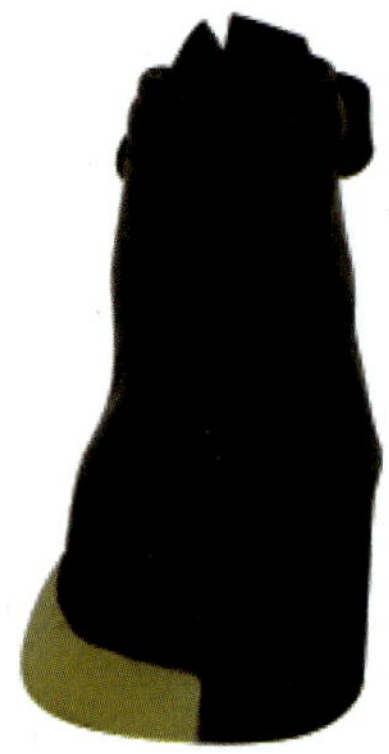

그림 4-20 안쪽 플레어

• 가쪽 휨 스트랩(valgus strap)

발이 바깥굽음(valgus)되는 것을 방지하기 위한 것으로 발목의 안쪽 복사 위 약 4cm 지점에서 복사뼈 앞뒤로 스트랩이 나뉘어 발목과 가쪽 지지대를 감싸고 버클로 조여 부착한다. 그림의 점선부위에 달아야 더욱 효과적으로 가쪽들린휜발증(talipes valgus)을 교정할 수 있다(그림 4-21).

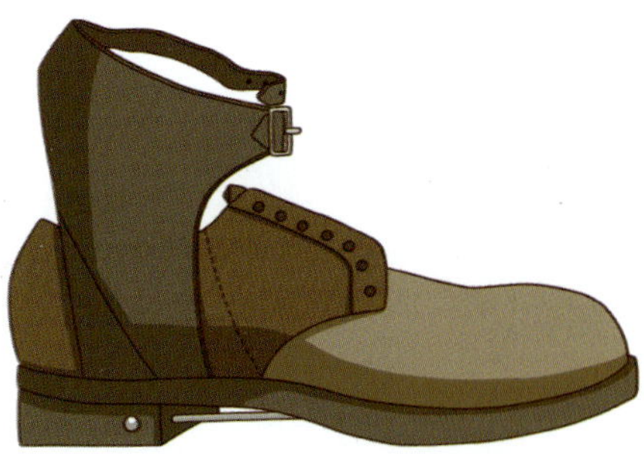

그림 4-21 가쪽 휨 스트랩

(2) 가쪽 세로활 지지 신발 수정

가쪽 편평발(lateral pes planus), 안쪽 휜발(pes varus)과 같은 발의 기형은 체중이 가쪽으로 쏠리기 때문에 이것을 방지하기 위하여 가쪽 세로활을 받쳐주어 체중이 안쪽으로 쏠리게 한다(표 4-2).

표 4-2 가쪽 세로활 지지 신발의 안과 밖의 수정

신발 안 수정	신발 밖 수정
가쪽 롱 카운터	역토마스 힐
가쪽 쐐기 인서트	가쪽 쐐기
	가쪽 허리메꿈
	가쪽 플레어
	내반 스트랩

① 신발 안에서의 수정

• 가쪽 롱 카운터(lateral long counter)

안쪽 롱 카운터와 반대로 적용하며, 신발의 가쪽에 카운터(counter)보다 안쪽으로 더 연장하고 단단하게 제작한다. 발이 안쪽 휜발(varus)이 되지 않도록 함으로써 가쪽 세로활이 내려앉는 것을 방지한다.

• 가쪽 쐐기 인서트(lateral heel wedge insert)

고무, 코르크, 스펀지 또는 가죽을 덧댄 플라스틱 등으로 제작한다. 발뒤꿈치뼈가 닿는 신발의 가쪽에 넣어 가쪽 세로활을 들어 올려서 체중이 발의 안쪽으로 치우치도록 한다.

② 신발 밖에서의 수정

• 역토마스 힐(reverse thomas heel, reverse orthopedic heel)

토마스 힐과 반대로 발의 가쪽 휜발(varus), 발의 뒤침(supination)에 대한 반대작용을 위해 적용한다. 신발굽의 가쪽이 앞으로 약 1.3cm(1/2inch) 정도 돌출되어 있으며 제5발허리뼈 바닥(5th metatarsal base)까지 연장하여 발꿈치입방관절(calcaneocuboid joint)과 제5발허리뼈 바닥을 받쳐준다(그림 4-22).

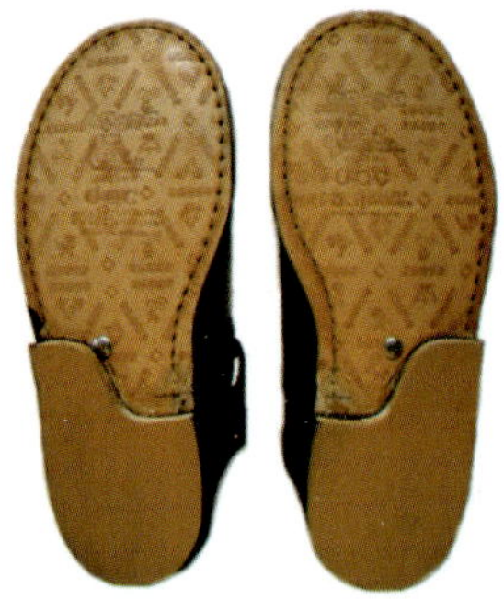

그림 4-22 역토마스 힐(reverse thomas heel)

• 가쪽 허리메꿈(lateral shank filler)

안쪽 허리메꿈과 반대로 제작하며 신발굽과 신발허리 가쪽 공간을 지면과 일치하게 공간을 채워 제작한다. 내려앉은 발의 가쪽 세로활을 받쳐주어 발의 가쪽으로 쏠리는 체중을 받쳐주기 위해 사용한다(그림 4-23).

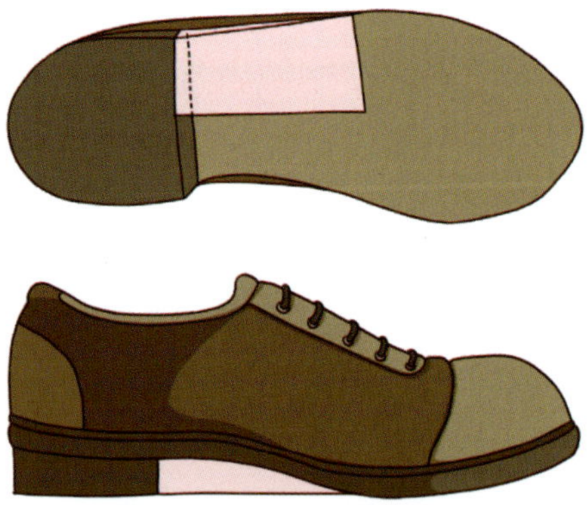

그림 4-23 가쪽 허리메꿈

• 가쪽 플레어(lateral flaring)

신발창이나 신발 굽을 원래의 폭보다 약간 가쪽으로 넓게 하여서 발이 가쪽 휨(varus)되는 것을 방지한다(그림 4-24).

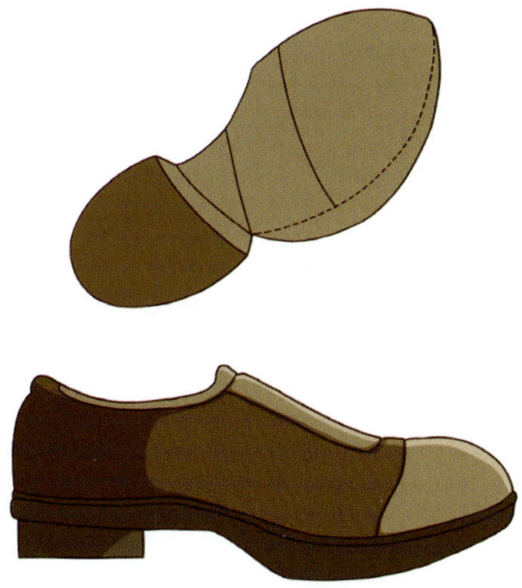

그림 4-24 가쪽 플레어

• 가쪽 휨 스트랩(varus strap)

발이 내반되는 것을 방지하기 위한 것으로 발목의 가쪽 복사뼈 위 약 4cm 지점에서 복사뼈 앞뒤로 스트랩이 나뉘어 발목을 감싸고 종아리 부위를 감거나, 안쪽 지지대에 감아서 버클로 조여 부착한다(그림 4-25).

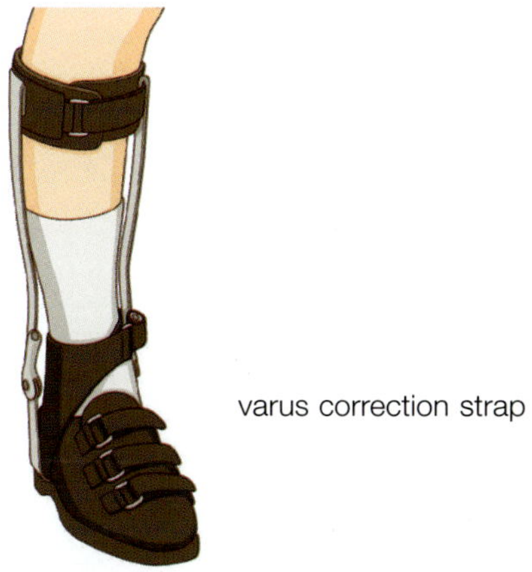

그림 4-25 내반 스트랩(varus strap)

(3) 발허리뼈활(가로활) 지지 신발 수정

돌린 휜발(pes cavus), 골절(fracture), 윤활주머니염(bursitis), 엄지발가락 가쪽휨증(hallux valgus), 엄지발가락 경직(hallux rigidus), 몰톤의 발가락(Morton's toe), 퍼진 평발(splayfoot), 발바닥 사마귀(plantar wart), 발허리뼈 통증(metatarsalgia) 시 발허리뼈활을 받쳐주어 발허리뼈의 통증을 감소시킴으로써 정상적인 보행을 할 수 있도록 도와준다(표 4-3).

표 4-3 발허리뼈활 지지 신발 안과 밖의 수정

신발 안 수정	신발 밖 수정
발허리뼈 패드	발허리뼈 바
댄스 패드	로커바
발허리뼈 코르셋	댄버 바
몰톤의 발가락 폄	롱 스틸 스프링과 로커바
레비타입 인레이	SACH 힐

① 신발 안에서의 수정

- 발허리뼈 패드, 발허리뼈 코르셋, 댄서 패드(metatarsal pad, metatarsal corset, dancer pad)

발허리뼈머리의 바로 뒤를 받쳐주어 그 부위의 통증을 경감시키기 위해서 사용한다. 강직성 발(rigid foot) 또는 평발(pes planus)일 때는 압력을 줄이기 위해서 발허리뼈머리의 약간 뒤쪽에 패드를 놓는다. 발허리뼈 코르셋은 발허리뼈

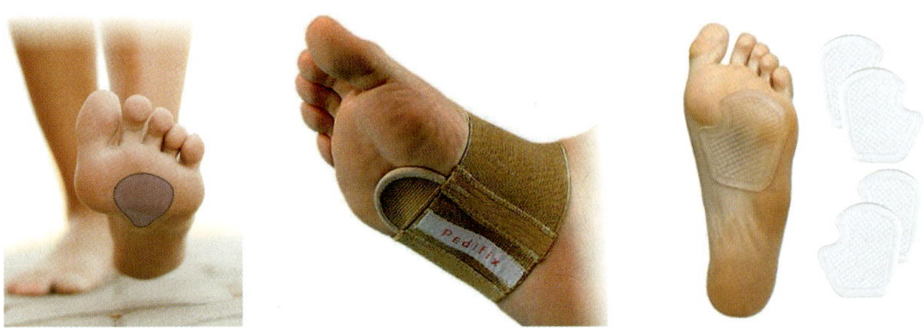

그림 4-26 발허리뼈 패드, 발허리뼈 코르셋, 댄서 패드

패드나 댄서 패드를 고무줄이나 버클로 조여 맬 수 있는 코르셋으로, 발허리뼈가 벌어지고 발허리뼈활이 내려앉는 것을 동시에 방지하고, 코르셋을 맨 채로 구두를 바꾸어 신을 수 있다(그림 4-26).

• 몰톤의 발가락 폄(Morton's toe extension)

제1발허리뼈(1st metatarsal bone)가 비정상적으로 짧아 발생하는 통증을 경감시키기 위해 사용한다. 제1발허리뼈와 엄지발가락 밑을 받쳐줌에 따라 발에 받는 정상 체중부하 지점에서 압력분배가 이루어져 발의 통증을 경감시킨다. 둘째발가락 이하는 적용하지 않는다(그림 4-27).

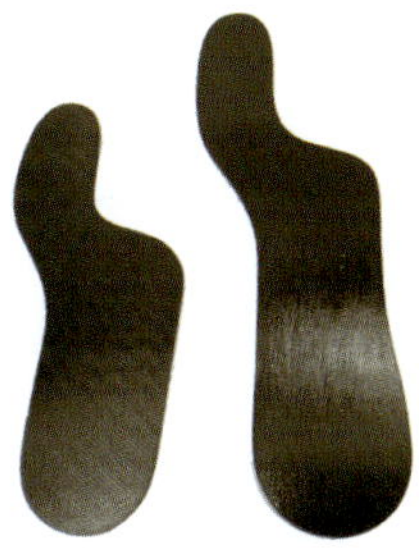

그림 4-27 몰톤의 발가락 폄

엄지발가락과 둘째발가락 사이에 쐐기 모양의 고무스펀지 같은 것으로 끼워 넣어 엄지발가락을 정상적인 상태로 유지하여 엄지발가락가쪽휨(hallus valgus)을 치료하는 목적으로 사용한다(그림 4-28).

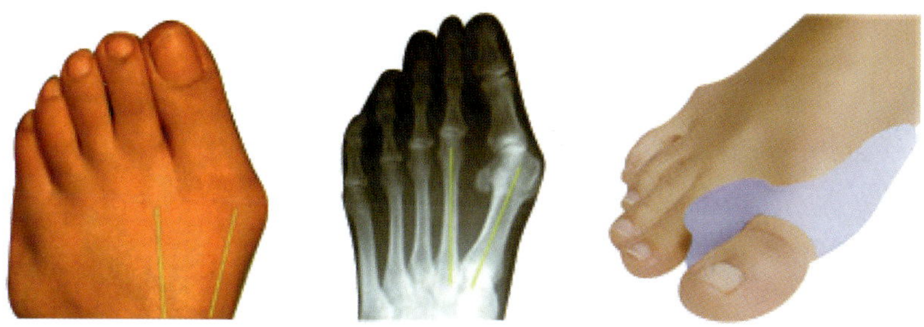

그림 4-28 엄지발가락가쪽휨(hallus valgus) 레비타입 인레이

② 신발 밖에서의 수정

• 발허리뼈 바, 락카 바, 덴버 바(metatarsal bar, racker bar, denver bar)

발허리뼈머리에 받는 압력을 감소시키기 위해 사용된다. 신발 안의 수정을 할 수 없거나 패드를 댈 수 없을 때 사용하는 것으로 바의 위치는 제1발허리뼈머리에서부터 제5발허리뼈머리 사이를 평행하게 가로질러 놓게 하여 바의 가장 높은 부분이 발허리뼈 머리 바로 뒤에 오도록 한다(그림 4-29).

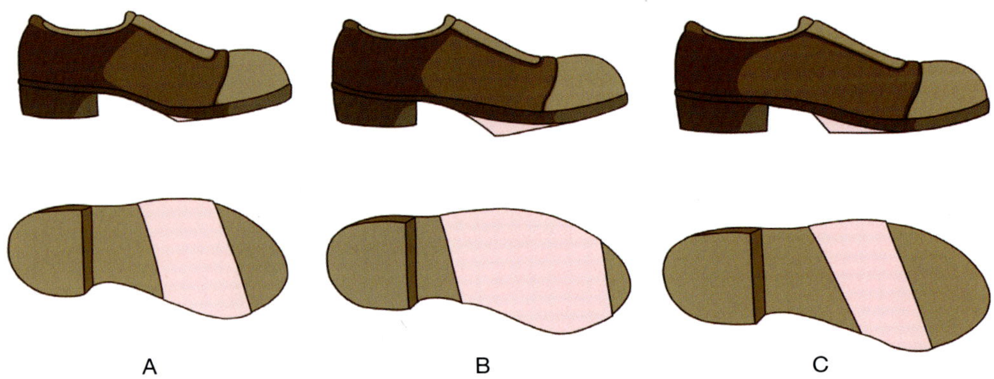

그림 4-29 (A) 발허리뼈 바, (B) 로커 바, (C) 덴버 바

• 롱 스틸 스프링과 로커 바(long steel spring and rocker bar)

구두의 안쪽과 가쪽을 단단한 가죽으로 보강하고 구두바닥은 롱 스틸을 사용하거나 로커 바로 목말밑관절(subtalar joint), 목말발배관절(talonavicular joint), 발뒤꿈치입방관절(calcaneocuboid joint), 가로발허리관절(transversemetatarsal joint)의 움직임을 제한하여 발을 충분히 받쳐주는 것으로, 발의 통증을 감소시키기 때문에 발목관절 강직(rigidity)이나 제한된 관절에 적용한다.

• SACH 힐

SACH 힐(solid ankle cushion heel)은 의족에서 발뒤꿈치에 주로 많이 사용된다. 신발굽을 고무스펀지 아라비아고무 같은 연성으로 만들어 보행의 발뒤꿈치 닿기(heel strike) 시 발꿈치의 쿠션 역할을 하여 부드럽고 자연스럽게 발바닥 닿기(foot flat)로 넘어가며, 발바닥 닿기부터 발끝떼기를 할 수 있게 됨에 따라 더 자연스러운 보행을 위하여 사용한다(그림 4-30).

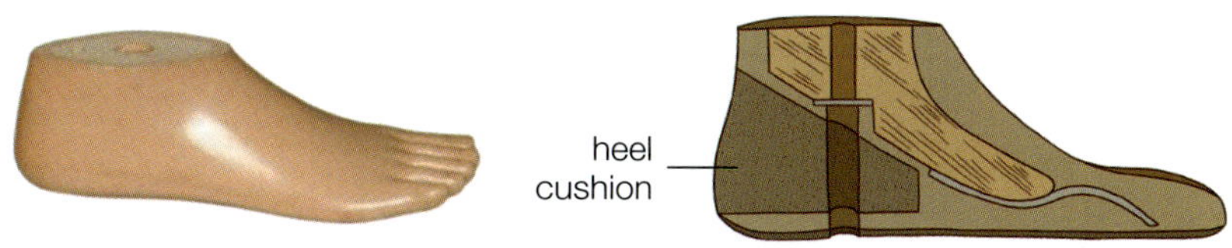

그림 4-30 SACH 힐

(4) 다리 길이 차이에 대한 신발 수정

쐐기나 굽 높임(heel wedge, lift)은 다리 길이의 차이로 인해 골반의 가쪽 기울임이 있거나 발이 발꿈치들린휜발(pesequinus) 상태로 고정되어 있을 때는 코르크나 고무에 가죽을 씌워 굽 쐐기를 만들어 신발굽을 높여준다. 굽 쐐기의 크기는 일반적으로 쐐기의 각도(2° 혹은 4°)로 측정되거나 너비가 넓은 곳의 높이는 3~6mm로 한다. 굽의 높이가 약 3cm가 될 때 이상적인 보행을 할 수 있으며, 굽의 높이가 5cm를 넘는 경우 보행 시 발의 스트레스를 증가시켜 피로도가 나타나며 올바른 정렬을 유지하기 어렵게 한다.

(5) 치료용 신발(healing shoes)

치료용 신발은 탈착 가능한 압박 경감 안창이 있으며, 발바닥면과 접촉하고 대부분은 발바닥의 엇갈린 힘을 최소화하기 위해 발구름 겉창(rocker outer sole)이 있으며, 마찰 없이 보행 안전성, 외상 방지, 충격 흡수, 발 보호의 목적으로 제작된다(그림 4-31).

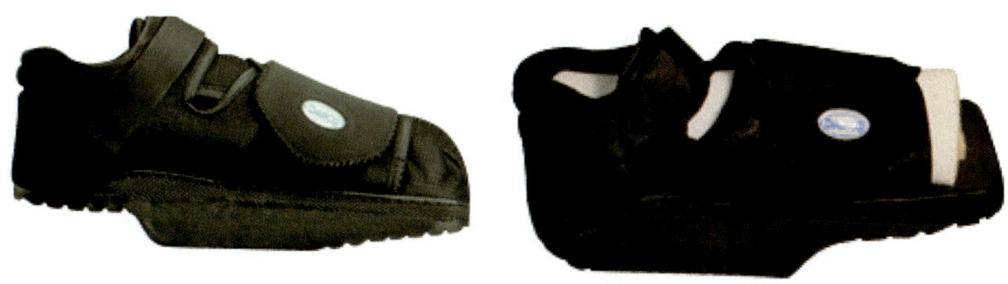

그림 4-31 치료용 신발

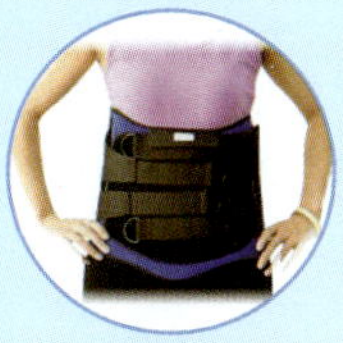

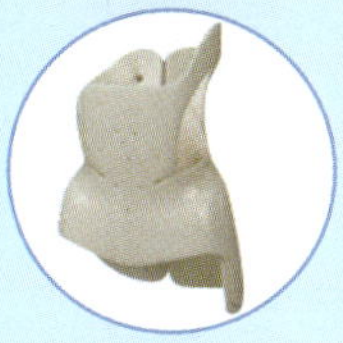

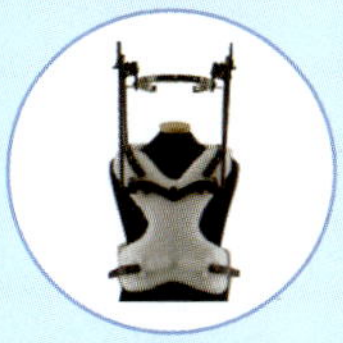

5
CHAPTER

척추 보조기

학습목표

1. 연성 척추보조기의 종류와 내용을 설명할 수 있다.
2. 경성 척추보조기의 종류와 내용을 설명할 수 있다.
3. 척주옆굽음증보조기의 종류와 내용을 설명할 수 있다.
4. 목보조기의 종류와 내용을 설명할 수 있다.

핵심용어

- 나이트 보조기(Knight spinal orthosis)
- 나이트 테일러 보조기(Knight taylor orthosis)
- 밀워키 보조기(Milwaukee orthosis)
- 보스턴 보조기(Boston overlap orthosis)
- 예일 목가슴 보조기(Yale cervicothoracic orthosis)
- 윌리엄 보조기(William orthosis)
- 쥬엣 보조기(Jewett orthosis) 또는 캐쉬 보조기(CASH orthosis)
- 체어백 보조기(Chairback orthosis)
- 카우혼 보조기(Cowhorn orthosis)
- 테일러 보조기(Taylor orthosis)
- 필라델피아 칼라(Philadelphia collar)
- 할로 목 보조기(Halo cervical orthosis)

개요

최초의 척추 보조기는 나무껍질을 재료로 만든 코르셋에서 시작하였으며, 로렌츠 하이스터(Lorentz Heister)는 몸과 어깨를 잡아매는 금속판 십자가 모양의 척추 보조기를 만들어 척추질환에 적용하였고, 레나커(Lenacher)는 머리까지 고정하는 법관 모양의 보조기를 만들어 사용한 것으로 알려져 있다. 그 이후 테일러(Talyer)는 '3점압 원리'를 이용하여 척추의 젖힘 상태를 유지하는 척추 보조기를 적용하였고, 나이트(Knight)는 가쪽 지주를 덧대어 아래쪽 허리의 가쪽 운동을 제한하는 보조기를 시도하였다.

최근까지 보조기 재질의 변화, 질환의 병적 기전 등에 의해 보조기는 많은 변화를 거쳐 개선되어 왔으며, 그 이름도 매우 다양하다. 보통 몸통 보조기는 척추관절과 그 관절에 영향력을 미치는 부위에 따라 이름이 결정되며(표 5-1), 사용목적에 따라 교정을 위한 것과 고정을 위한 것으로 분류하고, 인체 부위에 따라 엉치엉덩부(S-I), 허리엉치부(L-S), 등허리부(T-L), 목뼈부(C)로 분류할 수 있으며, 유연도에 따라 유연성(flexible type), 반유연성(semiflexible type), 경성타입(rigid type)으로 분류할 수 있다.

표 5-1 몸통보조기의 명칭

- 엉치엉덩 보조기 또는 벨트(sacroiliac belt, SIO)
- 허리엉치 보조기(lumbosacral orthosis, LSO)
- 등허리엉치 보조기(thoracolumbosacral orthosis, TLSO)
- 목등허리엉치보조기(cervicothoracolumbosacral orthosis, CTLSO)
- 목 보조기(cervial orthosis, CO)
- 목등 보조기(cervicothoracic orthosis, CTO)

1) 착용 목적

- 손상된 척추 부위의 근육과 관절 보호
- 통증 경감, 근육이완
- 기형의 교정과 예방
- 몸통의 지지와 운동 조절

2) 척추 보조기의 효과

(1) 긍정적 효과

① 몸통의 지지

보조기 착용 시 체강내압의 상승(그림 5-1)과 3점압의 원리에 의해 몸통의 지지가가 이루어진다. 보조기는 복부근육의 역할을 대신하여 체강내압을 증가시키고, 내압의 증가는 척추폄근의 부담을 덜어주어 척추의 수직하중을 덜어준다.

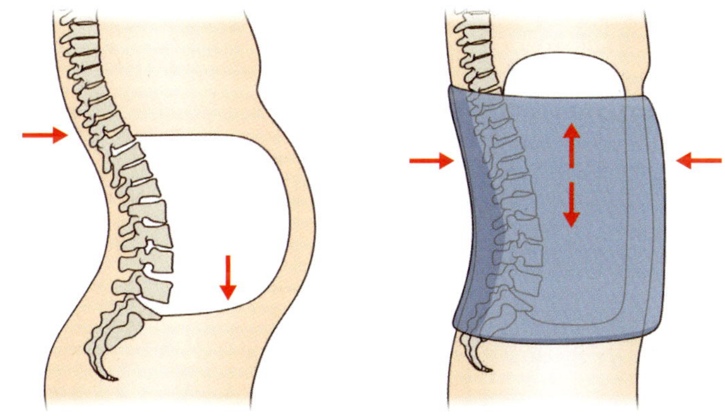

그림 5-1 코르셋 착용 전 후 체강내압의 변화

보조기 적용 시 작용하는 3점압의 원리는 보조기의 뒤쪽 면인 척추 양 끝점에서 앞쪽으로 미는 두 개의 힘(A, B)과 이에 반대되는 동등한 하나의 힘(C)이 작용하거나 앞쪽 면인 가슴과 골반 점에서 뒤쪽으로 미는 두 개의 힘(A, B)과 이에 반대되는 동등한 하나의 힘(C)이 작용한다(그림 5-2).

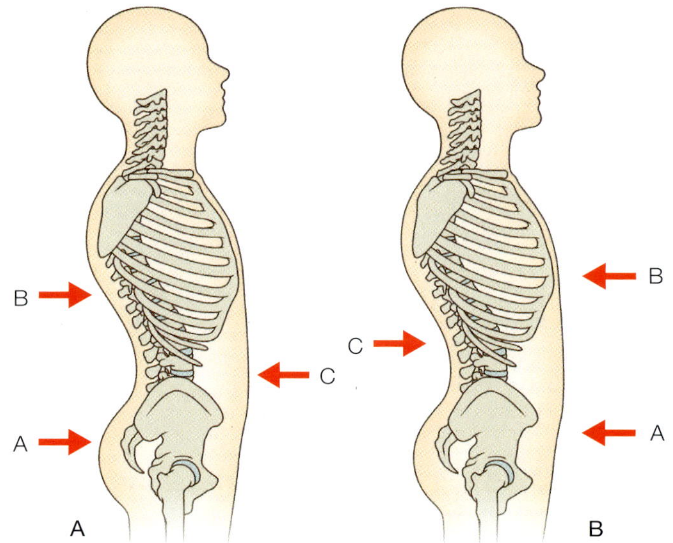

그림 5-2 3점압 원리

② 운동의 제한

3점압의 원리에 의해 기계적으로 운동이 제한되고 심리적으로도 운동을 강력하게 억제하는 효과가 있다. 그러나 보조기를 착용한 위아래의 경계 부분에서는 오히려 척추의 운동이 증가하는 것과 같은 운동 억제효과에 대한 논란이 있다.

③ 척추교정

보조기를 적용하면 다양한 감각운동신경계 피드백을 통해 올바른 척추자세를 유지한다.

④ 떼어당김

착용 부위의 척추를 위아래로 떼어당김(distraction)시키는 세로축의 힘이 발생한다.

(2) 부정적 효과

① 보조기를 장기간 착용하면 주변 근육의 활동을 저하시키고 위축이 발생할 수 있다.

② 보조기 착용 관절과 주변 물렁 조직에 구축이 발생 할 수 있다.

③ 보조기에 대한 심리적 의존도가 나타난다.

④ 고정된 부위의 몸쪽 및 먼쪽 부위의 과운동성이 발생한다.

1 연성 척추 보조기(flexible spinal orthosis)

연성 척추 보조기는 벨트(belt)나 코르셋(corset)이라고 부르며, 캔버스나 탄력성 직물, 또는 피혁 등으로 몸통을 둘러싸는 형태로 복부를 압박한다. 버클이 달린 띠, 벨크로나 후크를 조절하여 몸통 둘레를 조일 수 있고 벨트나 코르셋의 앞면과 뒷면에 플라스틱이나 두랄루민으로 된 단단한 지지대를 넣어 보강할 수 있다. 벨트나 코르셋은 주로 수술을 하지 않고 보전적인 치료를 적용할 때 많이 사용한다.

연성 척추 보조기의 장점은 무게가 가볍고, 외관상 보기가 좋다. 고령층과 비만인 사람에게 더 효과적으로 적용할 수 있으며, 근육의 약화가 적고, 경성 척추 보조기보다는 복부를 더 압박할 수 있다.

1) 등-갈비뼈 벨트(thoracic rib belt)

등갈비뼈를 감싸는 벨트로 남자는 겨드랑이에서 칼돌기까지, 여자는 유방 아래에서 허리까지 감싼다. 갈비뼈 골절 또는 탈골 시 적용하며 갈비뼈의 최대

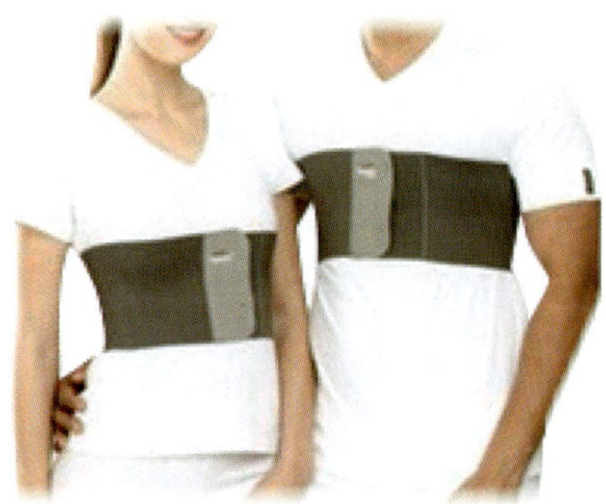

그림 5-3 등-갈비뼈 벨트

팽창을 방지하는 원형의 압력(circumferential pressure)을 제공함으로써 가슴 부위의 안정성을 제공하고 움직임의 불편함을 감소시키기 위해 착용되기도 한다. 그러나 다발성 갈비뼈 골절로 가슴이 불안정할 때는 착용을 금지한다(그림 5-3).

2) 엉치-엉덩 벨트(sacroiliac belt)

골반의 엉덩뼈능선(iliac crest)과 넙다리뼈 큰돌기(greater trochanter) 사이를 감싸는 벨트로 구성되며 벨트가 엉덩관절 위로 올라가는 것을 방지하기 위해 샅고랑 부위(inguinal region)에 스트랩 2개를 달아 고정하기도 한다(그림 5-4).

적용대상은 분만 후 불안정한 산모의 골반, 두덩뼈(pubis)의 골절, 외상으로 인해 엉치엉덩관절(sacroiliac joint)에서 분리된 골반, 두덩뼈결합의 절제술 등의 환자에게 사용하며 환자의 골반을 안정화시킨다.

벨트 착용 시 위앞엉덩뼈가시(superior anterior iliac spine) 이하 부위를 지나게 하되 엉덩관절 굽힘이 제한되지 않도록 주의한다.

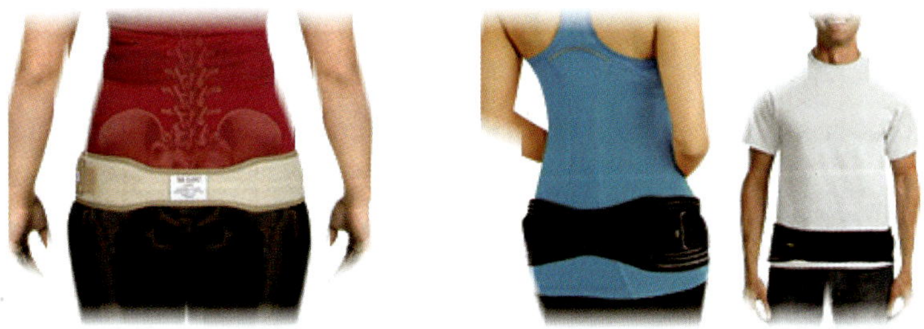

그림 5-4 엉치-엉덩 벨트

3) 엉치-엉덩 코르셋(sacroiliac corset)

두덩뼈에서 엉덩뼈능선까지 골반 전체를 탄력성 재질인 천이나 네오프렌으로 둘러싸고 있으며, 전 후방과 측면에는 끈이나 후크로 코르셋의 둘레를 조절할 수 있다. 오래전에 사용된 코르셋은 탄력성 재질의 캔버스와 조절할 수 있는 끈으로 구성되고, 현대의 코르셋은 탄력성 재질 또는 네오프렌과 조절할 수 있는 벨크로 스트랩으로 구성된다. 코르셋 내부에는 금속판이나 플라스틱판을 넣어 코르셋을 보강하기도 하고 엉치뼈 뒤쪽에 패드나 샅고랑 부위에 스트랩을 부착할 수 있다.

코르셋의 앞쪽은 엉덩뼈 능선부터 두덩결합(symphysis pubis)까지 위치하고 뒤쪽은 허리 바로 위에서 볼기근선까지 위치한다. 코르셋이 골반에 완벽하게 접촉되면 엉치엉덩관절의 외부 지지를 강화하고 원형의 압력을 제공하여 체강내압을 상승시키며 몸통과 복부근육의 수축을 변화시키므로 요통을 개선한다. 코르셋 착용 시 골반의 움직임은 시상면과 가로면에서 아주 적은 제한을 주며, 효과적으로 운동제한을 할 수는 없지만 이마면에서 움직임은 좀 더 많은 제한을 준다(그림 5-5).

적용대상은 무거운 것을 들어 올려야 하는 근로자, 간병인, 활동보조인 등과 같이 엉치엉덩관절의 삠이나 척추의 삠 위험성이 높은 업무 종사자에게 사용되며, 엉치엉덩벨트를 적용하는 환자에게도 사용한다.

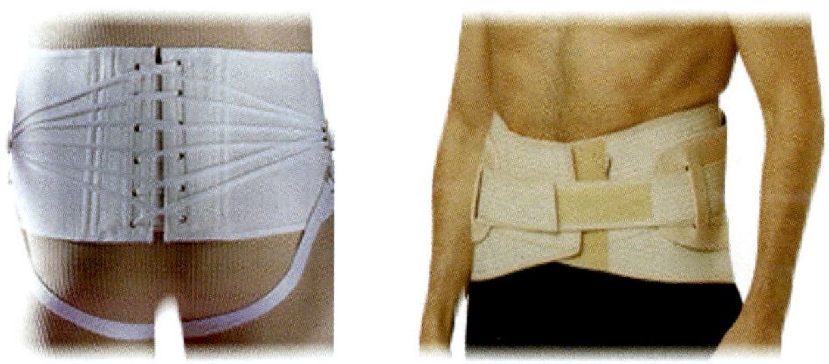

그림 5-5 엉치-엉덩 코르셋

4) 허리-엉치 코르셋(lumbosacral corset)

가장 일반적으로 사용되는 코르셋으로 몸통과 골반을 탄력성 재료나 천으로 감싸고 앞쪽면, 뒤쪽면, 가쪽면에 있는 띠와 후크로 둘레를 조절한다. 위앞엉덩뼈가시와 큰돌기 사이에 스트랩을 달 수도 있으며 스프링 금속 바나 플라스틱 바로 된 지지대를 삽입하여 보조기 모양을 만들고 착용 시 천이 말리지 않고 몸에 완전히 접촉될 수 있도록 도와준다. 지주의 경도와 놓이는 위치, 수량에 따라 척추운동을 좀 더 제한할 수 있다.

코르셋 앞면은 칼돌기(xiphoid process) 아래부터 두덩뼈 결합부 윗부분까지,

뒷면은 어깨뼈의 아래모서리 아래에서부터 남자는 볼기근의 최대 돌출부까지, 여자는 볼기근의 주름 부위까지 포함해야 하며 뒤쪽 지지대는 척주 앞굽이를 감소시킬 정도로 단단하여 굽혀지지 않아야 하지만 너무 단단해서도 안 된다(그림 5-6).

코르셋이 몸통에 완전 접촉되어 원형의 압박을 가해 복부의 체강 압을 상승시켜 척추와 디스크에 가해지는 부하를 주위 복부조직으로 재분산하여 감소시킨다. 허리뼈의 뒤쪽 및 가쪽 움직임을 조금 제한하며, 허리엉치관절의 굽힘, 폄 및 가쪽굽힘을 제한한다.

몸통과 골반을 포함하며, 요통이나 허리병변 등의 질환이 있는 환자에게 척추운동을 제한하기 위하여 사용하며, 환자의 경각심을 불러일으키기 위해서도 사용한다.

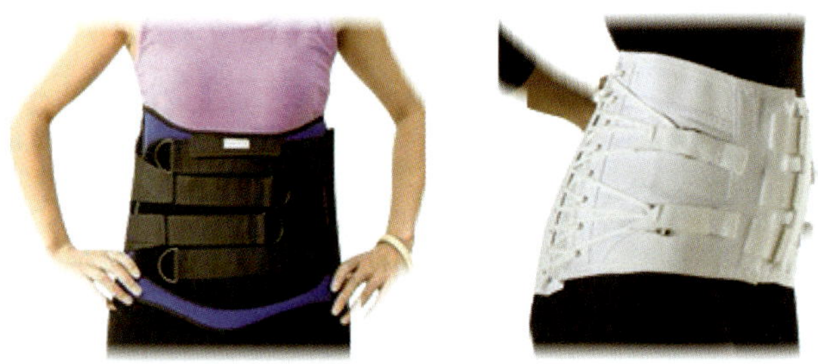

그림 5-6 허리-엉치 코르셋

5) 등-허리-엉치 코르셋(thoracolumbosacral corset)

등허리엉치 코르셋은 허리엉치 코르셋에 더 넓은 가슴 부분과 어깨 부분에 겨드랑이 끈을 추가한 것으로 등의 굽힘이 더 제한된다. 등허리엉치를 천으로 감아서 착용하며 앞쪽, 뒤쪽, 가쪽에 있는 띠, 벨트와 후크로 둘레를 조절한다. 어깨 부위를 감싸는 어깨띠는 등 움직임을 제한하며 양쪽 어깨를 뒤쪽에서 앞쪽으로 감싸서 조이게 되어 있다. 위앞엉덩뼈가시와 큰돌기 사이에 스트랩을 달 수도 있다. 코르셋 내부에 지지대를 넣어 코르셋을 보강하며 몸의 외형에 맞게 편안하게 적용한다.

앞쪽면은 허리엉치 코르셋과 같으며 뒤쪽면은 어깨뼈 중간쯤에서 남자는 엉덩이 돌출부 끝부분에 여자는 엉덩이 주름진 곳까지 오게 한다(그림 5-7).

코르셋 착용 시 허리엉치 코르셋의 기능에 등뼈의 운동제한이 추가되며, 호흡량이 줄고 호흡률이 증가되는 정상적인 호흡패턴의 변화를 보인다.

적용 대상은 가슴, 허리의 물렁조직 손상 및 뼈엉성증으로 인한 2차적 척주뒤굽음증과 호흡이나 환기장애가 있는 환자이다. 그러나 심한 호흡기질환에는 착용을 금지하며 진행성이 아닌 통증이 있는 성인의 척추굽음증에는 맞춤식 등허리엉치 코르셋을 많이 사용한다.

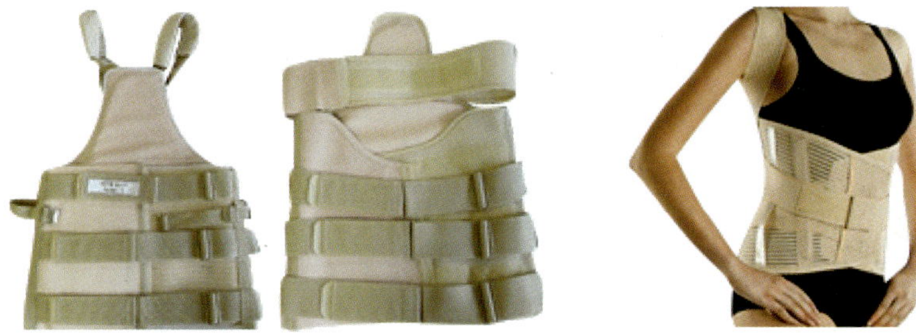

그림 5-7 등-허리-엉치 코르셋

2 경성 척추 보조기(rigid spinal orthosis)

경성 척추 보조기의 장점은 연성 척추 보조기에 비해 몸의 가쪽 움직임 및 돌림을 더 제한하여 운동제한이 더 효과적이며 허리 부위의 자세를 더 잘 조절할 수 있다는 것이다.

1) 기본 구성

(1) 골반밴드(pelvis band)

골반밴드의 양쪽 끝은 큰돌기(greater trochanter)와 엉덩뼈능선(iliac crest) 사이 중간부분에 뒷면은 위뒤엉덩뼈가시(posterior superior iliac spine) 아래와 엉치뼈(sacrum) 사이 중간에 위치하며, 뒷면 중앙부는 접촉면을 넓히기 위해 엉치뼈 아래끝 부위까지 내려와 척추 보조기의 가장 기본적인 부분이 된다(그림 5-8).

(2) 등 밴드(thoracic band)

밴드는 제9등뼈나 제10등뼈 높이인 어깨뼈 아래모서리에서 2.5cm 아래에 위치하며 양쪽 끝은 양쪽 겨드랑이선 중간 아래까지 위치한다. 골반밴드와 수평으로 놓인 등 밴드는 지지대의 기능을 향상시킨다(그림 5-9). 앞쪽으로 연장할 경우 큰가슴근(pecto- ralis major) 주위를 감싸고 위로 올라가며, 연장된 부위는 앉았을 때 빗장뼈 아래 1.3cm 부분에 위치하도록 한다(그림 5-10).

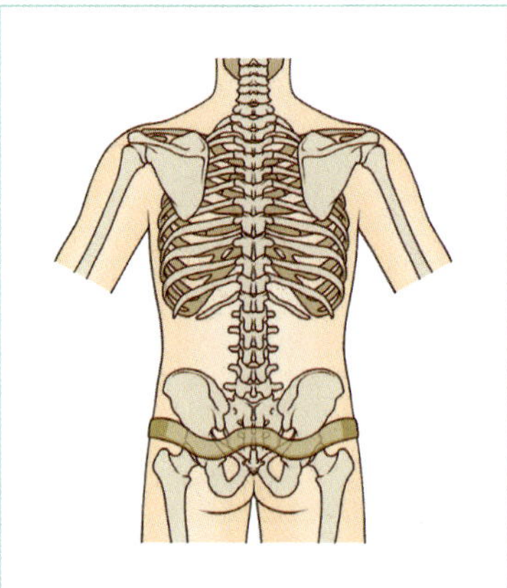

그림 5-8 골반밴드

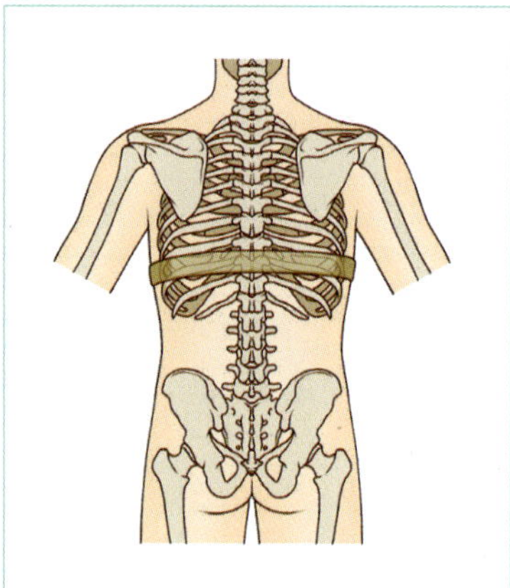

그림 5-9 등 밴드

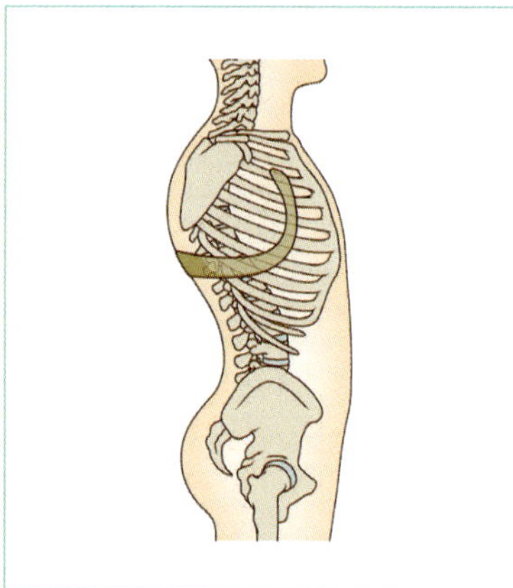

그림 5-10 등 밴드의 전방 연장

(3) 업라이트(uprights)

① 뒤쪽 업라이트(posterior uprights)

뒤쪽 업라이트는 척추 중심 양쪽에 위치하며 업라이트 사이는 일반적으로 약 5cm 정도 간격을 유지한다. 아랫면은 골반밴드에 부착하고 윗면은 허리엉치 보조기일 경우 가슴우리밴드까지 등허리엉치 보조기일 경우 어깨뼈 위치에 부착하여, 척추의 굽힘과 폄을 제한하고 지지하는 기능을 한다(그림 5-11).

② 가쪽 업라이트(lateral uprights)

가쪽 업라이트의 아랫면은 골반밴드에 부착하고 윗면은 가슴밴드까지 부착하여 몸통의 양쪽 가쪽 정중선에서 척추의 가쪽굽힘을 제한한다(그림 5-12). 사선 가쪽 업라이트(oblique lateral upright)는 아랫면을 골반밴드의 뒷면 가쪽 부위에 부착해서 윗면은 가슴밴드 아래모서리 2.5cm 되는 가쪽 업라이트에 부착하여 부가적으로 적용할 수 있다(그림 5-13).

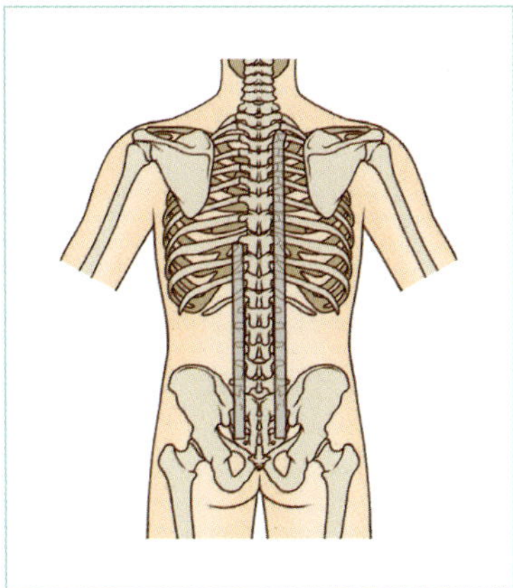

그림 5-11 뒤쪽 업라이트

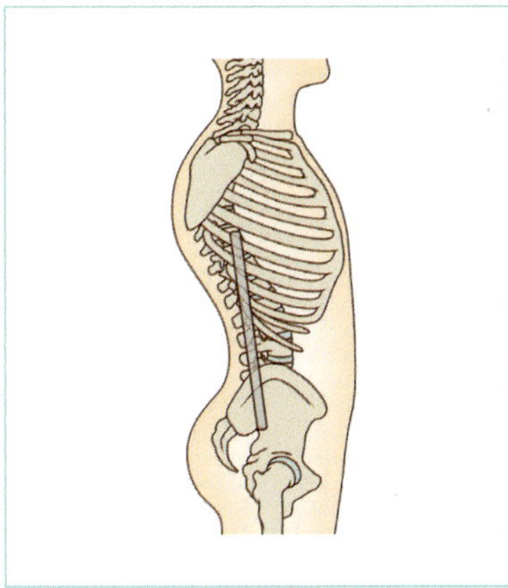

그림 5-12 가쪽 업라이트

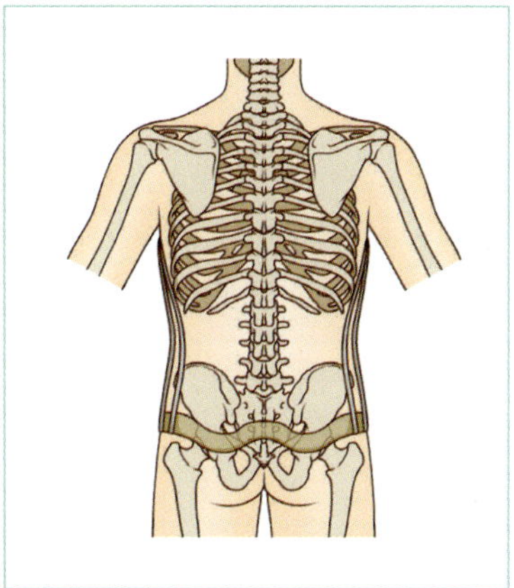

그림 5-13 사선 가쪽 업라이트

(4) 어깨뼈사이밴드(interscapular band)

어깨뼈아래 1/3에서 수평으로 부착하여 겨드랑이 주름의 안쪽 5cm 부위까지 연결되며 가슴우리밴드보다 다 약간 위에 위치한다. 보조기가 위로 미끄러져 올라가는 것을 방지하기 위해 밴드 끝에 겨드랑이 스트랩을 연결할 수 있다(그림 5-14).

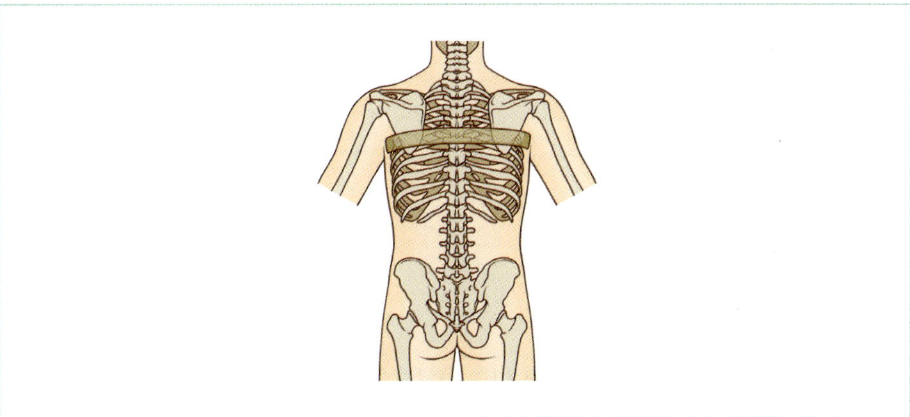

그림 5-14 어깨뼈사이밴드

(5) 배 지지대(abdominal support)

배 지지대의 아랫면은 두덩뼈결합(symphysis pubis)에서 1.3cm 위에, 윗면은 칼돌기 끝보다 1.3cm 아래에 위치하며 양쪽면은 가쪽 지지대에 부착한다. 앞가리개가 부착되어 있어 배의 내압을 올려 척주의 안정성을 증가시킨다. 일반적으로 스트랩은 3~4개를 부착하는데, 골반스트랩(pelvis straps)은 골반밴드 끝에, 가슴스트랩은 가슴밴드 또는 뒤쪽 지지대에 부착하며 그 중간에 허리스트랩을 부착한다. 키가 크거나 비만일 경우 스트랩을 좀 더 추가할 수 있다(그림 5-15).

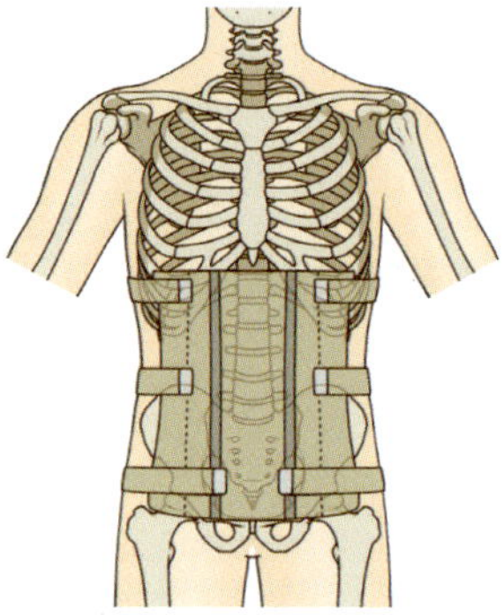

그림 5-15 배 지지대

2) 허리-엉치 보조기(lumbosacral orthosis, LSO)

(1) 체어백 보조기(Chairback orthosis)

밴드, 골반밴드, 2개의 뒤쪽 업라이트, 배 지지대로 구성되어 있으며, 뒤쪽 업라이트 아랫면은 골반밴드에 윗면은 등 밴드에 연결되어 있다. 배 지지대는 플라스틱 바나 금속 바가 추가되어 지지력을 증가시킬 수 있고, 벨크로, 후크 등을 이용하여 고정하거나 조일 수 있다.

몸통의 굽힘-폄 조절 보조기로 두 개의 3점압 원리에 의하여 운동을 조절한다. 첫째는 등 뒤에서 앞쪽으로 향하는 두 개의 힘, 즉 가슴우리밴드와 골반밴드의 힘과 앞에서 뒤쪽으로 향하는 하나의 힘, 즉 배 지지대 중앙점이 평형을 이루어 척추의 폄을 제한하고, 둘째는 앞에서 뒤쪽으로 향하는 두 개의 힘과 등 뒤에서 앞쪽으로 향하는 하나의 힘이 평형을 이루어 척추의 굽힘을 제한한다. 또한 코르셋이 체강내압을 증가시켜 척추사이원반으로 가는 부하를 주변의 물렁조직으로 분산시키고 허리앞굽음증을 감소시키며 시상면의 움직임을 제한하여 통증이 완화된다(그림 5-16).

적용대상은 요통 및 추간판탈출증 환자이며, 허리 중앙의 안정적인 비압박성

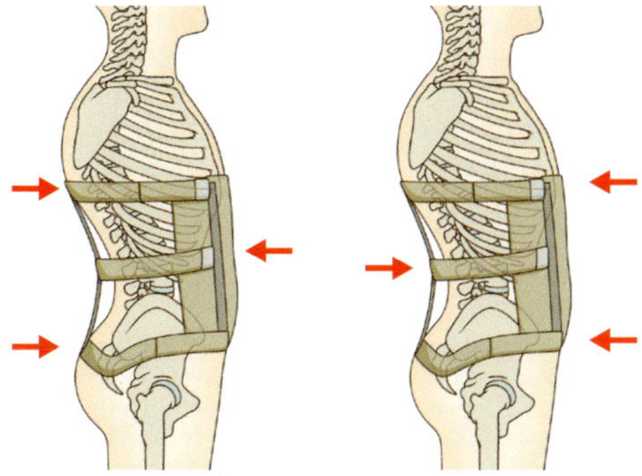

그림 5-16 체어백 보조기의 3점압 원리

골절의 경우 제한적으로 사용한다. 등허리골절과 허리엉치골절 시 등허리엉치 보조기가 더 효과적이다.

(2) 나이트 보조기(Knight orthosis)

골반밴드, 등 밴드, 뒤쪽 업라이트 2개, 가쪽 업라이트2개, 배 지지대로 구성되며, 체어백 보조기에 가쪽 업라이트가 추가된다. 배 지지대는 플라스틱 바나 금속바가 추가되어 지지력을 증가시킬 수 있고 가쪽 지지대의 아랫면은 골반밴드에 윗면은 가슴우리밴드에 연결되어 가쪽 굽힘을 효과적으로 제한할 수 있다.

앞쪽, 뒤쪽, 가쪽 움직임 조절을 위해 3점압 원리가 시상면과 이마면으로 적

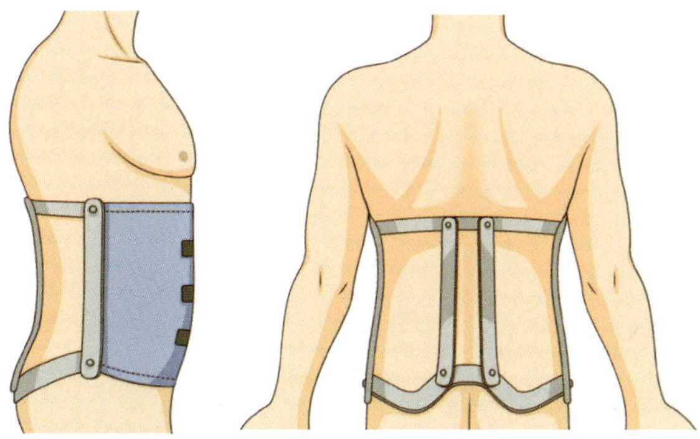

그림 5-17 나이트 보조기

용된다. 시상면의 3점압 원리는 체어백과 동일하며, 이마면에서는 척추의 외측 측면에서 주어지는 두 개의 힘, 즉 측면 골반밴드와 등 밴드의 힘과 반대되는 척추의 외측 측면에서 주어지는 하나의 힘, 즉 외측의 중앙점이 평형을 이루어 가쪽 굽힘을 조절한다(그림 5-17).

적용대상은 요통, 추간판탈출증 및 허리 중앙부위의 안정적인 비압박성 골절 등의 환자이다. 허리엉치골절 시 완전한 고정과 골반 조절을 할 수 있으며, 등허리골절 시에는 몸통돌림 제한이 효과적인 등허리엉치 보조기를 착용하여야 한다.

(3) 윌리엄 보조기(Williams orthosis)

등 밴드, 골반밴드, 2개의 가쪽 업라이트, 2개의 사선 가쪽 업라이트, 배 지지대로 구성되어 있으며, 가쪽 업라이트의 아랫면은 골반밴드에 윗면은 가슴우리밴드에 연결되어 있고, 사선 가쪽 업라이트의 아랫면은 골반밴드에 윗면은 가쪽 업라이트에 연결되어 있다.

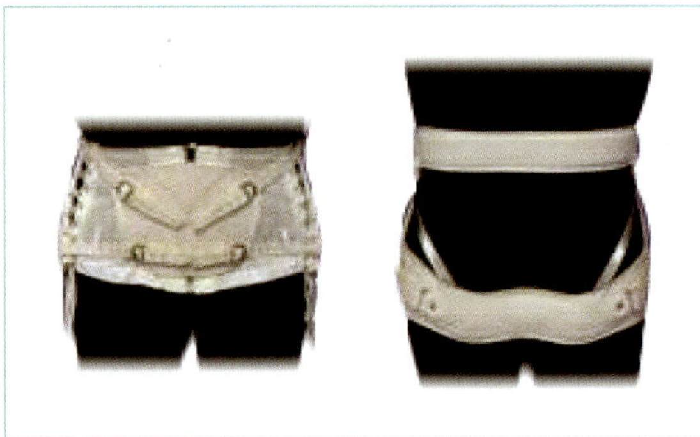

그림 5-18 윌리엄 보조기

한 개의 3점압 원리가 적용되어 등 뒤에서 앞쪽으로 향하는 두 개의 힘, 즉 등 밴드, 골반밴드의 힘과 앞에서 뒤쪽으로 향하는 하나의 힘, 즉 배 지지대 중앙점의 힘이 평형을 이루어 허리뼈의 폄을 제한하고 코르셋이 체강내압을 증가시킨다. 골반밴드는 비탄력성의 골반띠로만 연결되어 있고, 배 지지대가 코르셋 천으로 되어 있어 굽힘이 허용되므로 허리척주앞굽음증의 감소가 요구될 때 사용한다. 가쪽 업라이트 및 사선 가쪽 업라이트등의 지지로 몸의 가쪽굽힘을 제한한다(그림 5-18).

척추분리증, 척추전방전위증 등과 같이 척주앞굽음증을 교정하거나 감소시키기 위해 사용한다.

표 5-2 허리엉치 보조기 비교

보조기 종류	운동 제한(x), 운동 허용(o),	적용질환 및 특징
체어백 보조기	굽힘 x, 폄 x, 가쪽굽힘 o,	뒤굽음증
나이트 보조기	굽힘 x, 폄 x, 가쪽굽힘 x,	뒤굽음증, 옆굽음증
윌리엄 보조기	굽힘 o, 폄 x, 가쪽굽힘 x,	앞굽음증, 뒤굽음증

3) 가슴-허리-엉치 보조기(Thoracolumbosacral orthosis, TLSO)

(1) 테일러 보조기(Taylor orthosis)

골반밴드, 뒤쪽 업라이트2개, 어깨뼈사이밴드, 겨드랑이 띠 2개, 배 지지대로 구성된다. 뒤쪽 지지대의 아랫면은 골반밴드에 부착되어 있고 윗면은 어깨뼈가시의 높이까지 연장되어 있으며, 어깨뼈사이밴드로 고정한다. 겨드랑 띠는 지지대의 윗단에 부착하여 양쪽 어깨 앞으로 넘어가 앞가슴을 고정하고 다시 겨드랑이를 통과하여 어깨뼈 사이의 양쪽 끝에서 버클로 조여 맨다. 어깨뼈사이밴드를 길게 조절하면 힘의 방향을 앞쪽으로 이동시켜 척추뒤굽음증을 감소시킬 수 있다(그림 5-19).

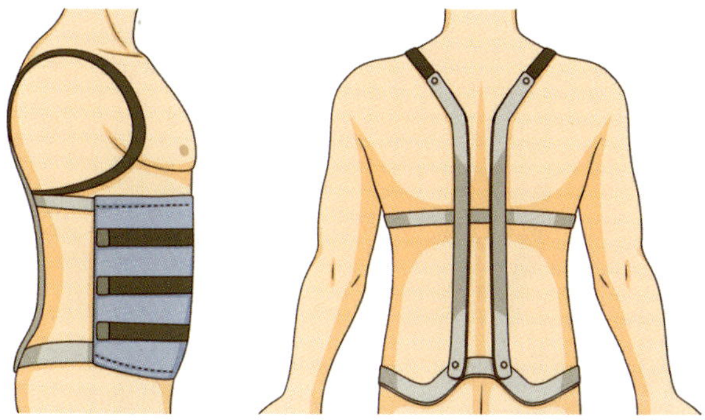

그림 5-19 테일러 보조기

시상면에서 두 개의 3점압 원리가 적용되며, 허리엉치보다 등허리 부위에 더 많은 힘을 가하게 되어 등허리뼈 부위에서 굽힘과 폄을 제한하고 체강내압을 상승시킨다. 그러나 등허리뼈 부위의 굽힘과 폄의 제한은 허리뼈 아래와 엉덩엉치 연접부에서 보상적 운동을 증가시킨다.

적용대상은 척추결핵 환자의 회복 시, 뒤굽음증 등의 기형 예방, 뼈엉성증 후 이차적 척추뒤굽음증 환자이며, 허리엉치 보조기에 비해 엉덩엉치 부위의 고정력이 부족하므로 쇼이에르만병(Scheuermann disease)과 같은 청년기의 척추뒤굽음증에는 착용을 금지한다.

(2) 나이트 테일러 보조기(Knight Taylor orthosis)

골반밴드, 뒤쪽 업라이트 2개, 어깨뼈사이밴드, 겨드랑이 띠 2개, 배 지지대, 가쪽 업라이트 2개, 가슴우리밴드로 구성되며, 테일러 보조기에 가쪽 업라이트와 가슴우리밴드가 추가된다. 가쪽 업라이트는 배지지대를 끈으로 조여 고정하고 가쪽 굽힘을 제한하며 어깨뼈사이밴드는 두 개의 뒤쪽 지주를 고정하고 겨드랑이 띠가 부착되어 있다(그림 5-20).

두 개의 3점압 원리에 의해 등과 허리의 시상면과 이마면에서의 움직임을 조절하고 코르셋에 의해 체강내압을 증가시킨다. 굽힘, 폄, 가쪽 굽힘 및 회전운동을 제한하며, 이것을 보상하기 위한 허리엉치 부위의 운동이 증가한다.

심한 근육 삠에 의한 통증, 등허리골절, 비수술적 안정적 골절 및 수술 후 보존적 치료 시에 사용되며 불안정성 골절은 착용을 금지한다.

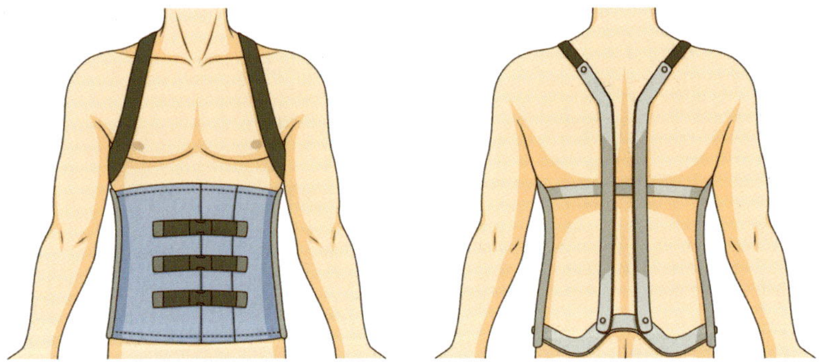

A 앞면　　B 뒷면

그림 5-20 나이트 보조기

(3) 카우혼 보조기(cowhorn orthosis)

뒤쪽 업라이트2개, 가쪽 업라이트2개, 골반밴드, 가슴우리밴드, 배 지지대, 빗장뼈밑 패드로 구성되어 있고 가슴우리밴드는 앞쪽과 위쪽으로 연장되어 빗장뼈밑 패드가 된다. 빗장뼈밑 패드로 인해 착용에 어려움이 있다(그림 5-21).

두 개의 3점압 원리가 적용되어 등뼈와 등허리의 시상면, 이마면에서의 움직임을 제한하고 코르셋에 의해 체강내압을 증가시킨다. 등허리뼈 부위의 굽힘과 가쪽굽힘 및 회전운동을 제한하나 허리엉치 부위는 보상작용으로 움직임

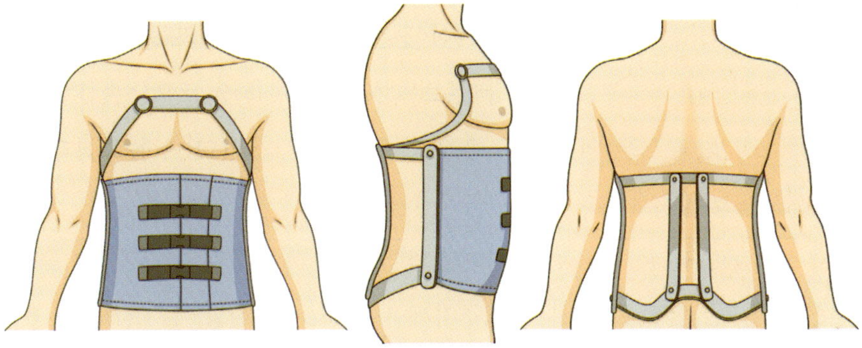

그림 5-21 카우혼 보조기

이 증가하고, 구조적인 형태에 의해 몸통의 폄은 허리뼈 부위에서만 제한되고 등뼈 부위에서는 허용된다. 등 밴드에서 시작되는 빗장뼈밑 연장부(subclavicle projection)에서의 대응압력으로 골반이 더욱 안정되어 돌림 움직임이 제한된다.

(4) 쥬엣 보조기, 캐시 보조기 (Jewett orthosis, Cruciform anterior spinal hyperextension, CASH orthosis)

척추골절 시 석고 고정을 위하여 개발된 보조기로, 앞면과 옆면이 금속이나 플라스틱 재질로 되어 있다. 사선 바, 가슴패드, 두덩뼈패드, 등허리패드, 가

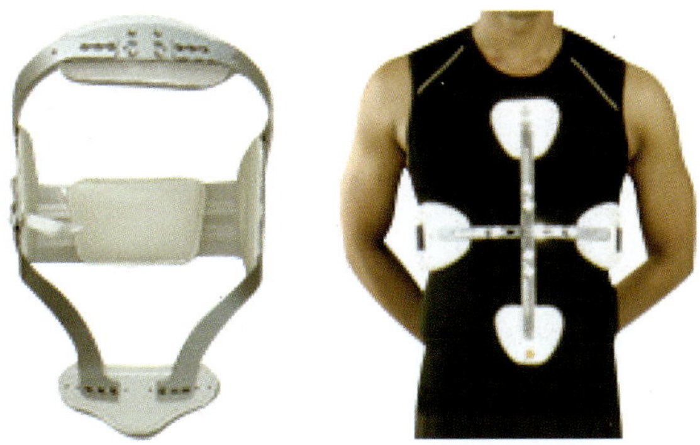

그림 5-22 쥬엣 보조기, 캐시 보조기

쪽패드 2개로 구성되며, 가슴패드는 복장패임(sternal notch)의 바로 아래에 오게 하고 두덩패드는 두덩뼈에 위치하며 두 패드는 지주에 의해 연결된다(그림 5-22).

한 개의 3점압 원리를 이용하며 뒤쪽으로 향하는 2개의 힘, 즉 가슴패드 F1, 두덩뼈패드 F3의 힘과 앞쪽으로 향하는 1개의 힘, 즉 등허리패드 F2의 힘이 등허리의 앞쪽굽힘을 제한하고 척추의 젖힘 상태를 유지시켜 척주앞굽이를 증가시킨다. 몸통 굽힘과 지나치게 펴진 자세는 패드로 조절할 수 있으며, 척추의 젖힘 상태는 가쪽굽힘과 돌림 움직임을 제한한다.

적용대상은 등허리뼈의 외상성 압박골절, 쇼이에르만병(Scheu-ermann disease), 가슴의 뼈엉성증성 척주뒤굽음증 환자이며, 척추의 폄을 제한해야 하는 불안정성 골절 및 척추전방전위증과 같은 질환은 사용을 제한한다.

(5) 플라스틱 몸통재킷 보조기(plastic body jackets orthosis)

모든 방향으로 움직임을 제한하고 고정하기 위해 사용되는 전체 접촉 재킷 형태의 보조기로, 환자가 서 있는 자세나 테이블에 누워 있는 자세에서 몸통을 석고로 본뜬 형태에 따라 열가소성 재료로 제작한다. 환자의 요구에 따라 목등허리엉치 보조기, 등허리엉치 보조기, 허리엉치 보조기 등의 기성품과 맞춤식의 다양한 디자인이 있으며 뒤통수 뼈와 아래턱까지 연장할 경우 밀워키 보조기와 같은 효과를 얻을 수 있다(그림 5-23).

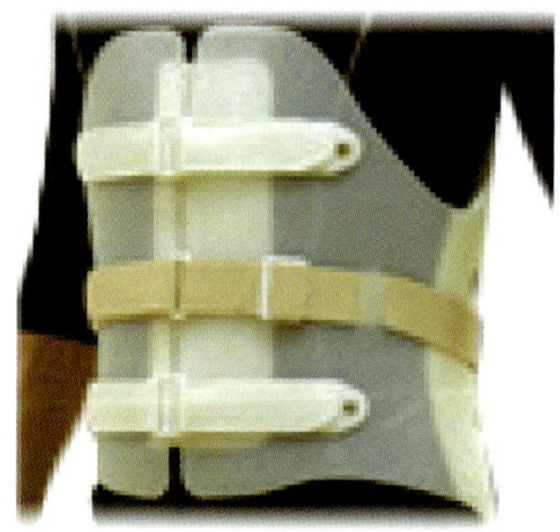

그림 5-23 플라스틱 몸통재킷 보조기

뼈가 돌출된 부위를 제외하고는 몸에 완전 밀착하여 척추의 정렬(alignment)을 유지하는 데 가장 효과적이며 굽힘, 폄, 가쪽굽힘 및 돌림 움직임을 제한한다.

요통, 추간판탈출증 및 디스크 수술, 외상성 골절 및 골절 수술, 척추융합술 후 또는 척추뼈의 압박골절 후에 척추를 최대한 고정하기 위해 사용한다. 과민성 피부질환이나 열감각성 피부는 완전 접촉 플라스틱 보조기 사용은 제한되며, 보조기 없이 앉을 수 없는 환자는 바로 누운 자세에서 착탈이 가능해야 하기 때문에 앞면과 뒷면이 분리된 양쪽 열림(bivalved) 모양의 형태로 제작할 수 있다.

표 5-3 가슴허리엉치 보조기 비교

보조기 종류	운동 제한(x), 운동 허용(o),	적용질환 및 특징
테일러 보조기	굽힘 ×, 폄 ×, 가쪽굽힘 ○,	앞굽음증, 뒤굽음증
나이트 테일러 보조기	굽힘 ×, 폄 ×, 가쪽굽힘 ×,	앞굽음증, 뒤굽음증, 옆굽음증
카우혼 보조기	굽힘 ×, 폄 ×, 가쪽굽힘 ×, 회전 ×,	앞굽음증, 뒤굽음증
쥬엣 보조기	굽힘 ×, 폄 ○,	자세 유지, 앞굽음증 증가
플라스틱 몸통재킷 보조기	등허리뼈의 운동을 최대한 제한 ·	

(6) 스파이노메드 척추 보조기(Spinomed spinal orthosis)

능동적인 조절을 하는 최신 등뼈 보조기로 등패드, 벨크로, 잠금벨트로 구성되어 배낭처럼 멜 수 있는 형태이다. 손으로 구부릴 수 있는 경량의 구조물을 조절해 자세의 개선에 따라 몸통변형에 맞게 조절할 수 있으며 기능적인 활동과 운동을 하는 동안 능동적인 자세교정을 자극하기 위한 피드백을 제공한다(그림 5-24).

척추뼈 엉성증 압박골절 환자의 등 폄과 복부근육을 강화시키고, 요통, 몸의 동요, 척주뒤굽음증을 감소시킬 수 있다.

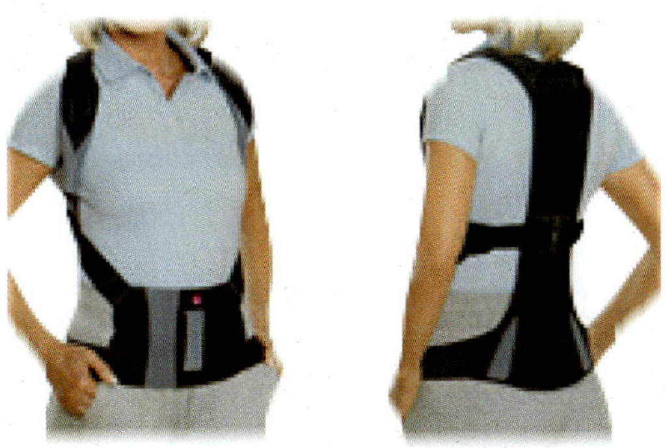

그림 5-24 스파이노메드 척추 보조기

3 척주옆굽음증 보조기(scoliosis orthosis)

척주옆굽음증은 척추가 가쪽으로 굽힘되고 동시에 척추와 가슴이 비틀려 시상면의 형상이 손상된다. 척추의 등뼈 뒤굽음의 감소와 허리뼈 앞굽음의 감소로 시상면에서의 굽이가 없어지고, 척추의 가쪽굽이와 척추뼈 몸통의 회전이 관상면에서 관찰되며, 갈비뼈의 돌출이 발생하는 질환이다. 척추가 왼쪽 또는 오른쪽으로 기울거나 돌아가 있으므로 골반이나 어깨의 높이가 서로 다르고 몸통이 한쪽으로 치우쳐 보이며, 이때 척추의 모양은 정면에서 보았을 때도 측면에서 보았을 때도 모두 틀어져 보인다. 이러한 척추의 비대칭성은 운동능력의 발달과 골반과 엉덩관절 같은 인접 관절의 기능에도 영향을 주고 자세조절의 이상을 일으킨다(그림 5-25).

척주옆굽음증은 여러 원인이 복합적으로 작용하여 발생하는 질환으로, 크게 척추에 구조적 변형이 있는 구조적 옆굽음증과 척추선에는 구조적 변화가 없고 척추 이외의 다른 원인에 의해 측만증이 발생한 비구조적 옆굽음증으로 나뉜다. 구조적 옆굽음증은 발생원인에 따라 특발성, 선천성, 신경근육성, 신경

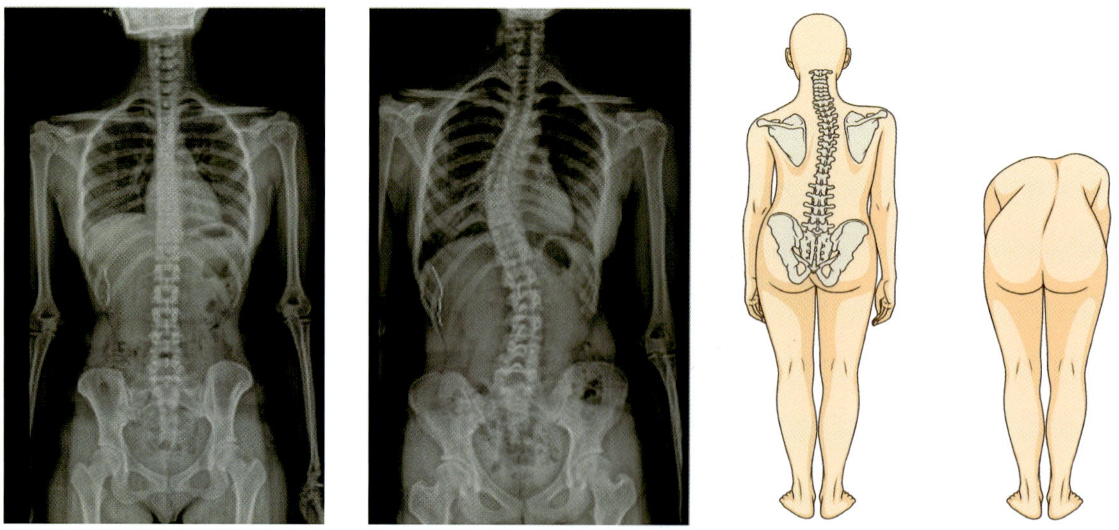

A 정상 B 척주 측만증 C 선자세 D Adam's test

그림 5-25 척주옆굽음증의 형태

섬유종성 옆굽음증으로 나뉘며, 그중 원인을 알 수 없는 특발성 척주옆굽음증이 전체의 80% 이상을 차지하고 있다. 특발성 척주옆굽음증은 굽이가 발견된 시점의 환자 나이에 따라 영유아기 평균 1~2세, 유아기 평균 4~6세, 사춘기 10~14세로 구분한다. 그중 가장 흔한 형태는 청소년기 특발성 척주옆굽음증이며, 발병률은 여아가 남아보다 4배 정도 높고 사춘기 평균 11~12세에 현저하게 발생한다. 청소년기의 척추굽이의 진행은 빠른 성장과 함께 악화될 가능성이 높기 때문에 척추의 성장방향을 조기에 전환시키기 위해 사춘기 조기에 보조기를 사용해야 하며, 조기에 적용된 보조기는 옆굽음증의 진행을 예방하고 현저한 교정효과를 얻을 수 있지만 보조기 적용이 늦어지면 효과가 미비하고 옆굽음증의 악화를 초래한다.

옆굽음증은 시상면에서 비정상적인 굽이가 유발되고 이마면에서 척추가 'C자형'이나 'S자형'으로 굽이를 보이며, 가로면에서 비정상적인 척추돌림을 유발시키므로 3차원적 척추기형이다. 가장 큰 형태의 굽이는 주 굽이라 불리는 단일의 C자 형태의 굽이로, 등 혹은 허리 부위에서 각각 발생한다. 굽이가 두 부분에 걸쳐 있을 때는 S자 형태의 굽이로 이중 주 굽이(double major curve)라 구분된다. 굽이의 첨부는 주 굽이에서 가장 많이 돌출된 척추뼈 몸통이 수직축에서 가장 많이 벗어나 있으며 몸통이 균형을 이뤄 정상 자세일 때 수직선은 C7의 가시돌기에서 제1엉치뼈의 가시돌기를 통과해야 하지만 비대칭성 척주옆굽음증은 몸통이 골반에 대해 가쪽으로 전이된 곡선을 보인다

굽이의 정도를 측정하는 대표적은 방법은 Cobb각 측정방법으로 X선 영상에서 굽이가 가장 큰 부분을 찾고 굽이가 시작되는 척추 근처에서 기울기가 가장 큰 척추의 상단과, 기울기가 가장 큰 아래 척추의 하단에 척추 종판과 평행한 각각의 선을 긋고 그 선에 수직선을 그어 2개의 수직선을 연결하여 만들어진 교차각을 측정한다(그림 5-26).

일반적인 치료의 적용은 Cobb각이 15° 미만이고 척추뼈 몸통의 회전이 없는 경우 운동치료를 적용하여 자세를 유지할 수 있는 근력을 강화시키고 Cobb각이 15°~20°이고 척추뼈 몸통의 회전이 있는 경우 운동치료와 척추뼈 몸통의 회

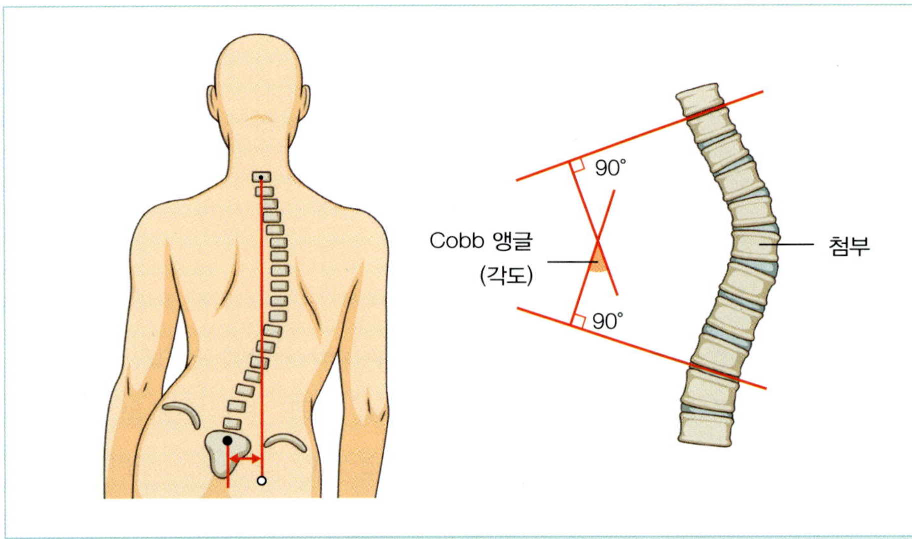

그림 5-26 척주옆굽음증의 가쪽 편위 정도와 cobb 측정법

전 경감을 위한 야간보조기 착용을 추가할 수 있다. Cobb각이 20°~25°에서 40°까지 진행된 옆굽이증에서는 보조기를 하루 16시간 이상 착용하고 집중적인 운동치료를 시행하여 수술이 필요한 상태가 되는 것을 예방하여야 한다. Cobb각이 40°를 넘어선 경우 외과적 수술이 권장되며 수술 이후에는 신체기능이 저하될 수 있다.

특발성 척주옆굽음증을 치료하는 보조기는 하루에 착용하는 시간과 양에 따라 주간용과 야간용으로 구분하기도 하며 주간용 보조기는 교정하는 힘의 적용 방식에 따라 능동적 보조기, 수동적 보조기, 동적 보조기로 구분하기도 한다. 대부분의 특발성 척주옆굽음증 보조기는 낮과 밤 동안 하루에 16~18시간에서 23시간 이상 착용하도록 권장하며, 야간용 보조기는 주당 5~7일 저녁시간부터 밤에 잠자는 동안에 하루 8~10시간 착용하도록 권장한다.

1) 목-등-허리-엉치 보조기 (cervicothoracolumbosacral orthosis, CTLSO)

(1) 밀워키 보조기(Milwaukee orthosis)

수동적이거나 능동적인 방법을 결합한 형태로 교정하는 보조기로, 최초의 옆굽음증 보조기를 목가슴허리엉치 보조기(CTLSO)라고 부른다. 골반부, 뒤쪽

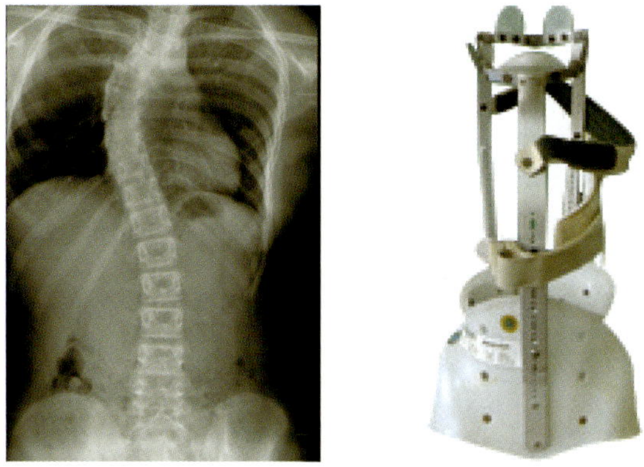

그림 5-27 밀워키 보조기

지지대 2개, 앞쪽 지지대 1개, 목링, 턱받침, 뒤통수뼈받침, 가슴우리패드로 구성되며, 골반부는 열가소성 플라스틱 재질로 제작한다. 골반 주위에 앞뒤로 세워진 3개의 지지대 위로 목링을 연결하고 목링 위에 턱받침과 뒤통수뼈받침을 연결하며, 가슴우리패드는 척추의 커브의 모양과 일치하게 만들어 적용한다(그림 5-27).

3점압 원리 및 대응압력의 원리가 적용되며, 오른쪽 가슴커브를 교정하기 위해 오른쪽 가슴커브에서 가해지는 한 점의 힘과 왼쪽 가슴부와 골반부 아랫면에서 가해지는 두 점의 힘이 적용된다. 대개 굽이의 첨부가 T7 이상인 척주옆굽음증에 효과적이며 성장기 아동의 20°~40°의 경하고 유연성 있는 굽이에서 가장 효과적이다.

적용대상은 원인불명의 옆굽음증 혹은 유연성의 선천성 척주옆굽음증, 쇼이에르만병(Scheuermann disease), 척주뒤굽음증 등에 사용되며 하루 23시간 이상 착용과 운동 치료가 병행되어야 한다.

2) 등-허리-엉치 보조기(Thoracolumbosacral orthosis, TLSO)

(1) 보스턴 보조기(Boston orthosis)

밀워키 보조기에서 개발된 최초의 등-허리-엉치 형태의 척주옆굽음증 보조기로, 수동적이거나 능동적인 방법을 결합한 형태의 교정하는 힘을 적용한다. 전방 후방 지지대와 목링이 없으며 골반밴드의 한쪽을 등뼈 부위까지 연장하여 주 굽이의 정점을 압박시키도록 구성된다. 대부분 폴리프로필렌 재질의 모듈이 다양한 크기로 미리 제작되어 있는 기성제품을 환자 체형에 맞게 다듬어서 사용하며 엉덩뼈 능선의 무늬는 골반에 대한 단단한 지지력을 제공한다(그림 5-28).

적용대상은 허리의 안정적 비압박성 골절 및 척추분리증 및 척추전방전위증, T7 이하의 등뼈나 등허리 부위의 척추 옆굽음증이나 뒤굽음증 환자이다.

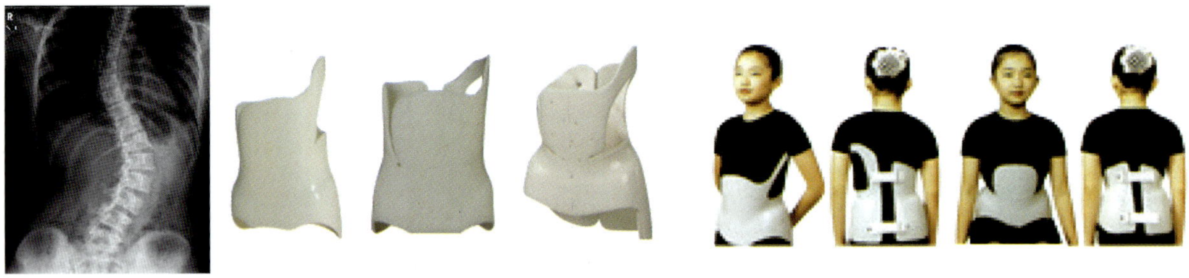

A T7 이하 척주옆굽음증 B 보스턴 보조기 C 적용 모습

그림 5-28 보스톤 보조기

	밀워키 보조기 (Milwaukee orthosis)	보스턴 보조기 (Boston overlap orthosis)
장점	• 아이들 성장에 따른 높이 조절이 가능하다. • 커브 변화에 따른 패드 조절이 가능하다. • T7 이상의 척추 커브에도 적용된다. • 신체에 밀착되는 부위가 적어 통기가 잘 되고 더운 날씨에 사용이 가능하다.	• 보조기 위에 옷을 착용할 수 있고 목뼈링이 없어 심리적 부담이 적다. • 어린아이들이 쉽게 적응할 수 있다. • 제작이 쉽다.
단점	• 턱받침이 있어 외관상 보기 흉하여 정신적으로 받아들이기 힘들다. • 입을 움직일 때 불편하다. • 제작이 어렵고 비싸다.	• 성장에 따른 높이 조절을 할 수 없다. • 보조기의 내부 순환장애 압박, 내부열 등으로 피부에 문제점이 생기기 쉽다. • 가슴우리가 원통형으로 되기 쉽다. • T7 이상의 척추 커브는 조절할 수 없다.

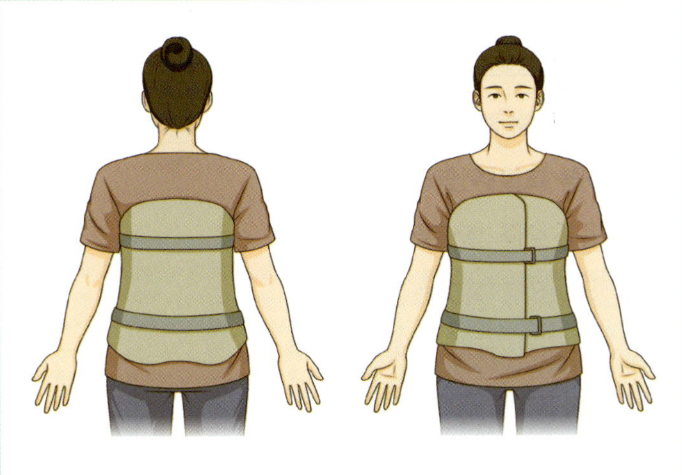

그림 5-29 윌밍턴 보조기

(2) 윌밍턴 보조기(Wilmington orthosis)

탄력성 있는 열가소성 플라스틱 재료로 만든 수동적인 등허리엉치 보조기(TLSO)로, 척추의 정렬을 바르게 조정한 상태에서 석고로 모형을 떠서 개인에 맞게 맞춤 제작한다. 보조기의 아랫부분은 넙다리큰돌기와 두덩뼈 결합부위에 위치하고, 윗부분은 겨드랑이 높이까지 연결된다(그림 5-29).

척추 전체에 대해 교정과 지지하는 힘을 가하며, 그 힘이 척추 전체에 분산되므로 부분적으로 가해지는 힘에 의해 생길 수 있는 욕창 발생률이 낮다. 그러나 호흡운동에 제한을 주어 식사를 충분히 하지 못하기도 하고 고온다습한 환경 시 보조기 착용이 어려운 문제점이 있다.

척주옆굽음증과 몸통 근력의 마비성 환자에게 적합하며, 조끼를 입고 벗기 쉽게 앞쪽이 열리게 되어 있다.

(3) 찰스턴 보조기(Charleston bending orthosis)

주로 야간에 착용하는 등허리엉치 보조기로서 환자가 서 있는 상태에서 척주옆굽음증의 볼록한 쪽으로 가쪽굽힘을 하는 동안, 즉 최대한 옆굽음증의 반대 자세로 유지하고 몸통의 주형을 본떠서 플라스틱으로 성형한다(그림 5-30).

일반 척주옆굽음증 보조기와 다르게 척주옆굽음증의 굽이에 대하여 반대쪽으로 과교정된 가쪽굽힘 위치에서 몸통이 위치하며, T7 이하의 단일 옆굽음증에

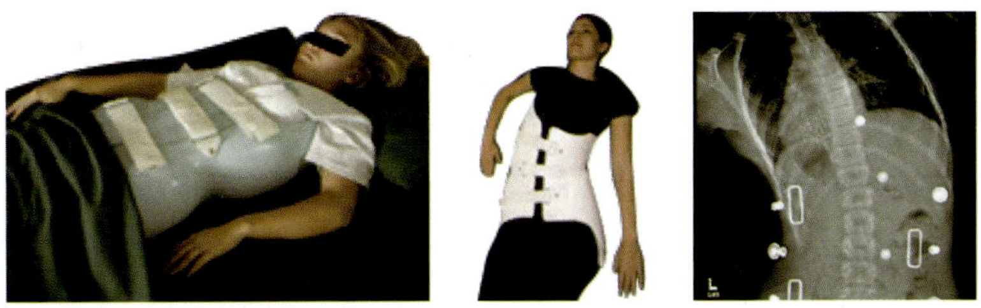

그림 5-30 찰스턴 보조기

효과적이다. 척주옆굽음증을 펴거나 과교정하는 역할을 한다.

(4) 스파인코 보조기(Spincor orthosis)

동적인 힘이 적용되는 섬유형 보조기로 플라스틱 골반바닥, 넙다리밴드, 샅고랑밴드, 조절이 가능한 탄력성 밴드, 직물조끼로 구성된다. 4개의 조절 탄성 밴드는 움직임이나 자세를 재교육하는 동안 자세를 유지하거나 척추기형을 개선하기 위해 동적으로 함께 작용하며, 최소 18개월 이상 하루 20시간 이상을 옷 속에 착용해야 한다. 중등도 이하의 특발성 척주옆굽음증인 어린아이의 치료에 사용된다(그림 5-31).

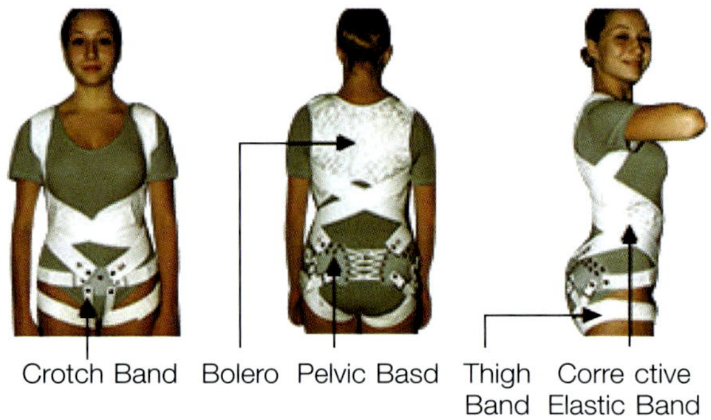

그림 5-31 스파인코 보조기

표 5-4 척주옆굽음증 보조기 비교

보조기 종류	착용시기	힘의 적용방식	적용 대상
밀워키 보조기	주간 및 야간	수동 및 능동	굽이의 첨부가 T7 이상인 척주옆굽음증
보스턴 보조기	주간 및 야간	수동 및 능동	굽이의 첨부가 T7 이하의 척주옆굽음증
윌밍턴 보조기	주간 및 야간	수동 적용	
찰스턴 보조기	야간	수동 적용	T7 이하의 단일 옆굽음증
스파인코 보조기	주간 및 야간	동적 적용	

4 목 보조기(cervical orthosis)

보조기는 목의 자세를 바르게 하여 목으로 전달되는 머리의 하중을 경감시키며 목의 운동을 제한하여 목의 안정성을 유지시킨다. 특히 목의 굽힘, 폄, 돌림, 가쪽굽힘 등을 제한하며, 착용자에게 목의 운동에 대한 경각심을 불러일으킨다.

보조기를 착용하면 목의 운동을 제한하여 물렁 조직의 치유를 돕고, 목근육을 이완시켜 통증을 경감시키며, 목의 견인으로 신경근 압박을 감소시키고 기형을 방지할 수 있다. 그러나 목보조기를 장기간 사용할 경우 근육의 약화 및 위축, 관절의 강직 및 구축, 심리적으로 보조기에 의존하는 마음이 발생하기도 한다. 또한 보행 시 에너지 소모량이 증가하며, 피부에 자극 등이 나타난다.

보조기의 종류와 재질, 적용방법에 따라 목의 운동제한 정도가 다르게 나타나므로 적용 및 제작 시 보조기의 생역학과 장단점을 잘 이해할 필요가 있다.

1) 칼라(collar)

보조기 중 가장 많이 사용하며, 목둘레를 감싸서 목의 운동을 제한한다. 재질에 따라 연성, 반경성, 경성으로 분류하며, 재료는 폴리에틸렌 폼(resilient polypropylene foam), 고무스펀지(sponge rubber), 펠트(felt), 판형 폴리에틸렌(rigid polypropylene sheeting) 등으로 높이를 조절할 수 있으며, 한 겹 또는 여러 겹으로 된 것도 있고 단단함의 정도도 다양하다.

목의 굽힘과 폄을 제한하고 목의 가쪽굽힘과 돌림 운동의 제한은 효과적이지 않으나 보조기 착용 시 정신적인 안정감과 편안함을 제공한다. 목 뒤에서 높이를 맞추어야 뒤통수뼈 아래가 편안해지며, 그 높이에 따라 목의 폄 및 젖힘에 저항하는 힘이 증가하여 운동을 제한하는 힘이 증가한다. 목의 굽힘을 제한하려면 턱받침을 붙여야 하며 목의 고정과 견인을 강화하기 위해서는 칼라의 높이를 조정할 수 있다.

환자가 편안하게 착용하려면 보조기와 환자의 목 형태가 일치하게 맞춤으로 제작하여야 하며, 너무 높은 압력이 가해질 경우 빗장뼈에 압박을 가할 수 있고 불편함을 호소할 수 있다.

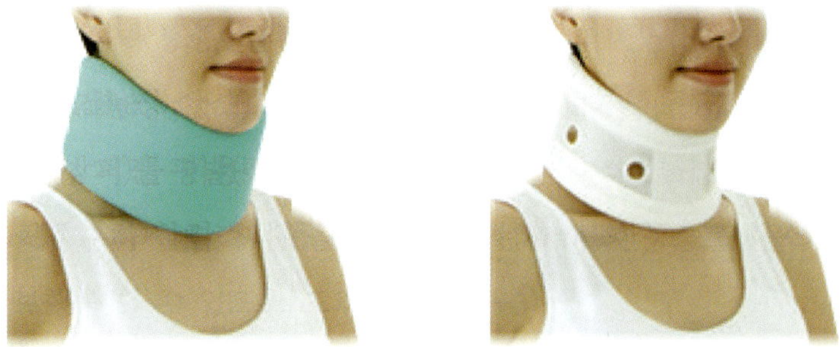

A 연성 칼라　　B 토마스 칼라

그림 5-32 연성 칼라와 토마스 칼라

(1) 연성 칼라(soft collar)

표면이 매끈한 천으로 덮인 발포 폴리우레탄으로 만들며 후방에는 벨크로 잠금장치가 있다. 연성 칼라는 주로 채찍질 손상이나 다른 의학적 질환에 의한 물렁조직 손상을 안정시키기 위해 사용하지만 모든 운동면에서 목뼈의 움직임을 완전히 제한하기 어려우며, 목에서 과도한 움직임이 발생하지 않도록 유도하는데 주된 역할을 한다.

(2) 토마스 칼라(Thomas collar)

토마스 칼라는 목의 연성 칼라에 플라스틱을 첨가하여 좀 더 견고하게 지지할 수 있는 목의 경성 칼라로 연성 칼라보다 목의 움직임을 보다 잘 제한한다(그림 5-32).

반경성 목칼라(Semirigidity collar)는 기본 칼라(basic collar)보다 머리와 목을 더 잘 받쳐주는 보조기로, 폴리에틸렌 폼 재질이다. 윗면은 턱 위와 뒤통수뼈, 아랫면은 가슴 위까지 연장되어 턱과 뒤통수를 지지한다. 전면과 뒷면 부분으로 분리되어 서로 맞물리도록 조여서 착용하며, 중앙에 플라스틱이 첨가되어 있어 좀 더 견고하게 지지할 수 있다.

(3) 필라델피아 칼라

주로 목디스크 수술후에 일정기간 동안 목의 운동을 제한 하기 위해서 사용하는 보조기로 목의 길이나 둘레의 사이즈에 크게 영향을 받지 않고 사이즈가 조절되는 기능이 있으나 재질이 스트로폼이라서 땀 흡수가 전혀 되질 않아 피부에 트러블을 일으켜 환자가 착용하는데 부담감을 줄 수 있다는 단점이 있다. 기본 칼라보다 목의 굽힘과 폄을 더 제한하지만 목의 가쪽굽힘과 돌림 제한은 부족하다. 앞쪽에 기관절개술(tracheostomy) 후 튜브 삽입이 가능한 개방부가 있다(그림 5-33). 비스타형 목 보조기, 마이애미 목 보조기 등 여러 종류가 있다.

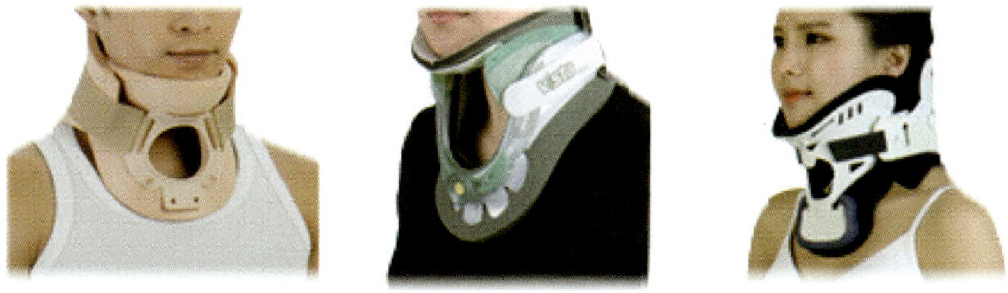

A 필라델피아형 B 비스타형 C 마이애미형

그림 5-33 기능성 칼라의 종류

2) 기둥형 보조기(post orthosis)

(1) 기본 기둥형 보조기(basic post orthosis)

기둥형 목등 보조기에는 기둥 2개, 기둥 3개, 기둥장치 4개의 세 유형이 있다. 2개 기둥 보조기는 전방과 후방중앙지주로 구성되어 굽힘과 폄을 제한하지만 가쪽굽힘과 돌림의 제한은 미비하며, 4개 기둥 보조기는 2개의 앞쪽 기둥이 가슴 앞쪽면인 가슴판 중앙에 부착되어 턱 받침과 연결되고 2개의 뒤쪽 기둥은 뒤쪽면인 어깨뼈사이판(inter-scapular plate) 중앙에 부착되어 뒤통수뼈 받침과 연결되므로 목의 가쪽굽힘과 돌림을 좀 더 제한할 수 있다. 턱받침과 뒤통수뼈받침은 스트랩으로 연결하며, 가슴판과 어깨뼈사이판은 어깨스트랩(shoulder strap)과 겨드랑스트랩(axillary strap)으로 연결하여 고정한다. 재질은 알루미늄을 사용하며 신체접촉 부위에는 플라스틱이나 가죽패드를 사용한다(그림 5-34).

기둥 보조기 중에서 대표적인 것은 SOMI 보조기와 예일 목-가슴-보조기가 있다.

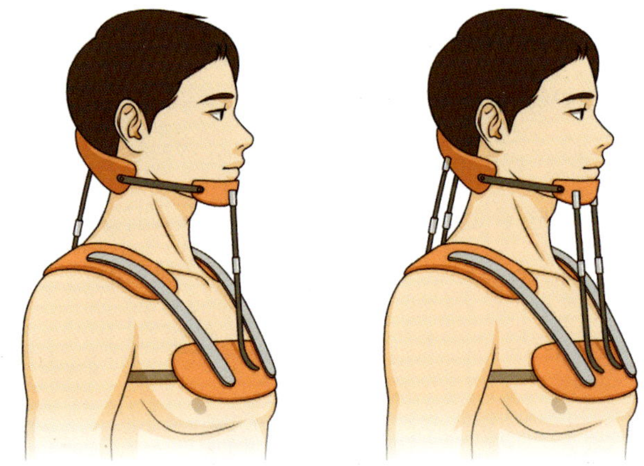

그림 5-34 기본 기둥형 보조기(basic post orthosis)

(2) 가슴-뒤통수-아래턱 고정 보조기 (Sterno-occipital mandibular immobilizer orthosis, SOMI)

전방 가슴에서 연장된 3개의 기둥이 있으며 플라스틱, 금속지지대, 가죽 등을 재료로 사용한다. 가슴판 중앙에 하나의 기둥이 턱받침과 연결되어 있고, 가슴판 양쪽 옆에 위치한 두 개의 기둥이 뒤쪽과 위쪽 방향으로 올라가 뒤통수뼈받침과 연결되며, 가슴판에서 착탈의가 용이하다. 후방에 가슴판이 없어서 침상에 누워 있는 환자가 좀 더 편안하게 적용할 수 있고, 특히 C4 이상의 척수손상 환자에게 목의 안전성을 제공한다(그림 5-35).

움직임의 제한은 기둥 보조기와 비슷하여 목의 굽힘, 폄 및 돌림과 같이 3면에서 움직임을 제한할 수 있으나 폄을 조절함에 있어서는 효과적이지 못하고 C1~C3의 굽힘을 제한하는 데 가장 효과적이다. 맞춤식 몸통재킷(body jacket) 보조기에 SOMI를 부착하면 몸통의 모든 방향의 움직임을 제어할 수 있다.

(3) 예일 목-가슴 보조기(Yale cervicothoracic orthosis)

변형된 필라델피아 칼라로 필라델피아 칼라에 플라스틱 지지대를 추가하여 연결한 보조기이다. 기둥보조기보다 턱받침과 뒤통수뼈받침이 길고 가슴 부위까지 연결되어 있어 목의 굽힘과 폄을 효과적으로 제한하며, 가쪽굽힘은 50%

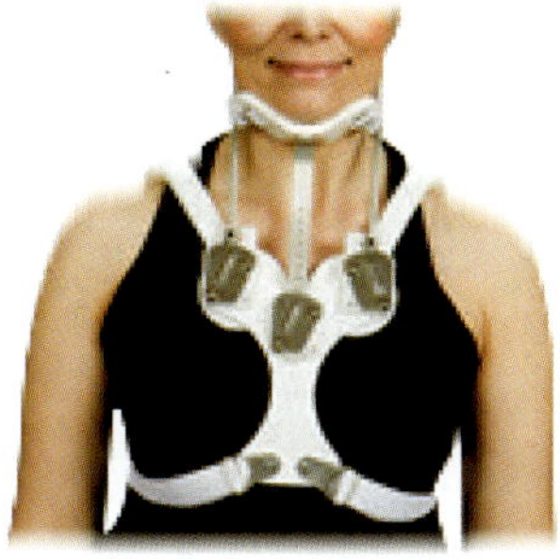

A 앞면

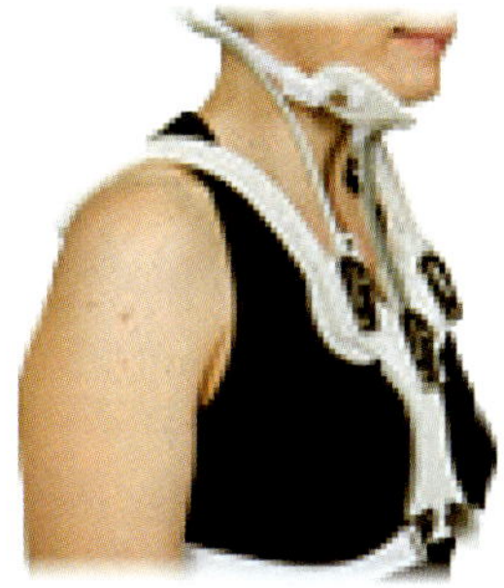

B 옆면

그림 5-35 가슴-뒤통수-아래턱 고정 보조기

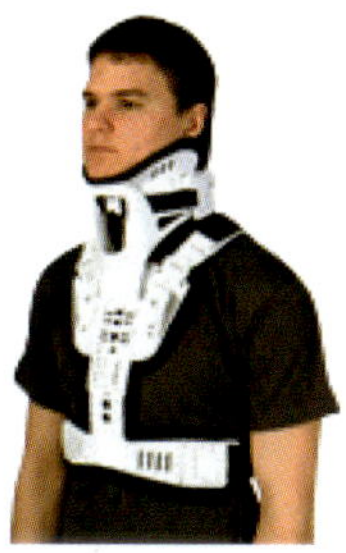

그림 5-36 예일 목-가슴 보조기

까지 제한된다. 일반적으로 C4 척수손상 이하의 환자나 척추 불안전성 환자에게 사용한다(그림 5-36).

3) 머리-목-등 보조기(head-cervico-thoracic orthosis)

목의 모든 움직임을 제한하는 비침습형 최대 고정 목 보조기이다. 재료는 반경성 재질로 플라스틱이나 가죽을 사용하여 제작한다. 열경화성 플라스틱이나 가죽으로 환자의 머리뼈와 몸통을 본뜬 석고틀 위에서 제작하는 방법과 저온 열가소성 플라스틱을 환자의 몸에 직접 적용하여 본을 떠서 제작하는 방법이 있으며, 가슴 아래로 연장하거나 골반 거들(girdle)을 만들어 목뼈와 등뼈의 움직임을 좀 더 제한할 수 있다(그림 5-37).

(1) 큐라스 형(cuirass type)

윗부분은 턱과 뒤통수뼈까지, 아랫부분은 어깨뼈아래각 또는 갈비뼈 아래까지 조절할 수 있으며, 몸 전체를 감싸는 형태이다. 화상이나 기운목으로 인한 목의 구축을 방지하기 위해 사용한다.

(2) 미네르바 형(minerva type)

윗부분은 이마밴드가 머리를 안정시키기 위해 뒤통수뼈 뒤쪽 전체를 감싸고 뒷부분은 뒤통수와 목뼈 등 뒤쪽 전체를 덮는 가공된 셸(shell)로 구성되고, 전방 부분도 아래턱뼈부터 갈비뼈 아래까지 연장되어 갈비뼈 아래를 감싸는 형태

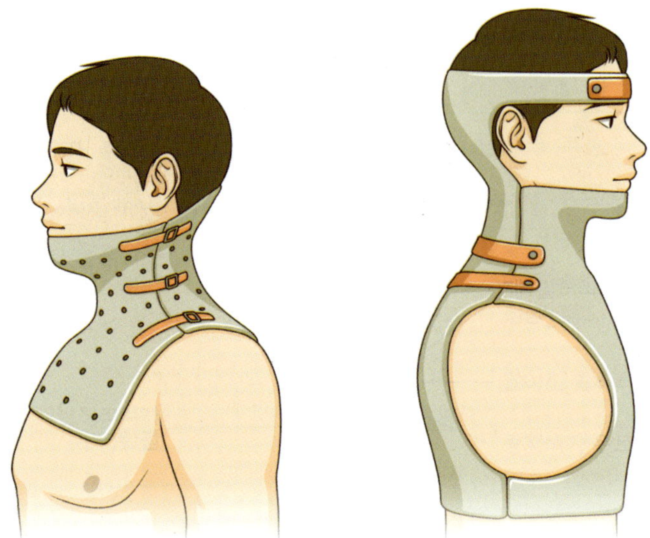

그림 5-37 머리-목-등 보조기

이다. 주로 목뼈 골절이나 최대의 고정을 필요로 할 때 사용하며, 비침습형으로 가볍고 편안하여 할로 목 보조기의 대용으로 많이 사용한다.

4) 할로 보조기(Halo orthosis)

목의 모든 움직임을 제한하는 최대 고정 목 보정기 중 하나로, 침습형이다. 할로 링(halo ring), 신연 막대(distraction rod), 어깨 바(shoulder bar), 고정부(fixation component)로 구성된다. 할로 링은 머리뼈 둘레를 감싸고 머리뼈 표면을 핀으로 고정하며 신연 막대는 할로 링과 어깨 바를 상하로 연결하며 길이를 조절할 수 있다. 고정부는 몸통재킷, 골반대, 골반 고정핀, 골반후프, 넙다리 고정핀, 캐스트로 대체할 수 있다(그림 5-38).

목보조기 중 목의 움직임을 가장 잘 제한하며 목뼈 골절 후에 머리와 목의 고정이 최대로 필요할 때 사용한다. 보조기 적용 시 척추의 안정화와 머리의 무게로 인한 목의 부하를 감소시키는 견인력이 발생한다. 머리뼈 부위의 고정이 헐거워지면 목의 통증, 삼킴장애 및 마비의 진행 등이 나타날 수 있으며 보조기를 착용하고 물리치료를 받을 수 있다.

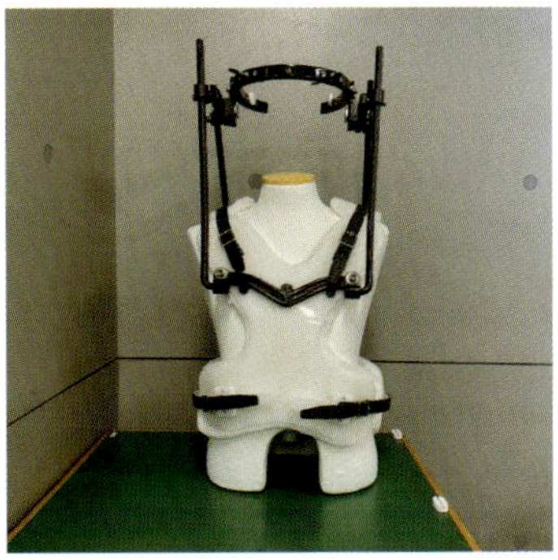
A 침습형

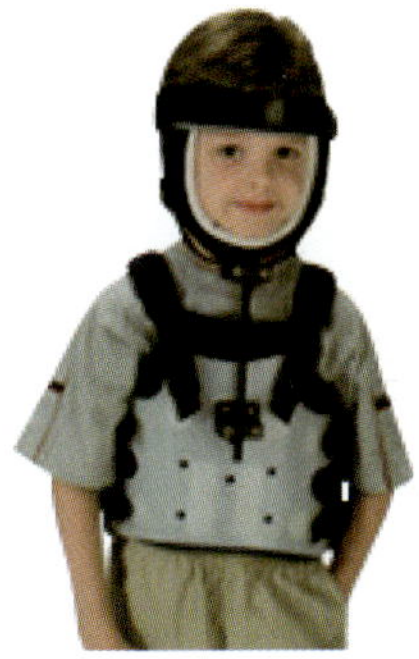
B 비침습형

그림 5-38 할로 보조기

비침습형 할로 목 보조기는 핀 없이 머리에 이마밴드를 부착하는 형태로 미끄러지지 않는 실리콘 라이닝 할로 링을 사용한다. 선천성 근육성 사경 이완술 후, 고리뼈 중쇠뼈 돌림성 아탈구 정복술 후의 목의 고정과 종양 제거, 치아돌기의 골절 및 신경학적으로 손상되지 않고 최소한의 전위된 목뼈 골절을 가진 성인에 사용하며 머리의 가쪽굽힘과 돌림을 조절하는데 효과적이다.

6
CHAPTER

소아질환에 사용되는 보조기

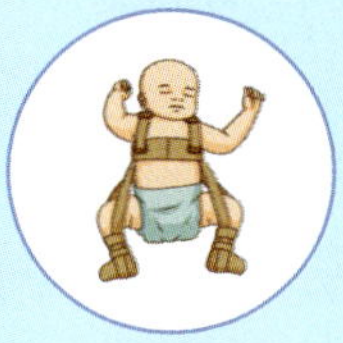

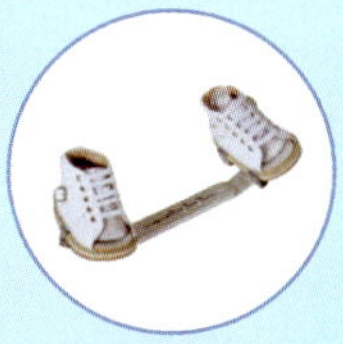

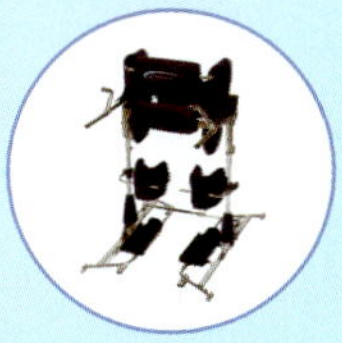

학습목표

1. 발달성 엉덩관절 형성이상에 적용되는 보조기의 종류와 기능에 대해 설명할 수 있다.
2. 레그-깔베-페르테스병에 적용되는 보조기의 종류와 기능에 대해 설명할 수 있다.
3. 다리 축 회전 변형에 적용되는 보조기의 종류와 기능에 대해 설명할 수 있다.
4. 소아 하반신마비에 적용되는 보조기의 종류와 기능에 대해 설명할 수 있다.
5. 소아 뇌성마비에 적용되는 보조기의 종류와 기능에 대해 설명할 수 있다.
6. 화상보조기의 종류와 기능에 대해 설명할 수 있다.

핵심용어

- 데니스브라운보조기(Denis Browne orthosis)
- 레그-깔베-페르테스병(Legg-Calve-Perthes disease)
- 발달성 엉덩관절 형성이상(developmental dysplasia of the hip)
- 로젠 보조기(Von rosen orthosis)
- 스콧크레그보조기(Scott-craig orthosis)
- 일펠드 보조기(Ilfeld orthosis)
- 토론토보조기(Toronto orthosis)
- 파라포디움(parapodium)
- 파브릭하니스(Pavlik harness)
- 프레이카베개형보조기(Frejka pillow orthosis)

1 발달성 엉덩관절 형성이상(Developmental dysplasia of the hip)

1) 개요

발달성 엉덩관절 형성이상은 소아의 엉덩관절 질환 중 가장 흔하며, 이것은 넙다리뼈와 절구의 비정상적인 구조로 인한 엉덩관절의 탈구 또는 아탈구, 불안정한 상태를 특징으로 한다(그림 6-1).

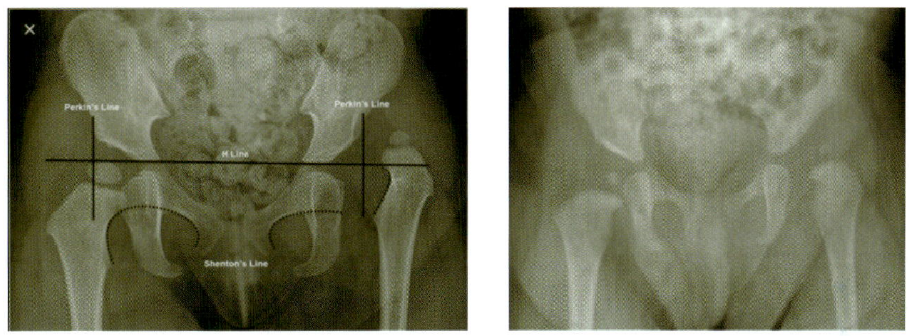

그림 6-1 발달성 엉덩관절 형성이상(Developmental dysplasia of the hip)

엉덩관절을 구성하는 넙다리뼈와 절구 사이의 접촉을 충족하지 않는다면 정상적으로 발달할 수 없기 때문에, 소아에게서 엉덩관절 탈구가 발생하였을 경우 넙다리뼈 머리의 뼈끝과 절구의 발달을 잘 살펴봐야 한다. 또한 탈구에 대한 정복(reduction)과 동시에 넙다리뼈와 절구 사이의 접촉을 최대한 정상적으로 만들어 주는 것이 매우 중요하다.

발달성 엉덩관절 형성이상은 둔위태향, 쌍둥이, 양수과소증 (oligohydramnios) 등이 원인이며, 증상으로는 유아기 엉덩관절 운동제한, 하지 길이 차이, 넙다리 부위의 좌우 비대칭, 보행 시작 후 파행 등이 나타난다.

진단 방법으로는 신생아기에는 도수 정복시 느껴지는 클릭으로 진단하고, 유아기에는 운동범위제한, 다리길이 차이를 갈리아치 검사(Galeazzi test)로 확인하여 알 수 있다(그림 6-2). 넙다리뼈머리를 엉덩관절에 유지할 수 있도록 고정하는 보조기를 사용한다.

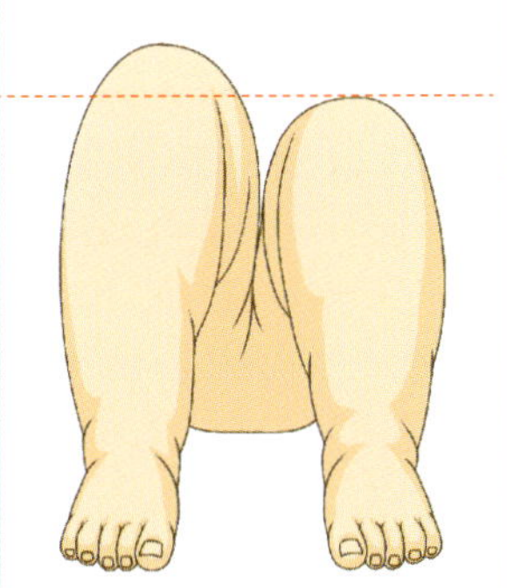

그림 6-2 Galeazzi test

2) 엉덩관절 보조기 종류

(1) 파브릭 하니스(Pavlik harness)

1944년 아놀드 파브릭(Anold Pavlik)이 처음 사용하였으며 엉덩관절의 선천적 탈구 또는 아탈구, 엉덩관절 형성이상에 적용되는 보조기로, 생후 8개월 이하의 어린아이에게 가장 효과가 있으며 일반적으로 1세 이하의 어린아이까지 사용하고 있다. 착용시 엉덩관절 굽힘, 벌림, 바깥돌림과 무릎관절 굽힘 동작을 취하게 되는 개구리다리 자세(frog leg position) 형태가 보여진다.

가슴 띠(chest strap)와 어깨 띠(shoulder strap), 두 개의 다리 띠(leg strap)으로 구성되고 앞쪽 띠는 발의 안쪽에서 가슴 띠와 연결되며, 뒤쪽 띠는 발의 가쪽에서 무릎관절과 엉덩관절을 지나 어깨 띠와 연결된다(그림 6-3).

파블릭 하니스는 동적 보조기(dynamic orthosis)로 엉덩관절의 움직임을 방해하지 않으며, 부모들이 쉽게 사용할 수 있다는 장점이 있다. 연구 결과에 따르면 역학적인 최대 이점을 얻기 위해 앞쪽 띠의 버클이 가슴 앞쪽의 겨드랑이와 일직선이 되는 곳에 오도록 해야 앞쪽 띠로 엉덩관절을 굽힘 시킬 수 있고, 버클로 엉덩관절을 90~110° 굽힐 때까지 조일 수 있다. 또한 앞쪽 띠는 90~110° 이상 엉덩관절이 펴되는 것을 방지할 수 있는데, 너무 심한 굽힘은 넙다리신경 압박이나 아래쪽 탈구 등을 유발하기 때문에 주의해야 한다.

발의 바깥쪽에서 시작되는 뒤쪽 띠를 팽팽하게 조이면 엉덩관절의 벌림을 방지할 수 있지만 엉덩관절을 30° 벌림 상태로 유지하는 것이 바람직하며, 그 이상 조이게 되면 움직임이 제한되어 불편할 수 있다.

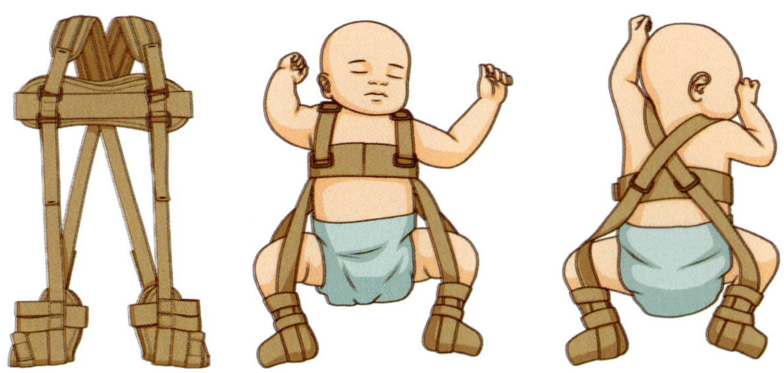

그림 6-3 파브릭 하니스(Pavlik harness)

앞쪽 띠와 뒤쪽 띠를 엉덩관절이 움직여지지 않도록 너무 꼭 조여서는 않되며, 하니스의 구조가 부적당하거나 너무 꽉 조이게 되면 혈액순환과 움직임을 제한 할 수가 있어 주의 하여야 한다.

하니스를 착용하고 4~6주 간격으로 방사선촬영(X-ray)을 하여 넙다리뼈머리의 뼈끝과 절구가 정상적으로 발달되고 있는지를 관찰해야 하며, 방사선검사 소견과 이학적 검사 소견상 엉덩관절이 완전히 정상으로 되었다고 판정되었을 때부터 착용하지 않아도 된다.

엉덩관절 탈구에 대한 착용기간은 약 5~11개월, 엉덩관절 형성이상은 약 3~6개월 정도가 소요된다.

(2) 리노크루져 엉덩관절 벌림 보조기(Rhino Cruiser hip abduction brace)

파브릭 하니스를 착용하지 못하는 생후 약 9~24개월 사이의 걸어 다니는 어린아이들을 대상으로 보행에 제한 없이 엉덩관절의 벌림 상태를 고정시켜 주는 단단한 플라스틱 형태의 보조기이다(그림 6-4).

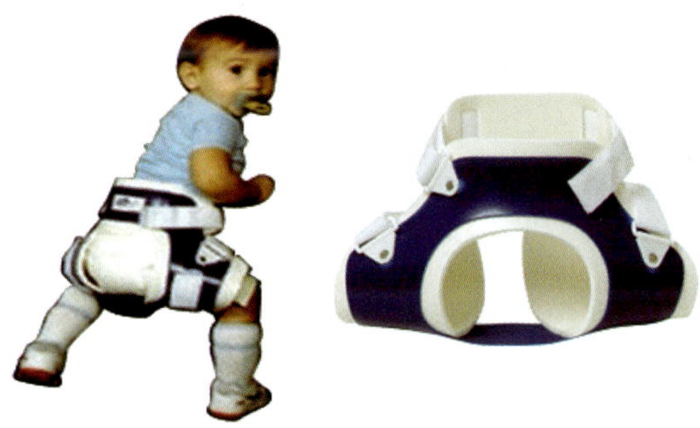

그림 6-4 리노크루져 엉덩관절 벌림 보조기

(3) 폰로젠 보조기(Von Rosen orthosis)

폰로젠 보조기는 플라스틱 프레임(plastic frame) 또는 고무로 감싼 얇고 유연성이 있는 알루미늄으로 제작되어 정적인 자세를 유지시켜 주는 보조기로, 1세 이상의 아동에게 적합하다.

보조기는 H자 모양으로 두 개의 수직 구조물과 중간 부위의 몸통 뒤쪽에 한 개의 수평 구조물로 고정되어 있으며, 보조기의 위쪽은 아이의 양쪽 어깨 위를 감싸고, 아래쪽은 양쪽 엉덩관절을 굽힘과 벌림 상태로 유지시킨다.

초기에는 스트랩이 없었으나, 최근에는 허리 스트랩으로 몸통을 고정시키고 두 개의 수직으로 연결된 스트랩으로 엉덩관절을 굽힘과 벌림상태로 유지시킨다. 보조기를 착용한 후에는 교정 자세가 잘 유지되는지를 확인해야 하며 합병증이 일어나지 않도록 주의해야 한다(그림 6-5).

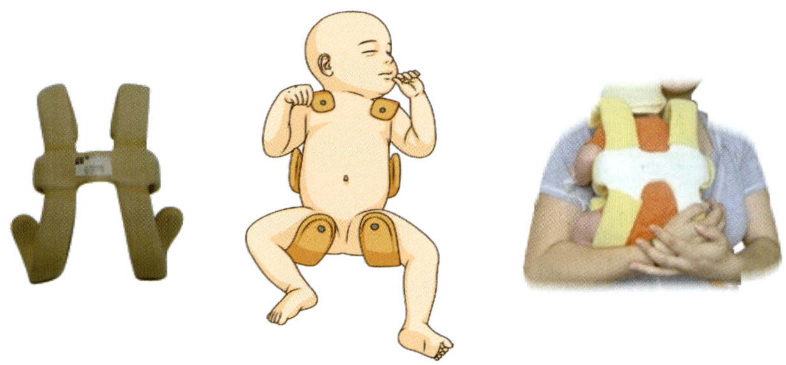

그림 6-5 **폰로젠 보조기**

(4) 일 펠드 보조기(Ilfeld orthosis)

펠드 보조기는 주로 수술 후 엉덩관절을 벌림 상태로 유지시킬 때 사용되고, 크로스 바(cross bar)에 유니버셜 조인트(universal joint)로 연결된 두 개의 넙다리 커프(thigh cuff)로 구성된다(그림 6-6).

양쪽의 넙다리 커프에 연결된 크로스 바의 길이를 조절하여 엉덩관절의 굽힘과 벌림을 조절할 수 있고, 넙다리 커프는 벨크로를 사용하여 보조기를 쉽게

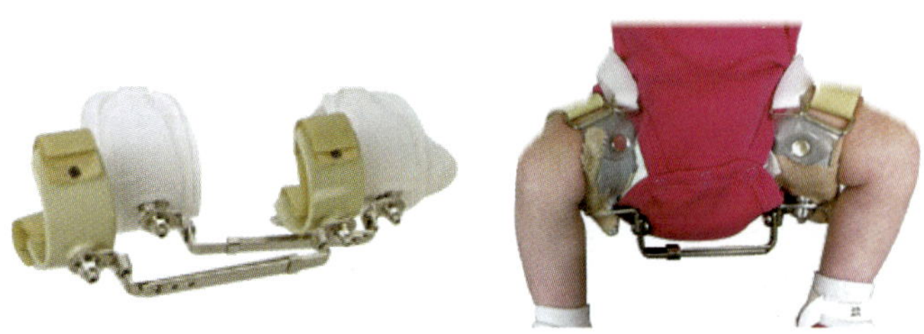

그림 6-6 **일펠드 보조기(Ilfeld orthosis)**

착용할 수 있는데 좀 더 확실한 고정을 위해 허리밴드를 부착하여 사용하기도 한다.

(5) 프레이카 베개형 보조기(Frejka pillow orthosis)

프레이카 베개형 보조기는 최대한 엉덩관절을 벌림자세로 양쪽 넙다리를 유지시키는 보조기로써 비용이 저렴하다는 장점이 있으나 파브릭 멜빵을 사용하는 것이 더욱 효과적이다. 또한 넙다리뼈를 제 위치에 바로 고정하기 위한 엉덩관절 굽힘 상태를 유지할 수 없기 때문에 엉덩관절의 선천성 아탈구나 탈구를 치료하는 데는 부적합하다.

솜을 넣어 만든 베개에 어깨 스트랩(shoulder strap), 허리 스트랩(waist strap)으로 연결되어 있고, 어깨 스트랩과 허리 스트랩으로 베개를 고정하고 엉덩관절을 벌림 상태로 유지시키며, 베개 덮개 부위는 단추로 열고 닫아 방광 및 배변관리를 할 수 있다(그림 6-7).

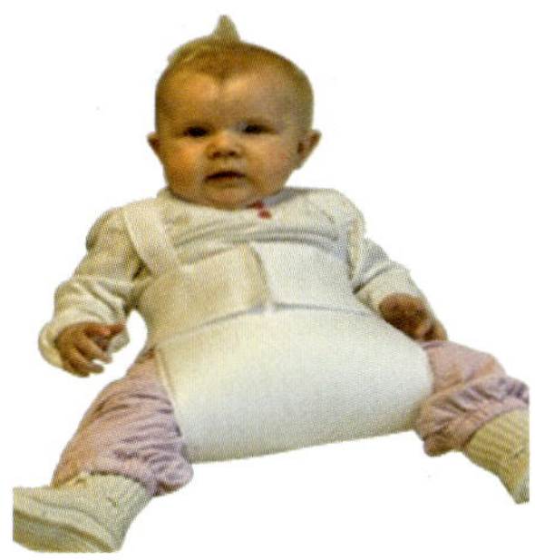

그림 6-7 프레이카베개형보조기(Frejka pillow orthosis)

2 레그-깔베-페르테스병(Legg-Calve-Perthes disease)

1) 개요

레그-깔베-페르테스병은 소아의 넙다리뼈머리에서 혈액공급의 차단으로 일어나는 원발성 넙다리뼈머리 무혈성 괴사로, 일반적으로 4~8세경 발생한다. 이 질환은 넙다리뼈의 성장이 멈추면서 연골밑 골절이 시작되고 점차적으로 골화가 이루어지게 되는데, 만약 넙다리뼈머리가 절구와 일치하지 않은 상태로 뼈되기가 이루어지면 속발성 퇴행성 관절염으로 발전될 가능성이 있다.

치료 접근은 넙다리뼈머리가 절구내에 잘 유지할 수 있도록 엉덩관절을 벌림 및 안쪽돌림시킬 수 있도록 해야 한다.

페트리에(Petrie)와 비텐치(Bitenc)는 엉덩관절을 45° 벌림하고 20° 안쪽돌림한 상태에서 양쪽 다리의 무릎을 약간 구부려 석고붕대를 하여 넙다리뼈 뼈끝 부위를 고정시키려고 시도하였는데, 그 후에 이러한 원리를 이용하여 다양한 보조기가 개발되었다(그림 6-8).

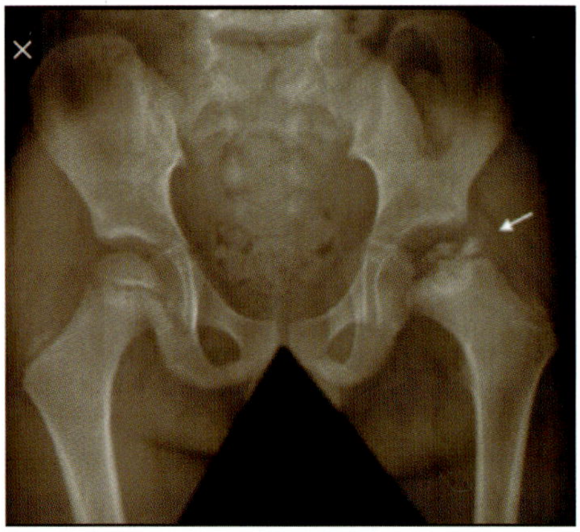

그림 6-8 레그-깔베-페르테스병(Legg-Calve-Perthes disease)

2) 보조기 종류

(1) 토론토 보조기(Toronto orthosis)

토론토 보조기는 엉덩관절벌림보조기(hip abduction orthosis)라고도 하며, 양쪽 엉덩관절을 45° 벌림과 20° 안쪽돌림 상태로 절구 내에 넙다리뼈머리를 유지시켜준다. 이 상태에서 엉덩관절과 무릎관절을 움직일 수 있으며, 크러치를 사용하여 걸을 수도 있다.

2개의 넙다리 커프(thigh cuff)와 삼각형의 금속 프레임(frame), 유니버셜 조인트(universal joint)에 연결된 가로 막대(transverse bar)로 구성되며, 가로 막대를 환자의 구두에 부착한다

2개의 넙다리 커프(thigh cuff)는 삼각형의 금속 프레임(frame)에 부착되어 있고, 벌림 각도는 프레임에 의해 형성되며, 가로 막대(transverse bar)는 양쪽 엉덩

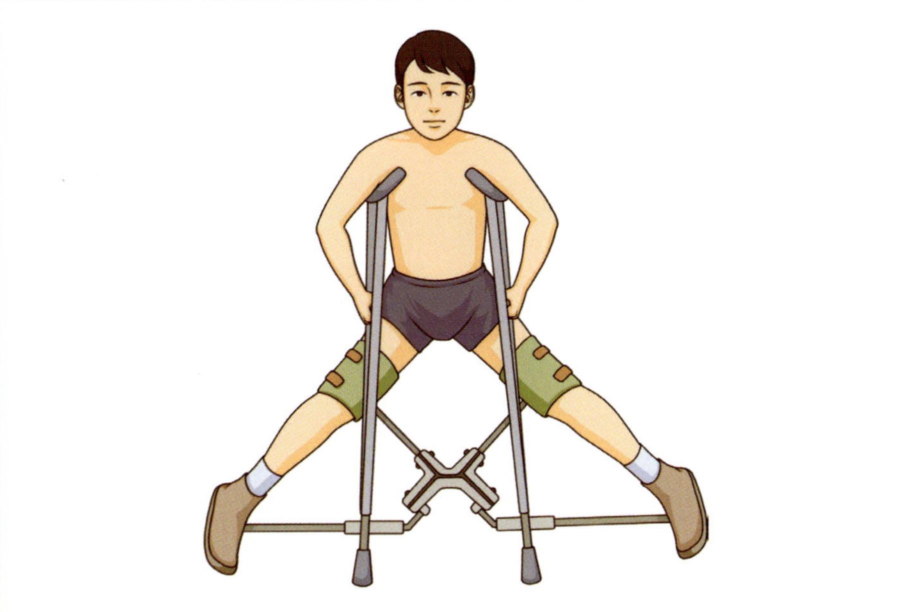

그림 6-9 **토론토보조기(Torontoorthosis)**

관절을 45° 벌림 시킨 상태로 유지시킨다. 구두의 바닥은 지면에 대하여 발목관절과 목말밑관절의 정렬을 올바르게 하기 위해 삼각형 형태의 블록(foot block)을 사용한다.

크러치를 사용하여 걸을 때에는 보조기 앞쪽에 양쪽 크러치를 놓거나, 아니면 한쪽 크러치는 앞쪽에, 다른 크러치는 뒤쪽에 놓고 걸을 수 있다(그림 6-9).

어린아이가 바닥에 앉을 때 만능관절(universal joint)이 엉덩관절을 가쪽으로 돌림하기 때문에, 환자나 보호자에게 엉덩관절의 안쪽돌림 상태를 유지할 수 있도록 주의해야 한다.

(2) 뉴잉턴 보조기(Newington orthosis)

토론토 보조기와 마찬가지로 절구내에 넙다리뼈머리를 유지하기 위해 양쪽 엉덩관절을 45° 벌림과 20° 안쪽돌림 상태로 유지시킨다. 이 보조기는 엉덩관절의 운동은 허용하나 무릎관절의 운동은 허용하지 않는다.

금속 재질의 프레임(frame)에 부착된 넙다리 커프(thigh cuff) 및 무릎 받침(knee shell)과 지면에서 45° 경사지게 만든 발판(foot plate)으로 구성된다(그림 6-10).

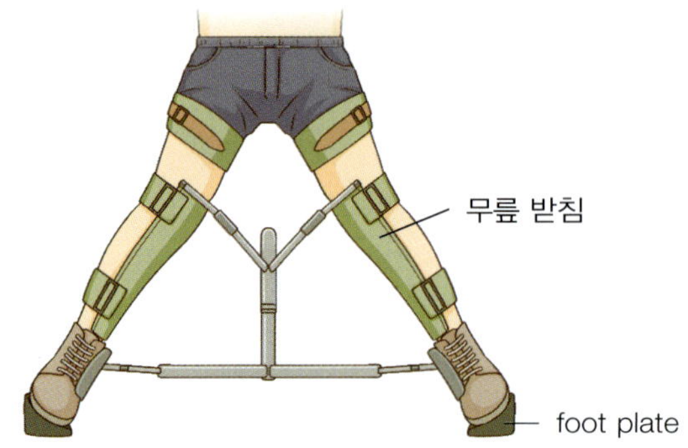

그림 6-10 뉴잉턴 보행 벌림 보조기

엉덩관절 벌림과 안쪽돌림 상태로 유지하면서 엉덩관절의 움직임은 허용되나 무릎관절은 무릎 받침(knee shell)으로 약 10° 굽힘 상태로 유지되며 움직임을 허용하지 않는다. 크러치를 사용하여 보행할 경우 크러치를 앞쪽에 또는 앞뒤로 위치하여 사용할 수 있다.

보조기를 벗은 다음에는 운동을 해주어야 무릎관절이 경직(stiffness)되는 것을 방지할 수 있다.

(3) 삼변형 벌림 보조기(Trilateral abduction orthosis)

삼변형 소켓 엉덩관절 벌림 보조기는 한쪽 엉덩관절 넙다리뼈머리에 질환이 있는 경우 엉덩관절 벌림 상태에서 궁둥뼈거칠면(ischial tuberosity)에 체중부하를 할 수 있도록 제작된 보조기이다.

플라스틱 재질의 장사방형(quadrilateral)소켓 브림을 사용 하여 궁둥뼈거친면(ischial tuberosity)을 지지하여 엉덩관절의 체중지지를 감소시켜주며, 안쪽의 지지대는 지면까지 수직으로 뻗어 엉덩관절을 벌림 상태로 유지하고, 보조기의 체중부하를 받는 바닥면의 쐐기를 조절하여 엉덩관절의 안쪽돌림을 조절할 수 있다. 지지대에는 무릎관절 높이에서 링로크(ring lock)를 장착하고 스티렙(stirrup)을 구두에 달아 금속 바(steel bar)에 연결한다. 발목관절과 발 부위에 스프링을 장착하여 구두 부착물과 구두 바닥이 직접 바닥에 닿지 않도록 수정된 패턴 보텀(patten bottom)을 사용하여 체중이 지면에 지지될 수 있도록 한다(그림 6-11).

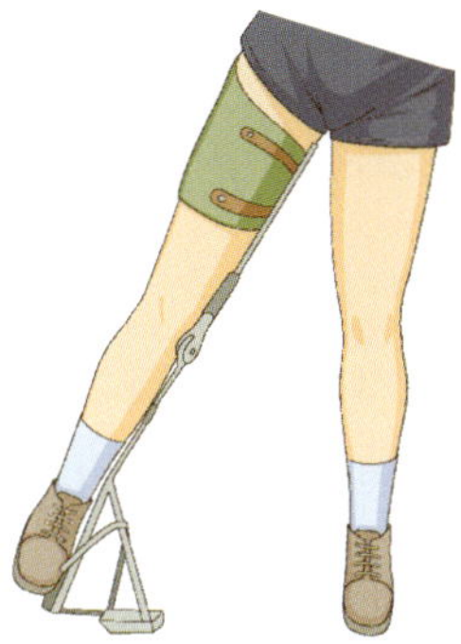

그림 6-11 삼변형 벌림 보조기(Trilateral abduction orthosis)

정상쪽 다리의 신발 높이를 7~8 cm 정도 높이면 보행 시 손상쪽 다리를 들어 올리기가 쉬워지고 몸통의 균형도 유지하기가 쉬워진다. 보조기를 착용한 후 손상쪽 다리에 완전히 체중을 주고 방사선촬영(X-ray)을 하여 넙다리뼈머리의 뼈끝과 절구가 정상적으로 정복되고 있는지를 관찰해야 하며, 엉덩관절의 모음 구축이 나타나는지 살펴보아야 한다.

(4) 스코틀랜드식 보조기(Scottish rite orthosis)

스코틀랜드전례보조기는 레그 깔베 페르데스 병의 기형을 방지하기 위해 엉덩관절의 절구 내에 넙다리뼈머리가 잘 유지되도록 하면서 엉덩관절을 움직일 수 있도록 고안되었다. 뉴잉톤 보행 벌림 보조기보다 가볍고 움직임이 덜 제한적이며, 엉덩관절 선천성 탈구나 엉덩관절 형성이상 어린아이를 대상으로 엉덩관절 벌림 상태로 걷게 할 때도 사용된다.

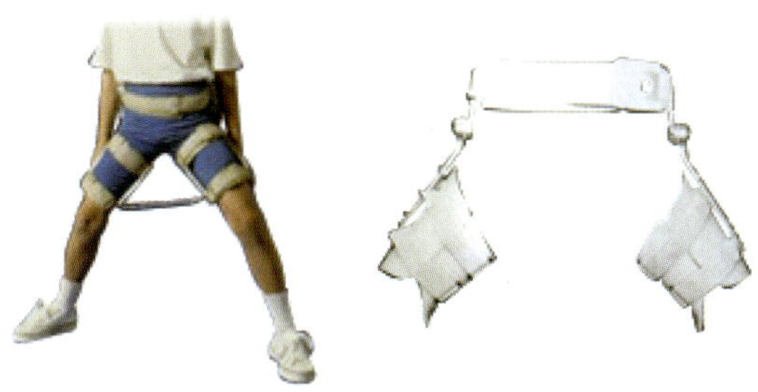

그림 6-12 스코틀랜드식 보조기(Scottish rite orthosis)

보조기 엉덩관절, 골반밴드(pelvic band), 양쪽 넙다리 커프(thigh cuff)를 연결한 수평 지지대(telescoping spreader bar)로 구성된다(그림 6-12).

옷을 입은 채로 착용하는데, 넙다리 커프에 의해 어느 정도 엉덩관절을 안쪽돌림 시킬 수는 있으나 유지하기가 힘들고, 목말밑관절(subtalar joint)의 정렬상태도 유지하기가 힘들기 때문에 환자나 보호자에게 엉덩관절을 안쪽돌림 시키는 것이 중요하다는 것을 교육시켜야 하며, 보조기를 착용하고 자세를 유지하는지 관찰하는 것도 중요하다.

3 다리의 비틀림 변형(Torsional deformation of the leg)

1) 개요

아동의 다리에 대한 비틀림 변형은 일반적으로 성장 발달단계에서 발생되며 대개는 자연적으로 호전되지만, 관절굽음증(arthrogryposis), 척추갈림증(spina bifida), 선천성엉덩관절탈구(CDH), 발꿈치바깥들린휜발(equinovarus) 등 다른 질환을 동반하는 경우에는 지속적인 비틀림 변형을 초래하게 된다[그림 0-0]. 이러한 아동의 비틀림 변형에 대한 보조기는 변형이 진행되기 전에 가능한 빠른 시기에 적용하는 것이 좋다(그림 6-13).

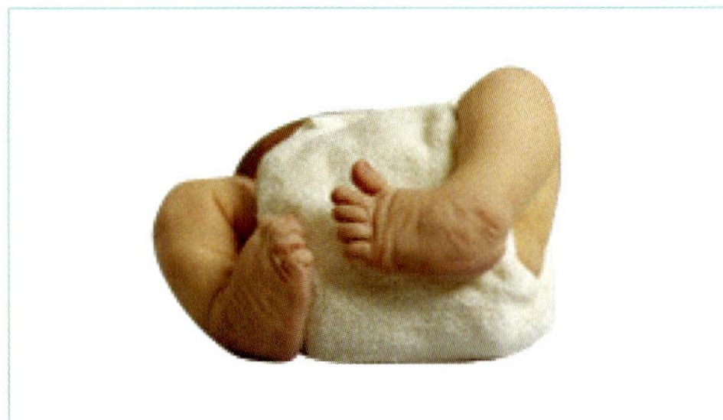

그림 6-13 발꿈치바깥들린휜발(equinovarus)

2) 보조기 종류

(1) 데니스 브라운 보조기(Denis Browne orthosis)

데니스 브라운 보조기는 다리에 대한 비틀림 변형에 가장 흔하게 사용되는 보조기이나, 엉덩관절 또는 넙다리나 정강뼈체(femur & tibia shaft)에 힘이 가기 전에 무릎관절과 발목관절에서 지나치게 힘을 받는 것이 단점이다. 주로 꿈치바깥들린휜발(equinovarus)의 교정 목적으로 사용되나, 환자의 변형 상태에 따라 발의 엎침(pronation foot)이나 정강뼈비틀림(tibial torsion)에 사용하기도 한다.

길이 조절이 가능한 한 개의 스프레더 바(spreader bar)로 엉덩관절의 벌림 상태를 유지시키고, 구두에 부착된 두 개의 금속 구두 삽입물(metal shoe plates)을 원하는 각도로 고정함으로써 엉덩관절 안쪽돌림이나 가쪽돌림을 조절한다. 안쪽들린휜발증(talipes varus)이나 가쪽들린휜발증(talipes valgus)은 스프레더 바를 활처럼 오목 또는 볼록하게 휘게 하여 적용한다. 엉덩관절 안쪽돌림이나 가쪽돌림을 조절할 때 스프레더 바를 골반 넓이 이상으로 길게 사용하면 무릎관절에 지나친 바깥굽음력(valgus stress)이 가해질 수 있기 때문에 주의한다(그림 6-14).

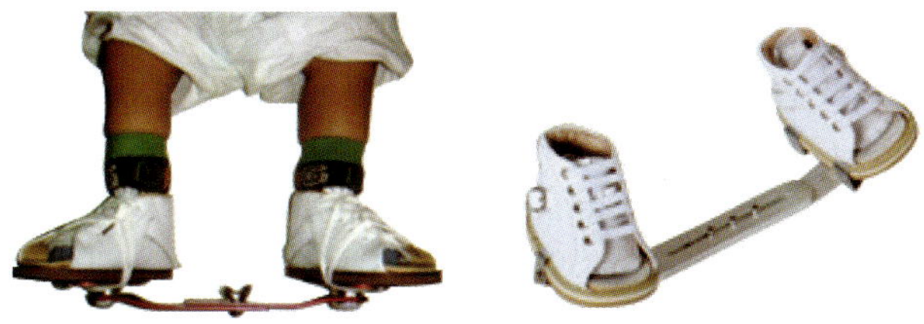

그림 6-14 데니스 브라운 보조기(Denis Browne orthosis)

(2) 케이블 트위스터(cable twist)

케이블 트위스터는 엉덩관절, 무릎관절, 발목관절, 발의 안쪽돌림과 가쪽돌림을 조절하기 위해 사용되는 보조기이다. 가위보행(scissor gait)이 나타나는 뇌성마비 아동이나 강직성 반신마비(spastic hemiplegia)에 적용할 수 있고, 비정상적인 안짱다리(toe-in)나 팔자다리(toe-out)에 적용하기도 한다(그림 6-15).

보조기의 엉덩관절(hip joint), 골반밴드(pelvic band), 등자(stirrup)가 달린 구

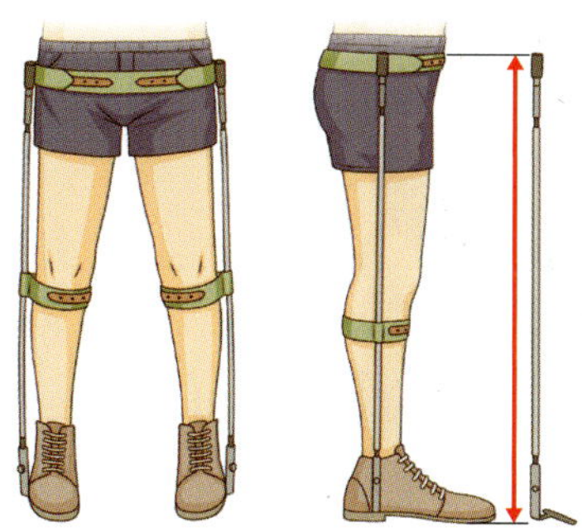

그림 6-15 케이블 트위스터 보조기(cable twist orthosis)

두, 스프링 케이블(spring cable)로 구성되어 있는데, 스프링 케이블은 위로는 보조기의 엉덩관절에 부착되고 아래로는 구두의 가쪽 등자에 연결되며, 스프링 케이블의 길이는 적당해야 기능적으로 효율적이다.

스프링 힘(spring tension)은 다리에서 발까지 돌리는 힘으로 사용되는데, 나사를 조절하여 스프링 힘의 강약 조절 및 다리를 돌리는 힘의 각도를 조절할 수 있다.

데니스 브라운 보조기도 엉덩관절을 돌림시키기 위해 사용할 수 있지만 힘이 넙다리뼈와 정강뼈에 미치기 전에 엉덩관절과 무릎관절, 발목관절에서 각각 분산되기 때문에 엉덩관절을 돌림시키는 데는 톨션 샤프트 보조기가 훨씬 효율적이다.

(3) 스트랩형 트위스터(strap twister)

트위스터는 보통 2.5cm 넓이의 탄력성 스트랩(elastic strap)로 엉덩관절의 안쪽돌림 또는 바깥돌림, 발목관절의 안쪽번짐(inversion) 또는 가쪽번짐(eversion)을 조절하는 보조기이다. 발목관절의 안쪽번짐과 엉덩관절의 안쪽돌림을 교정하기 위해서는 트위스터를 구두의 안쪽에 부착하여 바깥쪽으로 다리를 휘감아 허리의 벨트까지 부착하여 적용하며, 발목관절의 가쪽번짐과 엉덩관절 바깥돌

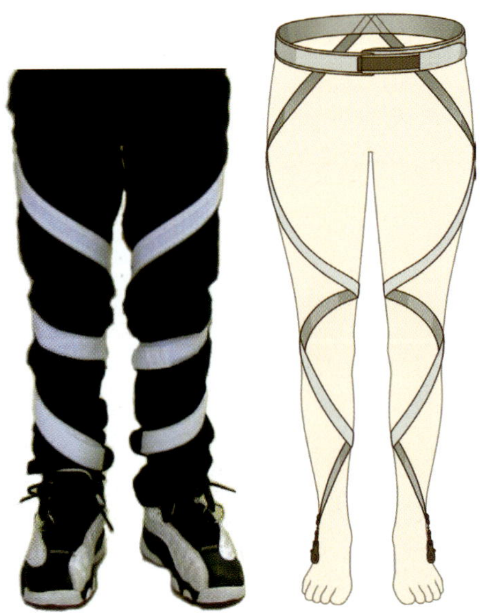

그림 6-16 스트랩형 트위스터(strap twister)

림을 교정하기 위해서는 트위스터를 구두 바깥쪽에 부착하여 안쪽으로 휘감아 부착한다.

탄력성의 밴드를 사용함으로 무릎관절이나 발목관절의 움직임을 제한하지는 않는다(그림 6-16).

(4) 스프레더 바(spreader bar)

납작한 금속형의 막대기로, 긴다리 보조기의 업라이트의 안쪽에서 연결한다. 구두 뒷굽이나 종아리 부위, 넓적다리 부위에 연결하며, 엉덩관절 모음이 심할 경우 및 엉덩관절모음근의 심한 경련에 벌림을 위하여 사용된다(그림 6-17).

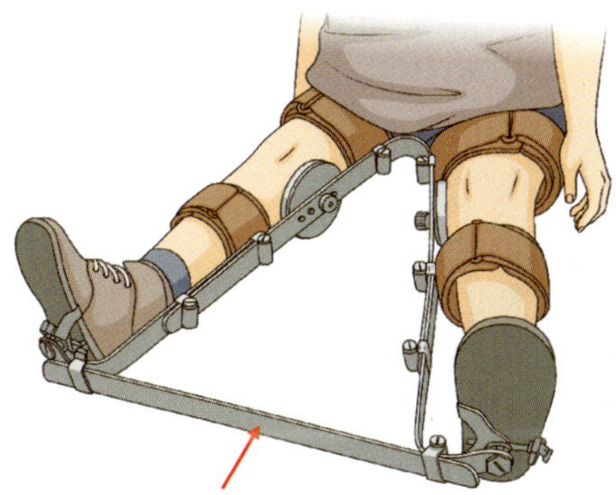

그림 6-17 스프레더 바(spreader bar)

4 소아 하반신마비(paraplegia)

1) 개요

뇌성마비, 척수손상(SCI), 척추이형성, 발달장애 (developmental disorder) 또는 다른 질환이나 외상으로 인하여 하반신마비가 된 아이들에게 바른 자세의 유지와 적절한 체중지지, 기능적인 보행을 도와주는 것은 매우 중요하다.

이러한 하반신마비 아이들에게 제공되는 보조기의 형태는 크게 두 가지인데, 하나는 다리에 체중지지를 하여 정적인 자세를 유지하기 위해 사용되는 서기 장치 또는 틀(frame)을 이용한 보조기이고, 또 다른 하나는 보행이나 이동을 위한 보조기이다.

2) 보조기 종류

(1) 기립보조기(standing frame orthosis)

서기 동작을 훈련하기 위한 기립보조기는 하반신마비 아동이 다리로 체중을 지지하고 서 있을 때 손을 자유롭게 사용하기 위하여 적용된다. 이러한 기립 자세를 통해 뼈의 강도를 강화시키고, 심폐 기능을 향상 시킬 수 있다.

뒤쪽 지지대(posterior upright), 가슴-배 지지(chest abdominal support), 무릎관절 지지(knee support), 발판(foot plate)으로 구성되며, 몸통을 똑바로 세워 가슴-배 지지로 고정시키고, 양쪽 무릎은 폄 상태에서 무릎관절 지지로 묶어주며, 양쪽 발은 발판에 고정시켜 똑바로 세운 다음 팔은 마음대로 활동하도록 한다(그림 6-18).

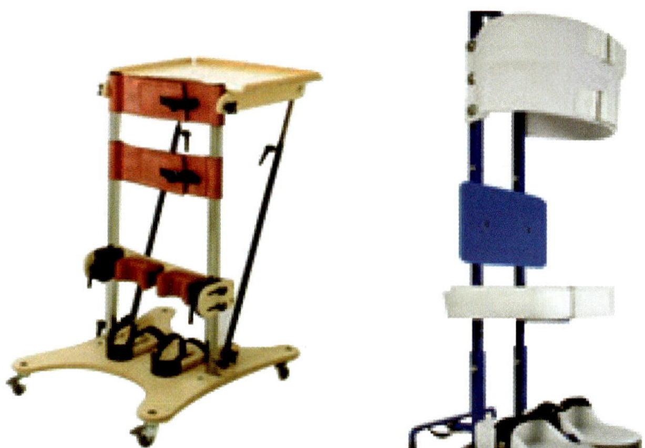

그림 6-18 기립보조기(standing frame orthosis)

(2) 파라포디움(parapodium)

파라포디움은 조립식으로 되어 있어 환자 개개인에 맞춰 제공해줄 수 있다. 이 보조기는 어린아이들이 독립적으로 움직일 수 있게 도와주며, 앉거나 일어설 수 있도록 해주고, 선 자세에서는 엉덩관절과 무릎관절의 굽힘 변형을 방지해 준다. 기립보조기(standing frame orthosis)를 사용하기에는 나이가 많은 3세 이상의 아동에게 적용하며, 아동의 성장이나 신장에 맞게 금속 지지대의 길이 조절이 가능하다.

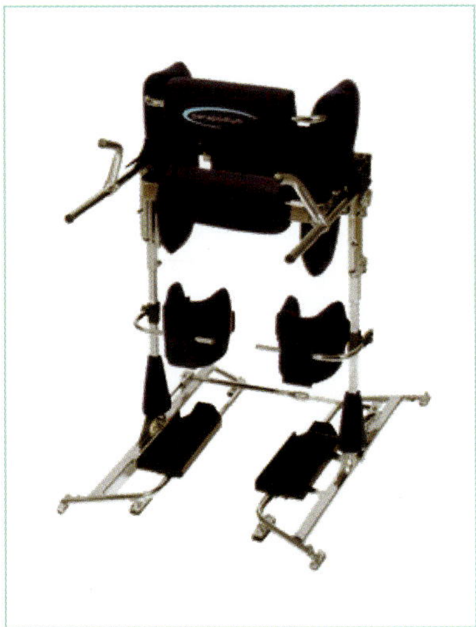

그림 6-19 파라포디움(parapodium)

두 개의 금속 지지대(upright)에 부착된 몸통 지지(chest support)와 무릎관절 지지(knee support), 넓은 금속판 위에 고정된 발판(foot plate), 손잡이로 구성되며, 바로 선 자세를 유지하기 위해 금속 지지대에 부착된 몸통 지지와 무릎관절 지지로 몸통과 무릎관절을 받쳐주고, 손잡이를 사용하여 엉덩관절과 무릎관절을 잠그고 풀 수 있도록 하여 아이가 앉거나 서 있을 수 있도록 해준다(그림 6-19).

(3) 교대형 보행 보조기(Reciprocating gait orthosis, RGO)

보행기나 크러치와 함께 사용 하며 기립 및 보행을 가능하게 해준다. 2개의 케이블로 연결이 되어 있으며 양쪽엉덩관절장치와 연결이 되어 있어서 서로 교대로 앞으로 나아간다.

서 있는 동안에는 케이블이 양쪽을 동시에 움직임을 제한하여 안정적으로 서 있을 수 도 있다(그림 6-20).

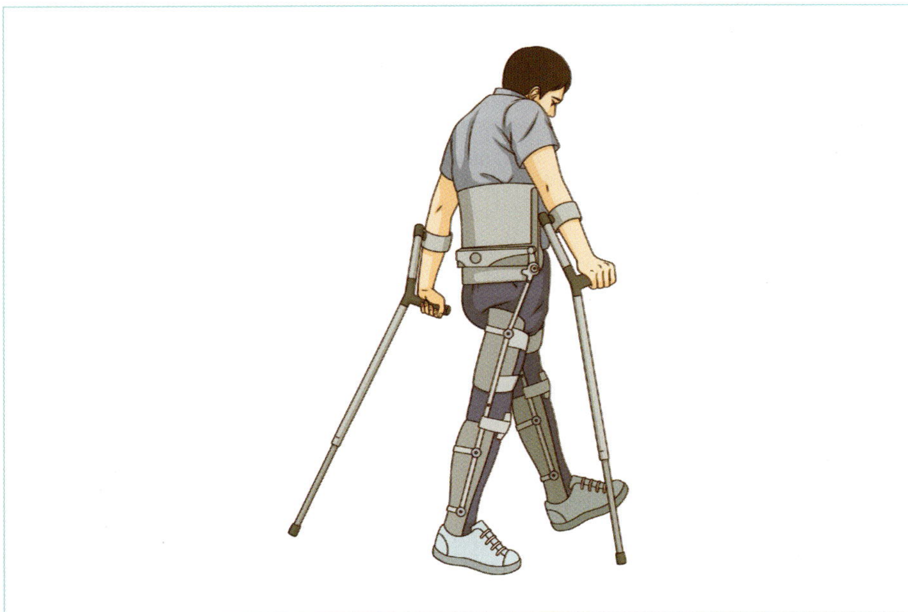

그림 6-20 교대형보행보조기(Reciprocating gait orthosis, RGO)

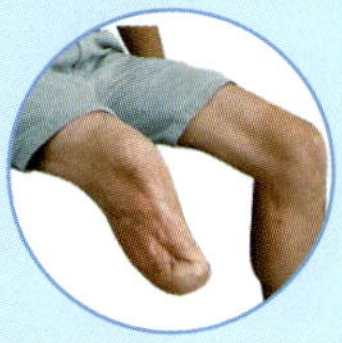

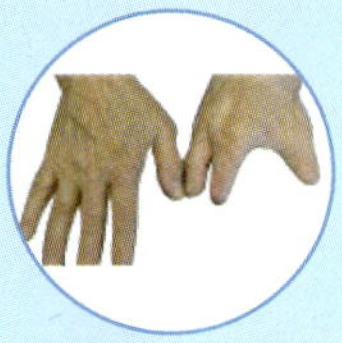

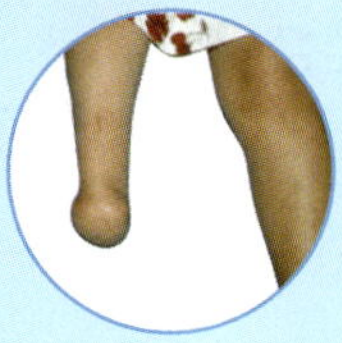

7

CHAPTER

절단

학습목표

1. 절단을 설명할 수 있다.
2. 스텀프 관리를 설명할 수 있다.
3. 팔 절단에 대해 설명 할 수 있다.
4. 다리절단에 대해 설명 할 수 있다.
5. 스텀프 관리에 대해 설명할 수 있다.

핵심용어

- 절단(amputation)
- 관절이단(dis-articulation)
- 스텀프(stump)
- 환각통(phantom pain)
- 임시의지(pyron)
- 탈감각(desensitization)

개요

절단이란 팔다리의 한 부분이나 여러 부분에 결손이 발생한 것을 말한다. 팔다리의 결손은 일반적으로 선천성 과 후천성으로 구분할 수 있다. 선천성 팔다리의 결손의 원인은 임신 후 첫3개월 동안 태아에게 발생되는 질병에 의해 팔이나 다리가 없이 태어나는 것으로 과거 발생 원인으로는 2차 세계대전 이후 산모가 복용한 안정제의 일종인 탈리도마이드의 영향으로 생긴 기형을 지칭하기도 한다. 선천성 결손은 크게 두 가지의 형태로 나눌 수 있는데 팔이나 다리가 전체적으로는 없는 것과 팔이나 다리의 중간 부분이 없이 손이어깨에 부착되었거나 발이 골반부에 부착되어 있는 경우이다. 후천적 절단은 질병, 종양, 혹은 외상 등으로 팔다리의 전부 혹은 부분이 절단된 경우를 의미하고, 산업장사고, 전쟁, 교통사고와 같은 재해와 성인병으로 인한 혈액순환 장애가 원인이다.

1 절단

절단은 절단(amputation)과 관절이단(disarticulation)을 통칭하는 것으로 절단은 뼈 부위 절단을 의미하고 분리절단은 관절의 절단을 위미한다. 또한 절단은 상처의 개방과 폐쇄에 따라 절단면을 개방해 놓는 개방성 절단과 절단면을 봉합하는 폐쇄성 절단으로 분류한다.

(1) 절단의 발생원인

절단장애의 발생 원인은 팔다리의 결손은 일반적으로 선천성 과 후천성으로 구분할 수 있다. 과거 교통사고, 산업장 재해 등에서 최근 내분비 질환으로 급격히 변화해 나가고 있으며 특히 당뇨병에 의한 합병증이 주요한 원인이 되고 있다. 일반적인 절단의 발생원으로 팔은 외상, 선천성기형, 말초혈관질환, 종양으로 절단이 발생하고 다리는 말초혈관질환, 외상, 감염, 종양, 선천성기형으로 발생하며 다리절단이 팔 절단에 비해 10배 정도 많이 발생한다.

① 말초혈관질환에 의한 팔다리의 절단은 전체 절단 환자의 75%정도 발생하고 있으며, 노인의 주요한 원인은 동맥경화와 당뇨와 같은 말초혈액 순환장애이며 청장년층의 원인은 폐쇄성 혈전 혈관염이 주요한 원인이다.

② 외상에 의한 팔다리의 절단은 50세 이하의 남자에서 가장 많은 원인으로 개방성골절 등으로 발생한다. 외력에 의한 골절의 경우 가로 방향으로 힘이 가해지면 넙다리뼈는 250kg, 위팔뼈는 136kg 정도밖에 견더 내지 못하며 손가락의 경우는 약간의 충격에도 쉽게 절단된다. 또한 심한 화학적 화상, 열로 인한 화상, 감전, 동상 등에 의해 발생한다.

③ 종양에 의한 팔다리의 절단은 크기가 너무 커 심한 기능장애를 초래하거나 전이의 위험이 있을 때 외과적 수술에 의해 발생한다.

④ 신경손상에 의한 팔다리의 절단은 무감각 부위의 궤양형성으로 심한 감염을 초래하고 치료로 회복될 가능성이 희박할 때 발생한다.

⑤ 선천성기형에 의한 팔다리의 절단은 유전 및 발생 과정에서 발생하며 외과적 재건수술로 회복될 가능성이 희박할 때 발생한다.

(2) 수술 전, 후 평가

절단이 필요로 한 환자는 수술과 재활에 관련되는 팀을 구성하여 환자, 가족의 의견을 교환하여야한다. 정형외과의사는 전반적인 수술방법과 예후를 예측하여야하며, 물리치료사는 재활 팀의 구성원으로 수술 후 스텀프 관리와 의지의 착용 전 준비, 의지착용, 의지착용 후 기능훈련의 전반적인 계획을 하여야 한다.

수술 전 평가 절단수술을 진행하기 전 환자의 건강상태 및 동반질병의 유무, 기능상태, 팔다리의 결손에 따른 심리적 준비, 다른 팔다리의 상태 등을 확인하여야 한다.

건강상태 및 동반질병유무에서는 심혈관 및 뇌혈관문제, 당뇨, 고혈압 등이 수술 후 재활의 성공여부와 기간에 영향을 미치므로 주의한다. 기능 상태는 수술 후 의지착용으로 인한 개선된 기능을 예측하기 위해서 실시한다. 심리적 준비는 수술 후 재활에 대한 의지와 결손 된 팔다리로 인한 자아상(self-image)의 변경, 부정적인 생각, 두려움 등을 위해 실시한다. 다른 팔다리의 상태는 회복과 재활에 영향을 미치므로 관절운동범위, 근력, 감각을 평가한다.

절단 수술 후 평가는 수술부위의 혈액순환을 우선적으로 확인 하여야한다. 절다 단을 확인한 이후 관절운동범위, 소켓에 맞는 절단 단, 유착되지 않는 흉터, 충분한 길이의 지레 팔, 감각, 최대근력, 근조직의 단단함 등을 순차적으로 평가한다. 심리적 준비 사항으로 재활에 대한 의지와 결손 된 팔다리로 인한 자아상을 재차 확인하고 미래에 대한 긍정적인 피드백을 지속적으로 제공한다. 또한 수술 후 절단단의 모양은 붕대법에 의해 성숙되어야 한다.

(3) 절단의 일반적 합병증

① 환각통 및 환각지

환각통(phantom pain)은 소수의 환자에게 발생하며 절단되어 없어진 신체부위에 대한 통증을 말하며 의지를 착용하며 감소되거나 사라진다. 환각지(phantom limb)는 절단된 팔다리가 아직 있다고 느끼는 통증이 아닌 감각으로 절단된 신체부위를 지속적, 간헐적, 일시적으로 전체 또는 국소부위를 느낄 수 있다.

② 궤양형성

궤양의 형성은 수술 후 국소적인 허혈과 동반된다. 수술 후 드레싱이나 잘맞지 않는 의지에 의해서 발생하기도 한다.

③ 신경종 및 국소통증

수술과정에서 신경이 잘렸을 때 콜리플라워(cauliflower) 모양의 덩어리를 형성하는데 이를 신경종이라 하며, 신경종이 흉터조직과 인접해 있거나 소켓에 의한 압력이 발생하게 되면 통증을 일으킨다.

④ 관절구축

절단후 회복과정에서 좋지 않은 자세를 유지하게 되면 근육이 비정상적으로 구축하게 되고, 관절을 움직이는 근육의 불균형으로 움직임이 변형되거나 제한될 수 있다.

1) 스텀프의 관리

스텀프 관리(stump care)는 의지 착용을 위해 반드시 시행 하여야 하는 단계로 절단단의 형성에서 의지착용이 쉽고 찰과상과 수포등의 합병증을 최소화 할 수 있어야 한다. 일반적으로 절단단을 관리하기 위해서는 붕대법을 사용 한다.

또한 스텀프 관리는 의지착용과 기능적 활동을 위한 필수적인 과정이다. 일반적으로 의지착용은 수술직후, 상처치유직후(7-10일), 상처치유즉시(수술 후 2-3주)이며 이시기에는 수술 후 관리 및 부종으로 임시의지를 착용한다. 영구의지는 수술 후 절단단이 완전히 성숙해지는 2개월 이상부터 착용한다.

(1) 수술 후 스텀프 관리

수술 후 스텀프 관리는 절단이후 의지학용과 기능회복에 매우 중요하다. 일반적으로 스텀프과 소켓, 탄력붕대, 스타키네트(양말) 등을 깨끗이 해야 하는 것은 절단단의 피부 관리를 위하여 상당히 중요하며 절단단 관리가 미흡하면 감염등과 같은 일반적 합병증이 발생하여 회복과 물리치료를 통한 재활과정이 늦어지게 된다(그림 7-1).

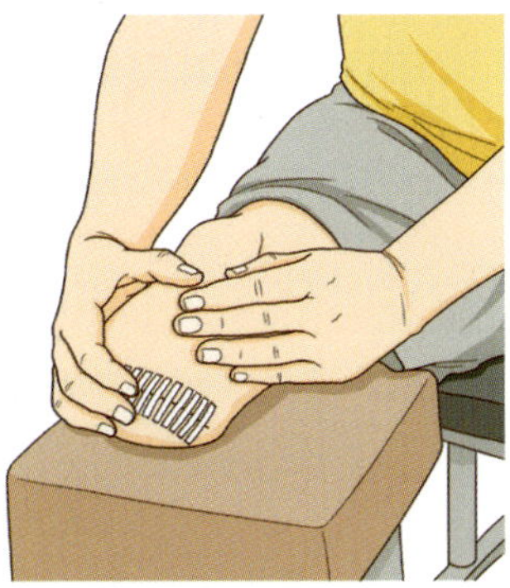

그림 7-1 스텀프 관리

(2) 스텀프 형성

이상적인 스텀프는 절단부위를 잘 살피고 통증을 줄이고 압통이 있을 때는 초음파 치료를 하여 환부를 안정시켜주어야 하며 절단 후 완전히 치료될 때까지는 스텀프에 부기(swelling) 또는 부종(edema)이 있게 되며 이때는 탄력붕대로 감아 부종을 가라앉게 하고 절단단을 원추 형태로 만들어 소켓에 잘 맞게 해야 하며 가능한 한 조기에 의지착용 훈련을 시도해야 하고 잔여관절이 구축되지 않도록 방지해야 하며 정상 운동범위와 근력강화에 힘써야 한다. 또한 절단단의 위생상태도 항상 청결하게 유지해 주어야 한다.

① 환부에 통증이 없고, 적당한 스텀프의 길이를 갖고 있으며, 반흔과 피부유착이 없고, 신경종의 형성이 없어야 한다. 스텀프의 예민한 감각을 줄여주기 위서는 스텀프 표면을 두드리거나 찰싹 찰싹 때리며 감각은 둔화 시킨다.

② 잔여관절에 정상관절가동성이 유지되고, 스텀프의 적당한 성축과 수축으로 의지를 착용하기 좋은 모양을 갖추어야 한다.

③ 기능을 수행하기 위한 적당한 근력이 유지되어야 한다.

(3) 구축방지를 위한 자세와 운동

절단 후 스텀프를 움직이는 관절의 잔여근육수축 및 나쁜 자세나 옳지 못한 습관에 의해 변형이 발생 할 수 있으므로 주의한다.

① 인접관절의 근육의 불균형, 근막 조임의 결과로 발생하는 구축과 같은 이차 합병증을 예방한다.

② 오래 앉아 있는 자세는 피한다.

③ 발목관절 절단 시에는 말발, 다리절단 시에는 무릎관절 굽힘 구축, 넙다리뼈 절단 시에는 엉덩관절 벌림, 굽힘, 가쪽회전 변형이 발생하기 쉽다. 위팔 절단 시에는 어깨관절 굽힘, 모음, 안쪽돌림이 되기 쉬우며 아래팔 절단 시에는 팔꿉관절 굽힘 구축되기 쉽다.

(4) 탈감각화

탈감각(desensitization)은 성공적인 의지 착용을 위한 필수적인 과정으로 자극에 대한 신체적 또는 심리적 반응을 제거하거나 최소화하는 것으로 가볍게 두드리기, 진동, 지속적 압박, 여러 가지 직물 민감부에 대주기 등의 방법으로 수술 후 매우 민감하므로 탈감각을 해주어야 한다.

탈감각은 환자 본인이 독립적이고 정기적으로 실시하여 자신이 견딜 수 있을 정도를 인식하고 익숙해질 수 있게 된다. 절단단이 완전히 치유된 후부터는 피부 유착을 예방하고 추가적인 감각이 전달될 수 있게 해주기 위해 적극적인 마사지를 해주는 것이 좋다.

① 치료적 마사지

치료적 마사지는 수술 후 통증부위에 적용하며, 수술부위 상처에 스트레스를 가하지 않도록 주의한다.

② 문지르기와 두드리기

문지르기와 두드리기는 피부민감도를 감소와 절단단을 단단하게 하기 위해 실시하며 마른천이나 진동기를 사용한다. 절단부위에 통증이나 환각지를 감시키기 위해 적용하기도 한다.

③ 마찰마사지

마찰마사지는 수술부위에 흉터조직이 유착되는 것을 방지하며 의족 소켓을 착용할 때의 압박감, 보행시 피부손상을 최소화 할 수 있다.

④ 체중부하

체중부하는 절단단이 체중부하를 할 수 있을 때 시행하며 절단단 끝을 눌러주며 시행하고 평행봉에서 점차적으로 체중을 지지하도록 한다.

⑤ 협조운동

협조운동은 절단단의 조절된 운동촉진과 탈감각화를 위해 실시하며, 절단단을 위아래로 문지르거나 8자, 그림, 글씨 등을 그려가며 실시한다.

(5) 절단단의 축소 및 형성

절단단의 축소(shrinkage) 및 형성(shaping)하는 것은 의지 착용 전 물리치료 프로그램에서 가장 중요하며 이것이 적절하게 이루어지지 않으면 혈액순환과 상처치유에 문제가 발생할 수 있다. 절단단을 축소시키고 형성하는 것은 여러 가지 방법이 있다.

① 연성 드레싱

연성드레싱(soft dressing)은 절단수술 후 절단단의 상처 치유와 성숙을 위해 탄력붕대나 고무붕대를 사용하여 8자형으로 감아 준다. 의지 취형을 위해 절단단의 부종을 감소시키며 원추형 모양을 만드는데 도움이 된다. 이 방법은 절단단이 원추 형태로 유지되고 상처가 칭되는지 관찰이 용이하며, 탄성재질의 쉬링거(shrinker)가 사용되기도 한다.

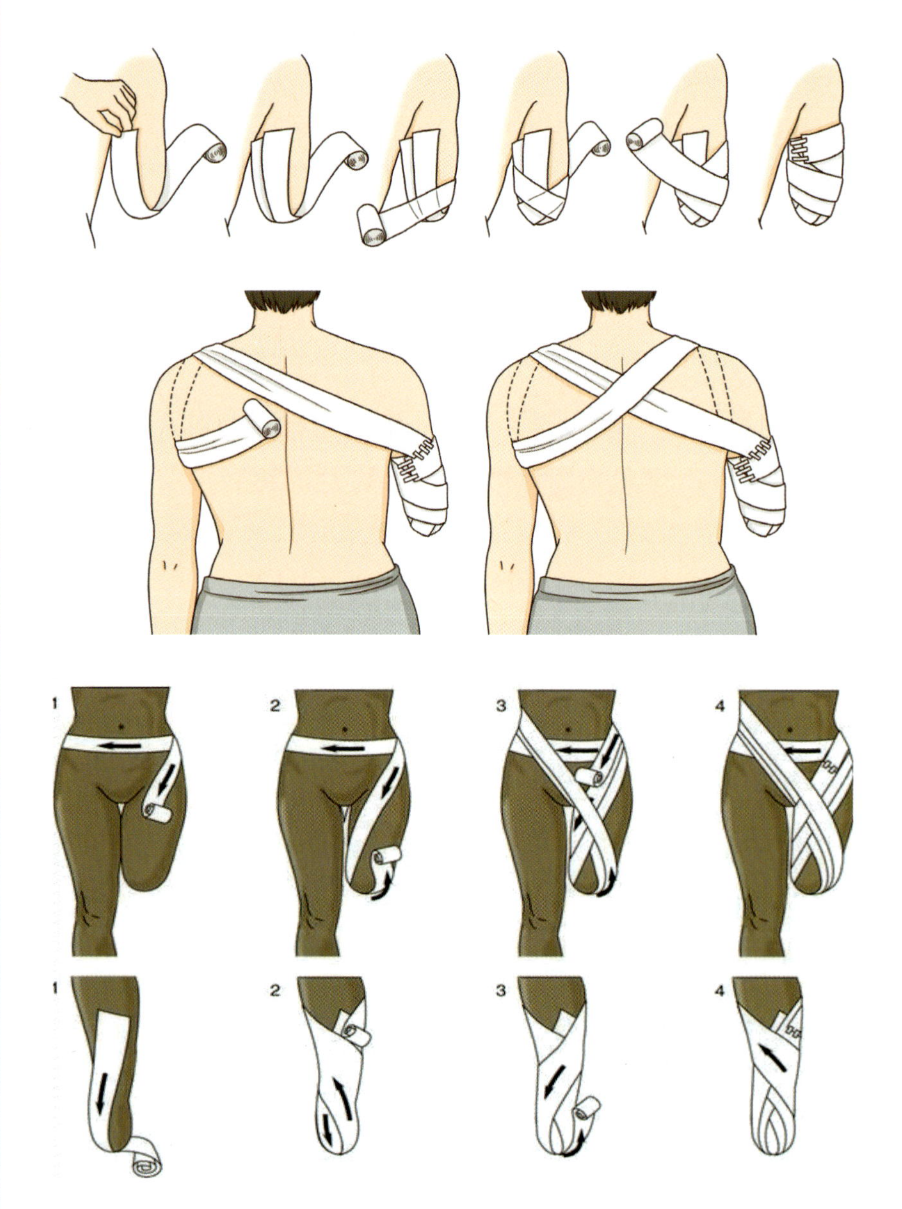

그림 7-2 팔, 다리 절단의 스텀프 붕대법

이상적인 스텀프의 모양을 만들기 위해서는 탄력붕대를 이용한 붕대법(bandaging) 을 실시한다. 탄력붕대는 항상 건조하고 깨끗한 것을 사용해야 하며 먼쪽부위(distal)는 단단히 감고 몸쪽부위(proximal)는 약간 느슨하게 감아야 한다. 탄력붕대를 감을 때의 압력은 항상 일정해야 하며 너무 꼭 감아서 혈액순환장애를 초래해서는 안 된다. 탄력붕대는 스텀프가 완전히 성숙되어 의지를 착용할 때까지 계속해야 하며 가족 중에 한 사람에게 붕대법 교육을 실시한다(그림 7-2).

② 경성 드레싱

경성드레싱(rigid dressing)은 석고붕대를 절단단에 감아 부기와 부종을 감소시키는 방법으로 종아리 절단루 무릎관절굽힘구축을 예방하는데 도움을 준다(그림 7-3A).

③ 반경성 드레싱

반경성 고정법(semirigid dressing)은 절단수술 후 공기부목(air splint)이나 연고붕대(Unna's plaster bandage)를 이용하여 절단단에 일정한 압력을 가하여 부종을 예방하고, 상처치유를 돕고, 전단단의 모양을 형성한다. 석고붕대를 사용하는 경성드레싱에 비해 적용 및 떼어내기가 쉽다(그림 7-3B).

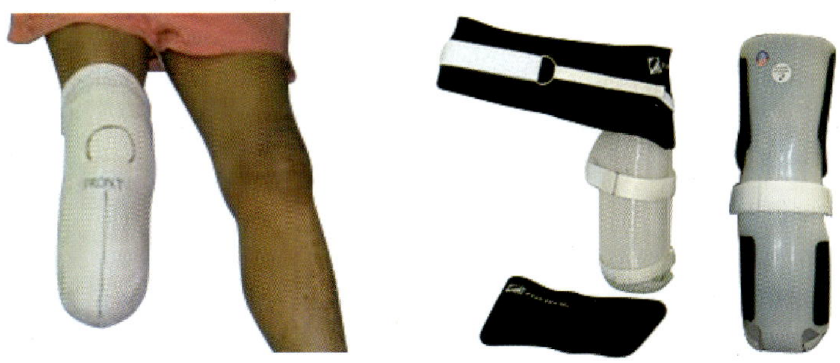

A 경성 드레싱 B 반경성드레싱

그림 7-3 드레싱의 종류

(6) 수술직후 의지적용

수술직후 의지적용(IPOP)은 수술직후 수술상처에 얇은 드레싱을 적용하고 절단단을 경성 드레싱을 적용하고 의지발등의 의지부품을 연결한 임시의지로 수술 직후부터 2주 내에 사용하여 부종을 감소시키고 환상통과 관련된 문제 감소 및 예방하며, 영구의지 착용 전에 의지에 필요한 부품을 사용하여 미리 경험할 수 있으므로 환자의 기대감이 더욱 현실화되고 치유과정이 좋아 진다.

2) 구축방지 및 근력강화

(1) 자세유지

자세유지는 절단환자의 운동범위유지 및 관절구축에 있어 중요하며 안정 시 바른자세유지 및 장시간 앉자있거나 휠체어사용을 하지 않는 것이다. 일반적으로 아래팔절단은 팔굽관절 굽힘, 위팔에서는 어깨관절 굽힘, 모음, 안쪽돌림구축이 발생하기 쉽고, 다리에서는 발절단은 꿈치들림휜발, 종아리절단은 무릎관절굽힘, 넙다리절단은 엉덩관절 벌림, 가쪽돌림, 굽힘구축이 발생하기 쉽다(그림 7-4).

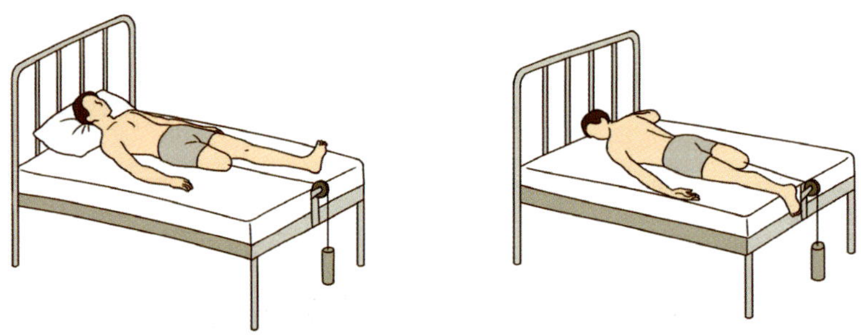

바로 누운 자세: 골반은 수평을 유지해야 하며, 스텀프는 건측다리와 나란히 해야 한다.

엎드려 누운 자세 : 몸을 똑바르게 한다.

A 넙다리 절단자

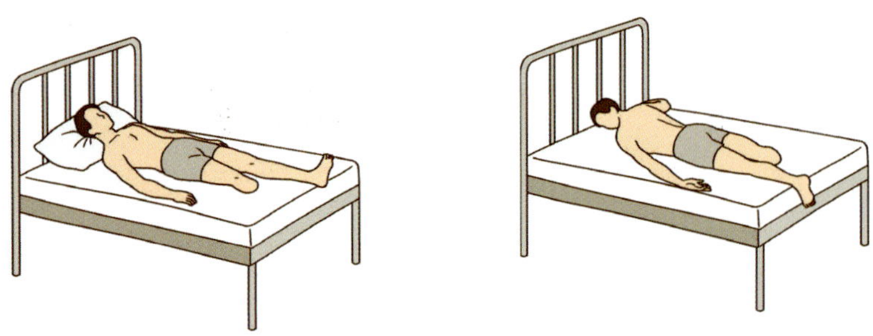

바로 누운 자세 : 무릎을 피고 있어야 한다.

엎드려 누운 자세 : 무릎을 펴고 몸을 똑바로 해야 한다

B 종아리 절단자

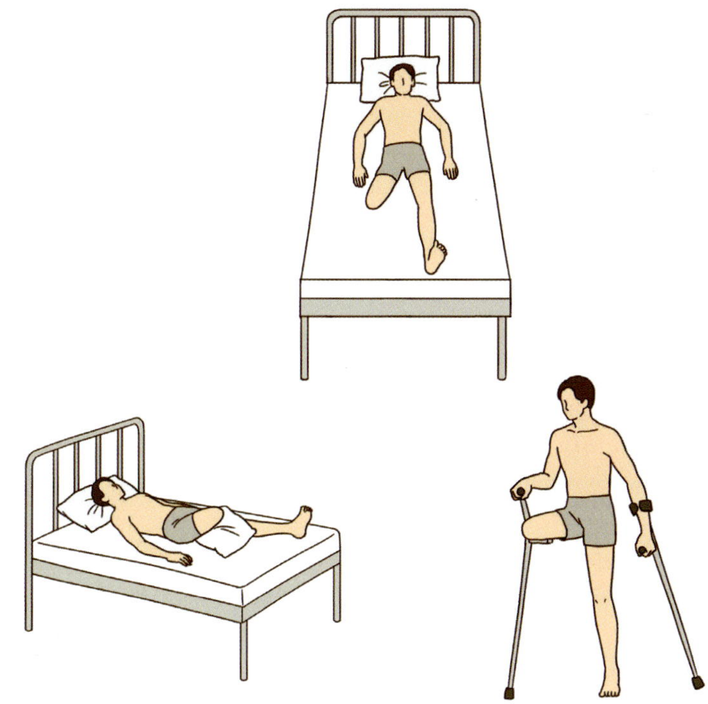

A 넙다리 절단자

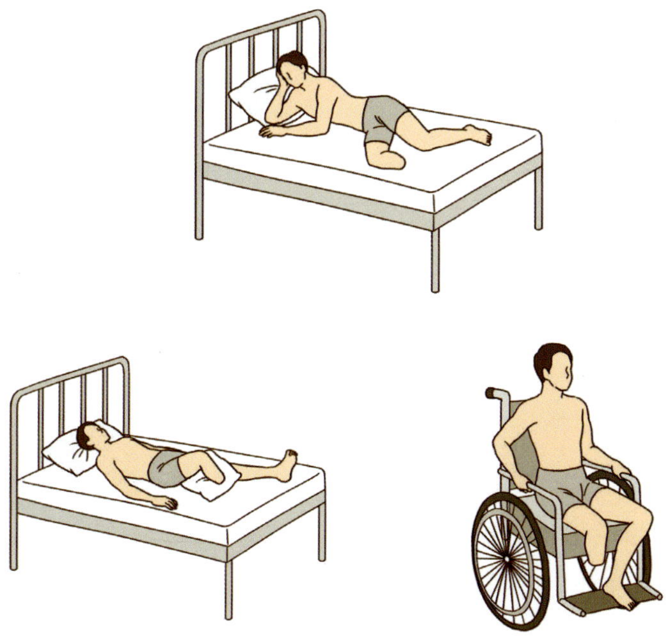

B 종아리 절단자

그림 7-4 바른 자세 및 구축 유발 자세

(2) 위팔절단 구축 예방 및 근력 강화운동

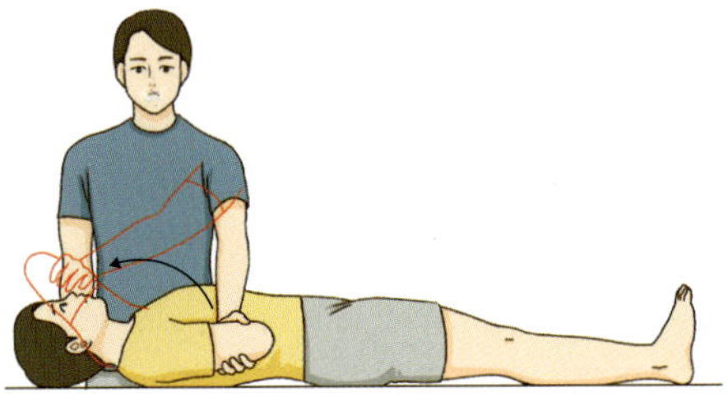

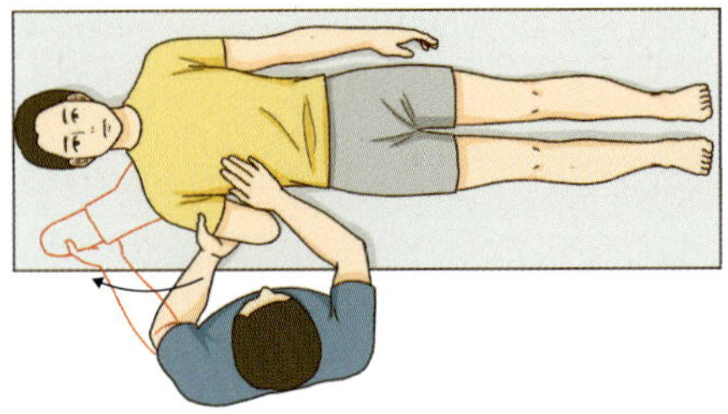

- 굽힘폄 구축 예방 및 뻗침운동
- 바로 누운 자세를 취한다.
- 절단된 부위를 양 손으로 잡고 천천히 최대한 굽힘한다.
- 운동횟수는 하루 3번이상 실시하며 한번 실시할 때 5회를 반복하고 1회를 60초간 유지한다.
- 벌림모음 구축 예방 및 뻗침운동
- 바로 누운 자세를 취한다.
- 절단된 부위를 양 손으로 잡고 천천히 최대한 폄한다.
- 운동횟수는 하루 3번이상 실시하며 한번 실시할 때 5회를 반복하고 1회를 60초간 유지한다.

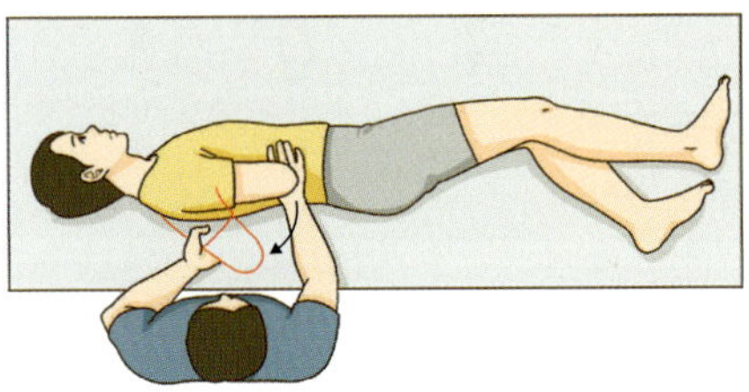

- 과폄 구축 예방 및 뻗침운동
- 옆으로 누운 자세를 취한다.
- 절단된 부위를 양 손으로 잡고 천천히 최대한 폄 및 과폄한다.
- 운동횟수는 하루 3번이상 실시하며 한번 실시할 때 5회를 반복하고 1회를 60초간 유지한다.

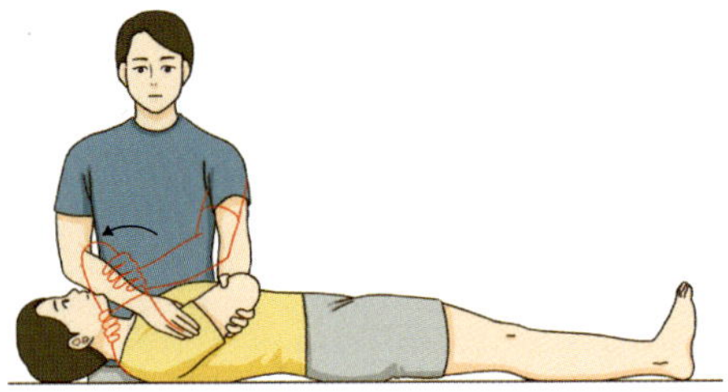

- 수평벌림모음 구축 예방 및 뻗침운동
- 바로 누운 자세를 취한다.
- 절단된 부위를 양 손으로 잡고 천천히 최대한 수평모음한다.
- 운동횟수는 하루 3번이상 실시하며 한번 실시할 때 5회를 반복하고 1회를 60초간 유지한다.

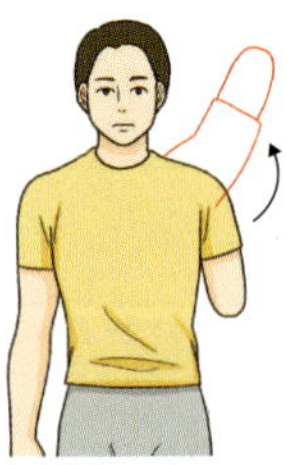

- 벌림모음 능동운동 및 근력 강화운동
- 바로 선 자세를 취한다.
- 절단된 팔을 벌림한다.
- 운동횟수는 하루 3번이상 실시하고 한번 실시할 때 10회를 반복하고 1회를 4초간 유지한다.

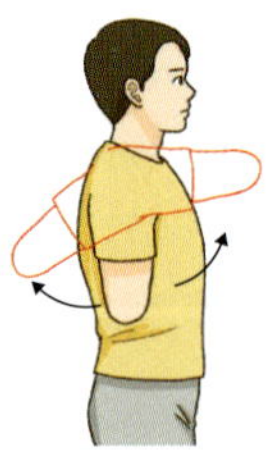

- 굽힘폄 능동운동 및 근력 강화운동
- 바로 선 자세를 취한다.
- 절단된 팔을 굽힘한다.
- 운동횟수는 하루 3번이상 실시하고 한번 실시할 때 10회를 반복하고 1회를 4초간 유지한다.

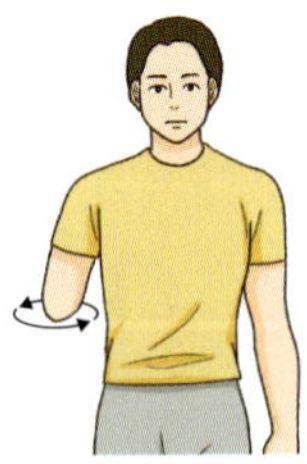

- 안쪽가쪽돌림 능동운동 및 근력 강화운동
- 바로 선 자세를 취한다.
- 절단된 팔을 회전한다.
- 운동횟수는 하루 3번이상 실시하고 한번 실시할 때 10회를 반복하고 1회를 4초간 유지한다.

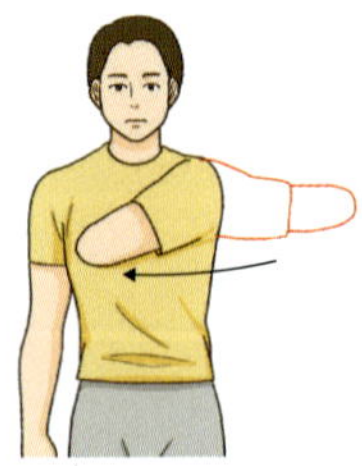

- 수평벌림모음 능동운동 및 근력 강화
- 바로 선 자세를 취한다.
- 절단된 팔을 수평모음한다.
- 운동횟수는 하루 3번이상 실시하고 한번 실시할 때 10회를 반복하고 1회를 4초간 유지한다.

(3) 아래팔 절단 구축 예방 및 근력강화 운동

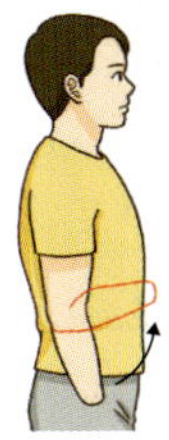

- 팔꿉관절 굽힘폄 구축 예방 및 뻗침운동
- 바로 선 자세를 취한다.
- 절단된 팔을 몸통에 고정시키고 팔꿉굽힘한다.
- 운동횟수는 하루 3번이상 실시하고 한번 실시할 때 10회를 반복하고 1회를 4초간 유지한다.

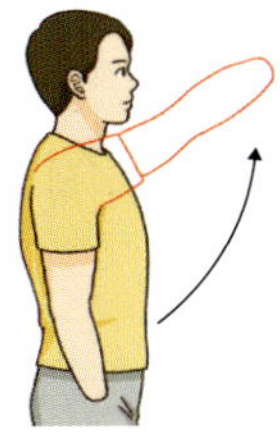

- 어깨굽힘폄 구축 예방 및 뻗침운동
- 바로 선 자세를 취한다.
- 절단된 팔을 전방으로 130도 굽힘한다.
- 운동횟수는 하루 3번이상 실시하고 한번 실시할 때 10회를 반복하고 1회를 4초간 유지한다.

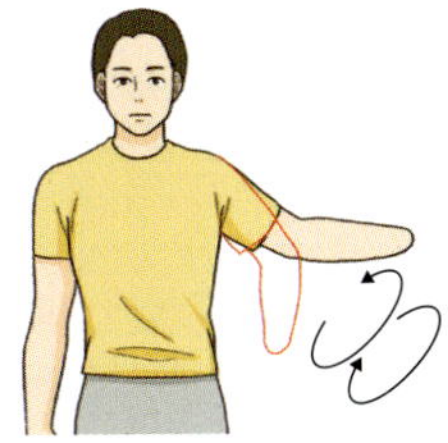

- 안쪽가쪽돌림 구축 예방 및 뻗침운동
- 팔을 45도 정도 옆으로 벌리고 바로 선 자세를 취한다.
- 절단된 팔을 회전한다.
- 운동횟수는 하루 3번이상 실시하고 한번 실시할 때 10회를 반복하고 1회를 4초간 유지한다.

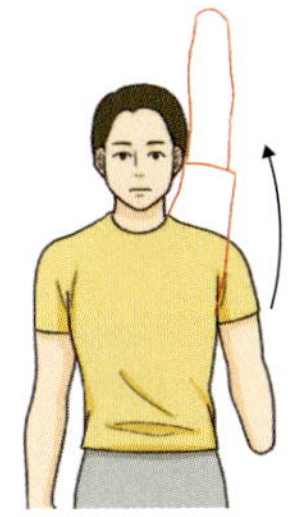

- 벌림모음 구축 예방 및 뻗침운동
- 바로 선 자세를 취한다.
- 절단된 팔을 벌림한다.
- 운동횟수는 하루 3번이상 실시하고 한번 실시할 때 10회를 반복하고 1회를 4초간 유지한다.

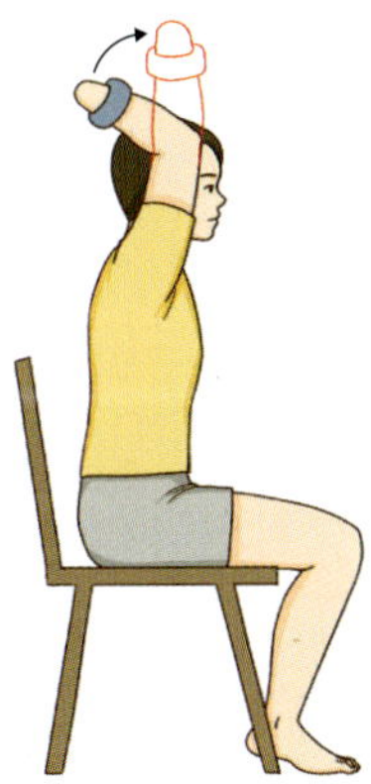

- 팔꿉관절 굽힘폄 능동운동 및 근력 강화운동
- 절단된 팔의 끝부위에 무게링을 끼고 머리부위까지 들어올린 상태로 의자에 앉은 자세를 취한다.
- 절단된 팔의 어깨관절를 굽힘폄한다.
- 운동횟수는 하루 3번이상 실시하고 한번 실시할 때 10회를 반복하고 1회를 4초간 유지한다.

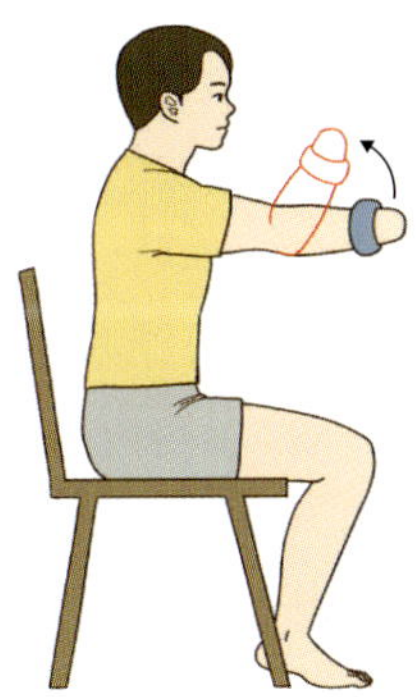

- 팔꿉관절 굽힘폄 능동운동 및 근력 강화운동
- 절단된 팔의 끝부위에 무게링을 끼고 전방으로 90도 정도 굽힘 자세를 취한다.
- 절단된 팔의 팔꿉관절을 굽힘폄한다.
- 운동횟수는 하루 3번이상 실시하고 한번 실시할 때 10회를 반복하고 1회를 4초간 유지한다.

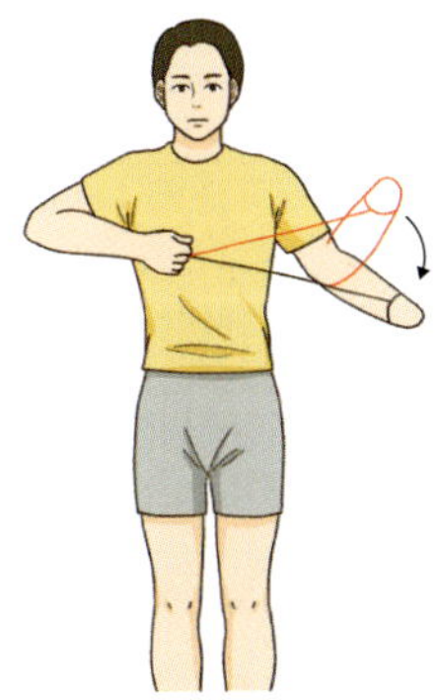

- 팔꿉관절 굽힘폄 능동운동 및 근력 강화운동
- 정상측 손과 절단된 팔의 끝부위에 탄력 밴드를 끼고, 절단된 팔을 45도 정도 들어올리고 팔꿈치를 구부린 상태로 바로 선 자세를 취한다.
- 절단된 팔의 팔꿉관절을 굽힘폄한다.
- 운동횟수는 하루 3번이상 실시하고 한번 실시할 때 10회를 반복하고 1회를 4초간 유지한다.

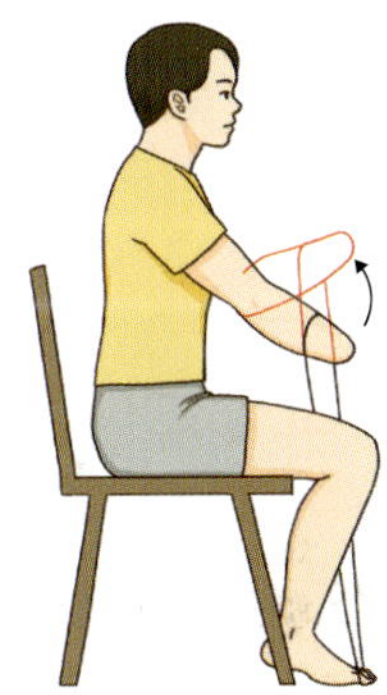

- 팔꿉관절 굽힘폄 능동운동 및 근력 강화운동
- 절단된 팔과 같은 쪽의 발끝과 절단된 상지의 끝부위에 탄력 밴드를 끼고, 절단된 팔을 45도 정도 구부린 상태로 의자에 앉은 자세를 취한다.
- 절단된 팔의 팔꿉관절을 굽힘폄한다.
- 운동횟수는 하루 3번이상 실시하고 한번 실시할 때 10회를 반복하고 1회를 4초간 유지한다.

(4) 넙다리 절단 구축 예방 및 근력 강화 운동

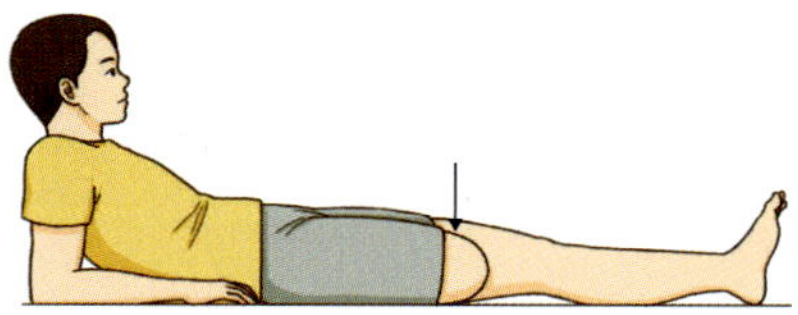

- 엉덩관절 폄 능동운동 및 근력 강화 운동
- 양팔꿈치를 바닥에 대고 바로 누운 자세를 취한다.
- 절단된 다리를 아래쪽으로 누르는 동작을 실시한다.
- 운동횟수는 하루 3번이상 실시하며 한 번 실시할 때 5회를 반복하고 1회를 10간 유지한다.
- 〈주의사항〉 운동법은 등척성 운동이므로 관절의 움직임 발생하지 않도록 주의한다.

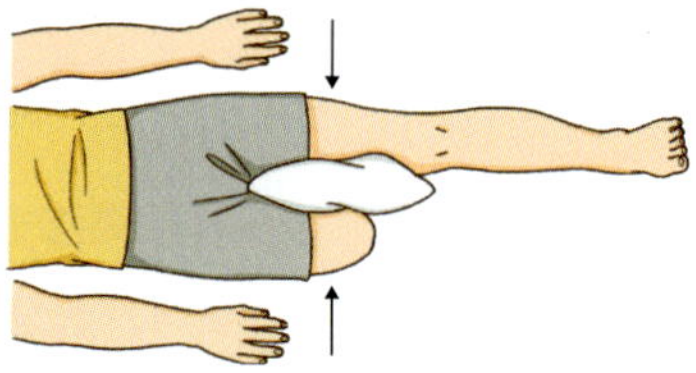

- 엉덩관절 모음 능동운동 및 근력 강화 운동
- 다리 사이에 쿠션을 끼우고 바로 누운 자세를 취한다.
- 천천히 양다리를 모으는 동작을 실시한다.
- 운동횟수는 하루 3번이상 실시하며 한 번 실시할 때 5회를 반복하고 1회를 10간 유지한다.
- 〈주의사항〉 운동법은 등척성 운동이므로 관절의 움직임 발생하지 않도록 주의한다.

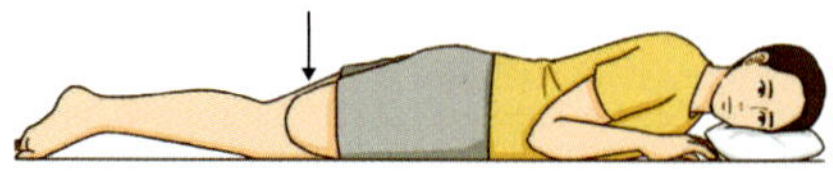

- 엉덩관절 굽힘 능동운동 및 근력 강화 운동
- 엎드려 누운 자세를 취한다
- 절단된 다리를 아래쪽으로 누르는 동작을 실시한다.
- 운동횟수는 하루 3번이상 실시하며 한 번 실시할 때 5회를 반복하고 1회를 10간 유지한다.
- 〈주의사항〉 운동법은 등척성 운동이므로 관절의 움직임 발생하지 않도록 주의한다.

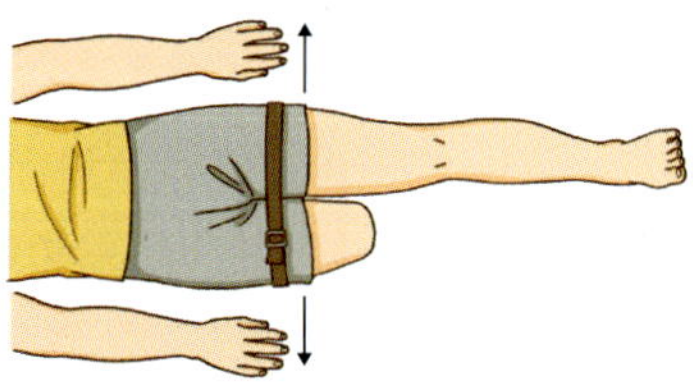

- 엉덩관절 벌림 능동운동 및 근력 강화운동
- 다리의 허벅지 부위를 비탄력 밴드로 고정하고 바로 누운 자세를 취한다.
- 천천히 양다리를 벌리는 동작을 실시한다.
- 운동횟수는 하루 3번이상 실시하며 한 번 실시할 때 5회를 반복하고 1회를 10간 유지한다.
- 〈주의사항〉 운동법은 등척성 운동이므로 관절의 움직임 발생하지 않도록 주의한다.

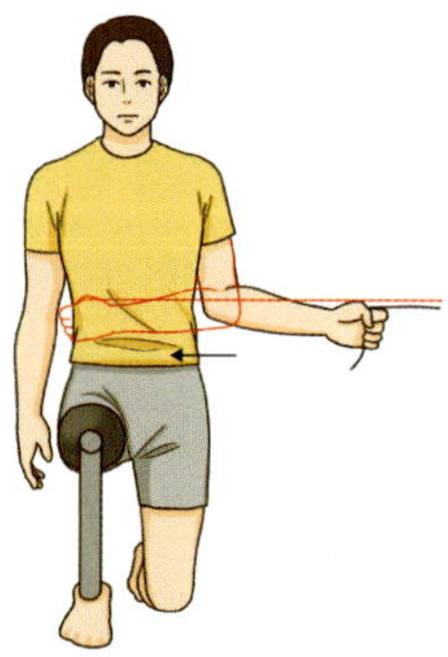

- 의족을 낀 다리의 무릎을 세우고 바닥에 딛고 선 자세에서 반대편 팔꿉굽힘 90도, 고정된 탄력 밴드를 잡는다.
- 몸의 균형을 잡고 탄력 밴드를 쥔 팔을 수평선상에서 반대 방향으로 끌어당기는 동작을 실시한다.
- 운동횟수는 하루 3번이상 실시하고 한 번 실시할 때 10회를 반복하고 1회를 4초간 유지한다.

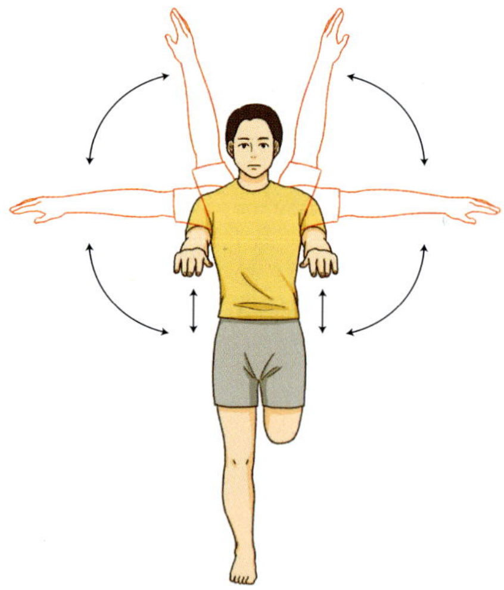

- 바로 선 자세를 취한다. 단 몸의 균형을 잃지 않도록 주의한다.
- 양팔을 앞쪽으로 90도 정도 구부린 다음 수평선상에서 좌,우측, 위, 아래로 올리고 내리는 동작을 실시한다.
- 운동횟수는 하루 3번이상 실시하고 한 번 실시할 때 10회를 반복하고 1회를 4초간 유지한다.

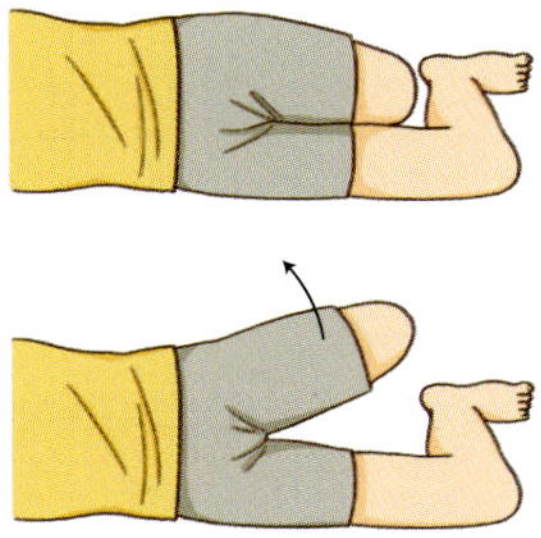

- 엉덩관절 벌림 능동운동 및 근력 강화운동
- 절단된 다리가 위쪽에 있도록 하고 옆으로 누운 자세를 취한다.
- 절단된 다리를 천천히 위쪽으로 들어올리는 동작을 실시한다.
- 운동횟수는 하루 3번이상 실시하고 한번 실시할 때 10회를 반복하고 1회를 4초간 유지한다.

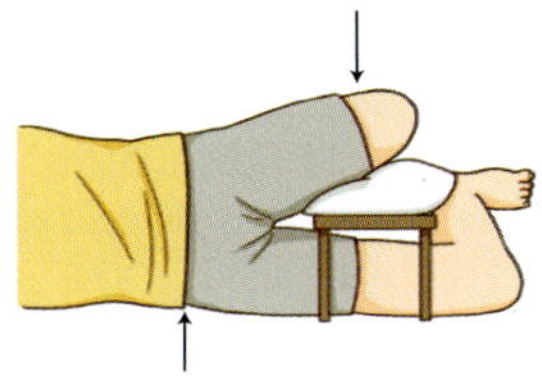

- 엉덩관절 모음 능동운동 및 근력 강화운동
- 절단된 다리가 위쪽에 있도록 하고 옆으로 누워 작은 의자를 정상적인 다리 사이에 두고 쿠션을 받치고 무릎을 약간 구부린자세를 취한다.
- 절단된 다리를 천천히 아래쪽으로 끌어당기는 동작을 실시한다.
- 운동횟수는 하루 3번이상 실시하고 한번 실시할 때 10회를 반복하고 1회를 4초간 유지한다.

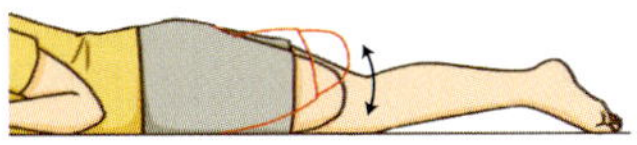

- 엉덩관절 폄 능동운동 및 근력 강화운동
- 엎드려 누운 자세를 취한다.
- 절단된 다리를 위쪽으로 들어올리는 동작을 실시한다.
- 운동횟수는 하루 3번이상 실시하고 한번 실시할 때 10회를 반복하고 1회를 4초간 유지한다.

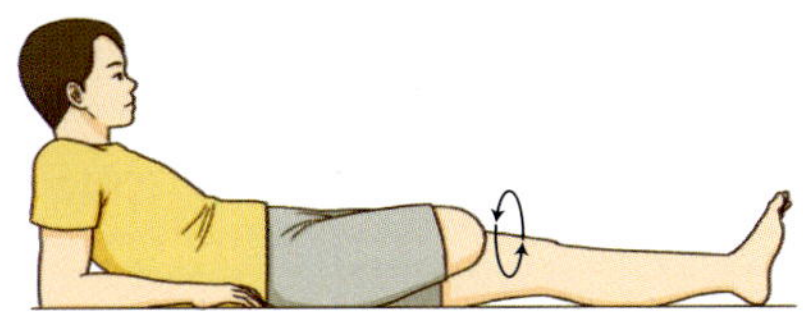

- 엉덩관절 회전 능동운동 및 근력 강화운동
- 양팔꿈치를 바닥에 지지하고 바로 누운 자세를 취한다.
- 절단된 다리를 위쪽으로 약간 들어올린 후, 원을 그리며 회전시키는 동작을 실시한다.
- 운동횟수는 하루 3번이상 실시하고 한번 실시할 때 10회를 반복하고 1회를 4초간 유지한다.

(5) 종아리 절단 구축 예방 및 근력 강화 운동

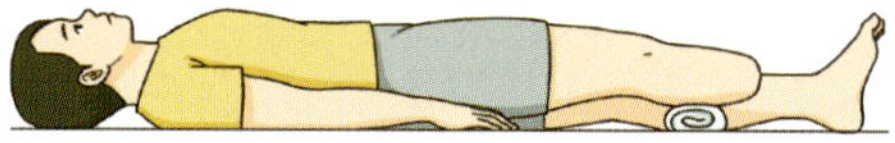

- 바로 누운 자세를 취한다.
- 천천히 절단된 다리를 아래쪽으로 누르는 동작을 실시한다.
- 운동횟수는 하루 3번이상 실시하며 한번 실시할 때 5회를 반복하고 1회를 60초간 유지한다.

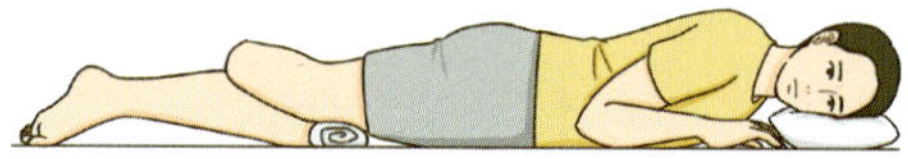

- 엎드려 누운 자세를 취한다.
- 천천히 절단된 다리를 위쪽으로 들어올리는 동작을 실시한다.
- 운동횟수는 하루 3번이상 실시하며 한번 실시할 때 5회를 반복하고 1회를 60초간 유지한다.

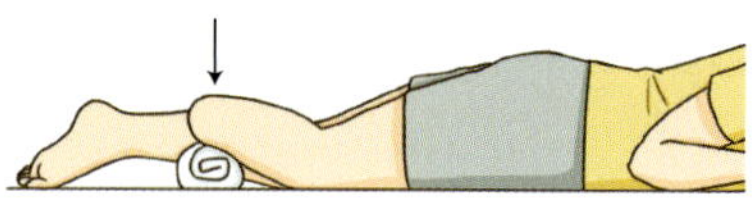

- 절단된 무릎의 아래부위에 수건을 받치고 침상에 엎드려 누운 자세를 취한다.
- 절단된 다리의 무릎 관절을 최대한 펴는 동작을 실시한다.
- 운동횟수는 하루 3번이상 실시하며 한번 실시할 때 5회를 반복하고 1회를 10초간 유지한다.
- 〈주의사항〉 운동은 등척성 운동이므로 관절의 움직임 발생하지 않도록 주의한다.

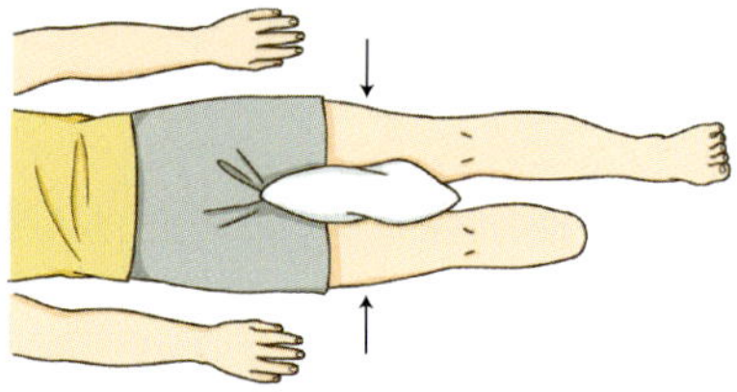

- 다리 사이에 쿠션을 끼우고 바로 누운 자세를 취한다.
- 천천히 양다리를 모으는 동작을 실시한다.
- 운동횟수는 하루 3번이상 실시하며 한번 실시할 때 5회를 반복하고 1회를 10초간 유지한다.
- 〈주의사항〉 운동은 등척성 운동이므로 관절의 움직임 발생하지 않도록 주의한다.

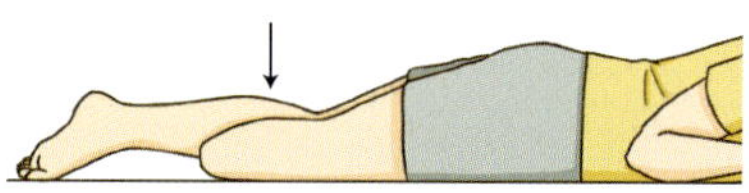

- 바닥에 엎드려 누운 자세를 취한다.
- 절단된 다리를 아래쪽으로 누르는 동작을 실시한다.
- 운동횟수는 하루 3번이상 실시하며 한번 실시할 때 5회를 반복하고 1회를 10초간 유지한다.
- 〈주의사항〉 운동은 등척성 운동이므로 관절의 움직임 발생하지 않도록 주의한다.

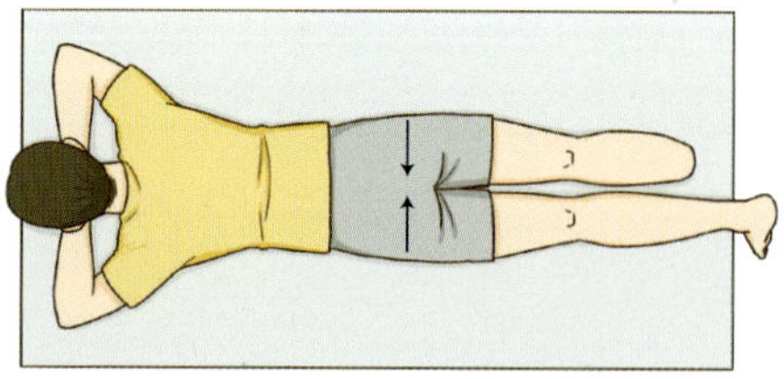

- 양팔을 이마에 대고 엎드린 자세를 취한다.
- 천천히 양쪽 엉덩근을 오므리는 동작을 실시한다.
- 운동횟수는 하루 3번이상 실시하며 한번 실시할 때 5회를 반복하고 1회를 10초간 유지한다.
- 〈주의사항〉 운동은 등척성 운동이므로 관절의 움직임 발생하지 않도록 주의한다.

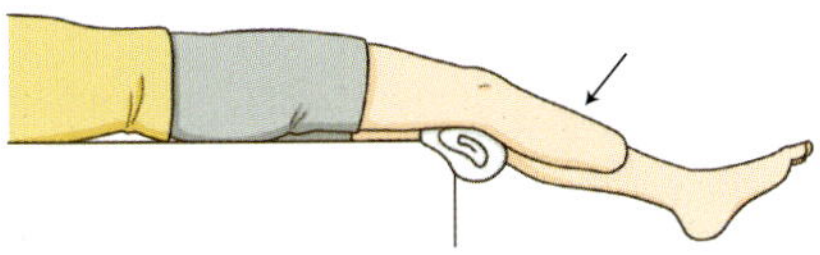

- 침상의 가장자리에 수건을 받치고 무릎 오금 부위가 오도록 배치하고 바로 누운 자세를 취한다.
- 절단된 다리의 무릎 관절을 최대한 구부린다.
- 운동횟수는 하루 3번이상 실시하며 한번 실시할 때 5회를 반복하고 1회를 10초간 유지한다.

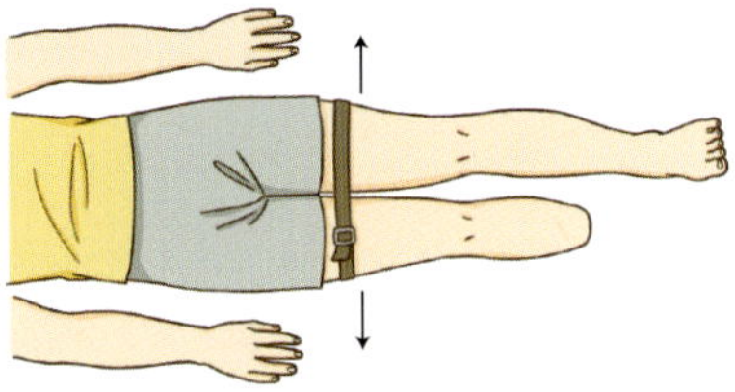

- 다리의 허벅지 부위를 비탄력 밴드로 고정하고 바로 누운 자세를 취한다.
- 천히 양다리를 벌리는 동작을 실시한다.
- 운동횟수는 하루 3번이상 실시하며 한번 실시할 때 5회를 반복하고 1회를 10초간 유지한다.
- 〈주의사항〉 운동은 등척성 운동이므로 관절의 움직임 발생하지 않도록 주의한다.

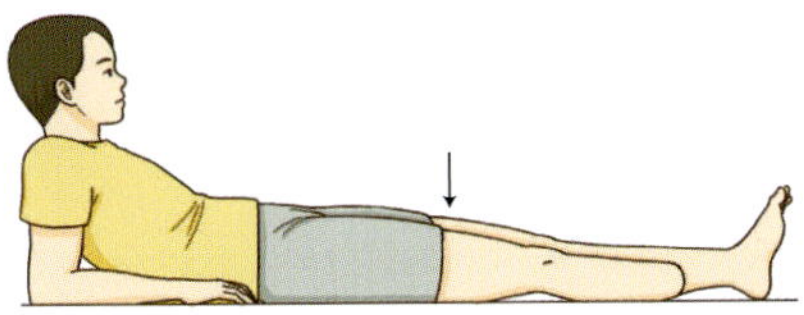

- 양팔꿈치를 바닥에 대고 바로 누운 자세를 한다.
- 절단된 다리 아래쪽으로 누르는 동작을 실시한다.
- 운동횟수는 하루 3번이상 실시하며 한번 실시할 때 5회를 반복하고 1회를 10초간 유지한다.
- 〈주의사항〉 운동은 등척성 운동이므로 관절의 움직임 발생하지 않도록 주의한다.

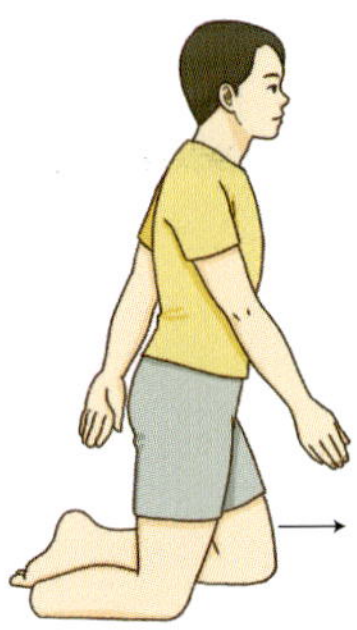

- 무릎 선 자세를 취한다.
- 천천히 무릎 걷기를 실시한다.
- 운동횟수는 하루 3번이상 실시하며 한번 실시할 때 3회를 반복하고 1회를 20초간 유지한다.

3) 임시의지

임시의지(pyron)은 수술직후 환부 치유 촉진, 수술 후 동통 경감, 환각통 예방, 부종감소, 심리적 안정 등을 위해 활용하게 되는 의지이다. 효과적인 의지를 착용하기 위해 부종 감소를 돕기 위해 잔존 팔다리 위에 압박 스타킹(shrinker) 또는 탄력 밴드를 착용하도록 한다. 압박 스타킹 또는 밴드의 착용은 잔존 팔다리의 모양을 잡아주고 접합면의 장착을 어렵게 만들 수 있는 비 균일성을 예방하고 순환을 증가시켜 절단지의 통증 및 환상통(phantom pain) 가능성을 줄여준다. 수술 후 한동안은, 의지를 벗을 때마다 압박 스타킹, 밴드 또는 둘 다 착용한다(그림 7-5).

- 탄력붕대보다 훨씬 효과적으로 남은 팔다리를 일정한 압력으로 조여 준다.
- 양발 보행을 일찍 가능하게 한다.
- 목발을 사용하는 것보다 의지착용 후 보행에 빠른 적응을 할 수 있다.
- 개인의 재활 잠재력을 평가하는 수단이 된다.
- 일상생활 복귀를 위한 긍정적인 동기 부여가 된다.
- 복잡한 운동프로그램을 줄일 수 있다.
- 공기주머니를 이용한 임시의지가 있다.

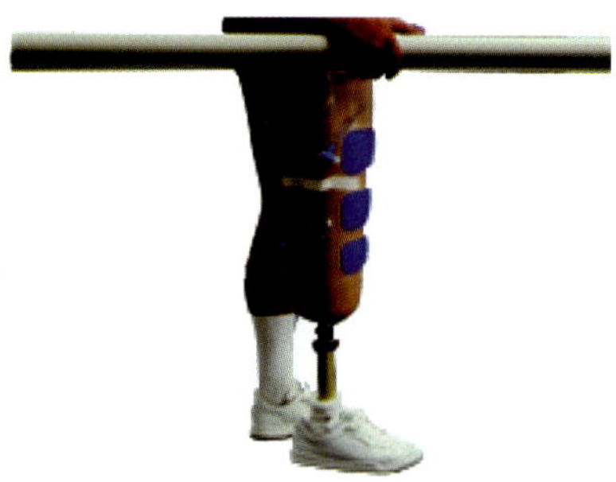

그림 7-5 임시의지(pyron)

4) 체크의지(check prosthesis)

체크의지는 본 의지를 착용하기 전에 제작하는 소켓으로 스텀프 내부가 들여다보이는 투명한 플라스틱소켓으로 제작이 되며 이것은 환부의 압박이나 피부 변화 등을 관찰 할 수 있다.

본의지는 절단단이 성숙되고 난 후 착용하는 것으로 본 의지를 착용하기 위해서는 스텀프를 정확하게 수납 할 수 있는 소켓을 필요로 하는데 이를 점검하기 위하여 체크 소켓이 적용 된다(그림 7-6).

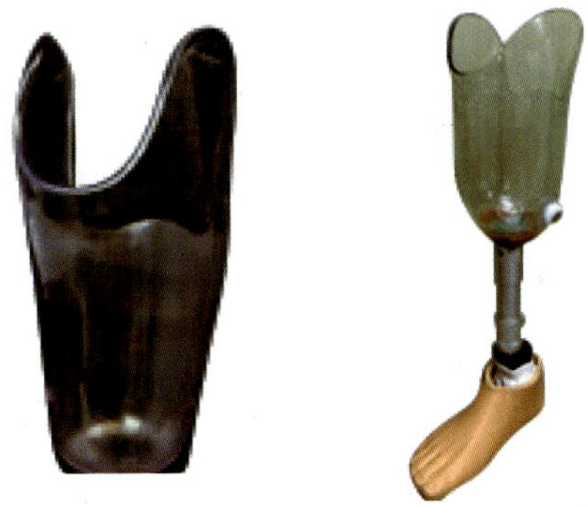

그림 7-6 체크 소켓과 의지

2 절단의 유형

절단은 팔과 다리절단으로 신체부위에 따라 세분화 된다(그림 7-7).

1) 팔 절단

(1) 손가락 및 손 절단

손 절단(partial hand amputation)은 손가락의 일부 또는 전체가 절단된 손가락 절단과 자뼈 및 노뼈의 경계까지 절단된 손 절단으로 분류되며, 손가락이 모두 절단된 경우를 미트절단(mitt amputation)이라한다. 위치에 따라 더 세부적으로 분류되기도 한다. 손 절단에서 엄지손가락은 쥐기 동작과 다른 모든 손동작의 기본이 되므로 절단자의 재활에 큰 영향을 줄 수 있어 잔존여부가 중요하다. 수부절단에서 MP의 절단은 피부가 과민하고 외상을 받기 쉽기 때문에 손허리뼈의 2/3지점에서 절단하고 손바닥의 피부를 스텀프의 끝부분에 덮어두는 것이 좋다(그림 7-8).

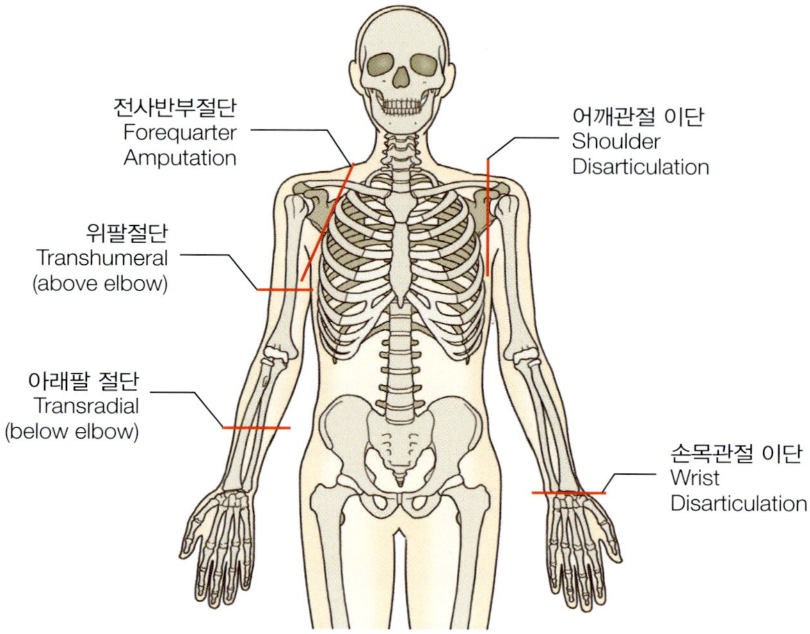

그림 7-7 팔 절단 명칭

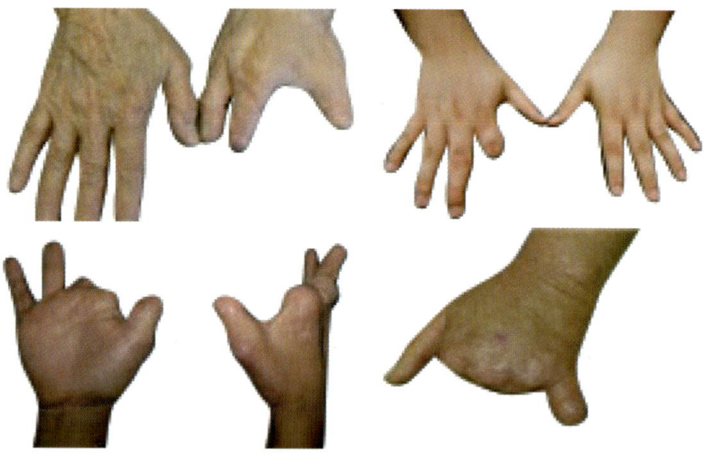

그림 7-8 손가락 및 손 절단

(2) 손목 관절이단

손목 관절이단(wrist disarticulation)은 노손목관절(radiocarpal joint)에서 절단된 형태로, 먼쪽노자관절(distal radioulnar joint) 남아 있어 엎침과 뒤침이 가능하다(그림 7-9).

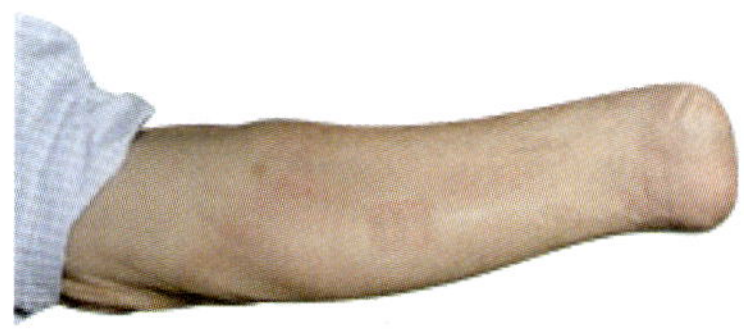

그림 7-9 손목관절 이단

(3) 아래팔 절단

아래팔 절단(transranial amputation)은 노뼈과 자뼈에서 절단된 형태(below elbow, BE)로 절단단의 길이에 다라 긴아래팔(80% 이상), 아래팔 중간(80-55%), 짧은아래팔(55-35%), 매우짧은아래팔(35%이하)절단으로 분류한다. 절단단의 남은 길이가 길수록 뒤침-엎침 기능이 증가하며 의지사용 능력도 좋아진다. 일반적으로 아래팔의지를 착용하려면 스텀프의 길이가 최소한 3.8-5cm 이상 보존하여야한다(그림 7-10).

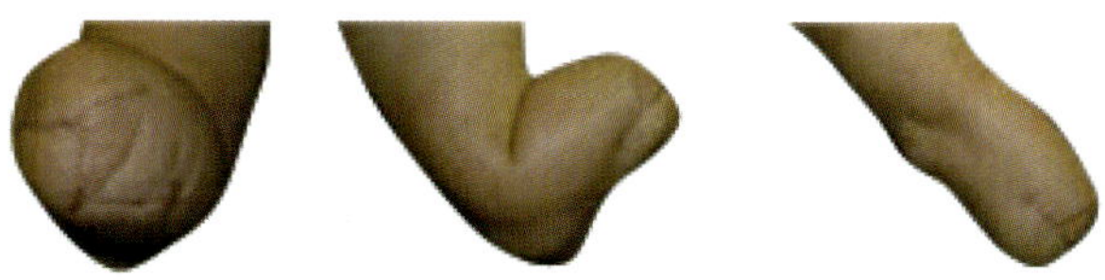

그림 7-10 아래팔 절단

(4) 팔꿉관절 이단

팔꿉관절 분리절단(elbow disarticulation)은 팔꿉관절에서 절단된 형태로, 절단 단의 길이가 길며 근력 및 지레파의 장점, 위팔뼈의 가쪽위관절융기(lateral epicondyle)와 안쪽위관절융기(medial epicondyle)의 돌출로 인해 외관이 좋지 않고 의지제작 시 부품의 선택과 제작이 어려운 단점이 있다.

(5) 위팔절단

위팔절단(Transhumeral amputation)은 위팔뼈에서 절단된 형태로 AE절단(above elbow)라 한다. 절단단의 길이에 따라 긴위팔(50−90%), 짧은위팔(30−50%), 위팔뼈목 절단(30%이하)로 분류한다. 절단단의 길이가 길수록 근력과 관절가동범위가 더 크므로 의지사용 시 기능적이며, 절단단이 짧으면 팔꿉장치 조절케이블의 배치의 제한과 의지의 사용 어렵고 힘이 든다(그림 7−11).

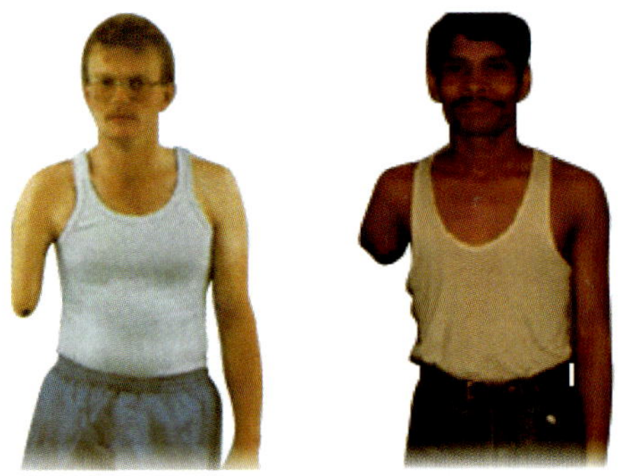

그림 7−11 위팔 절단

(6) 어깨관절 이단

어깨관절 이단(shoulder disarticulation)은 어깨관절에서 절단된 형태로 위팔뼈목 30%이하절단을 포함한다. 절단단의 길이가 길수록 근력과 관절가동범위가 더 크므로 의지사용 시 기능적이며, 절단단이 짧으면 팔꿉관절 작동도 어렵고 힘이 든다. 또한 위팔뼈목이 남아 있는 경우 어깨장치의 적용을 고려한다.

(7) 전사반부절단

전사반부절단(forequarter amputation)은 가장몸쪽의 절단으로 위팔전체, 빗장뼈, 어깨뼈까지 절단된 형태로, 어깨뼈 절단 시 벌림 운동범위가 반으로 감소하므로 의지사용이 제한되고 어려워지게 된다. 일반적으로 악성종양치료 시 실시한다

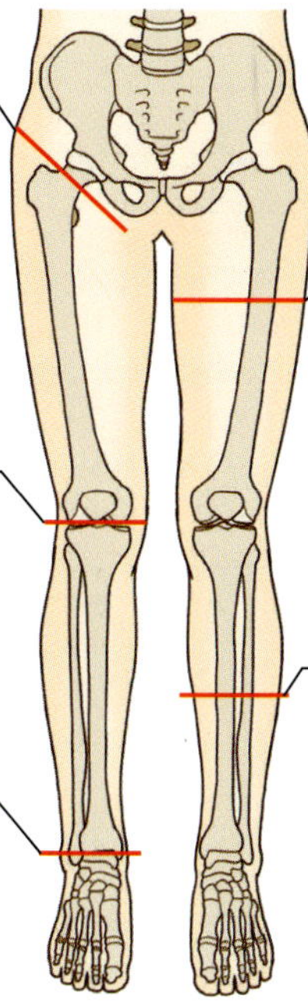

그림 7-12 다리 절단

2) 다리 절단

다리 절단은 신체의 균형 및 바로 선 자세유지, 보행을 위한 중요 부위로 전단단의 체중부하 능력과 의지정렬에 주의한다. 일반적으로 다리절단이 팔 절단에 비해 10배 이상 많이 발생한다(그림 7-12).

(1) 발 절단

발 절단(patial foot amputation)은 발가락부터 발목뼈절단까지 다양하며 발가락절단, 발허리뼈절단, 리스프랑절단, 쇼파르절단, 피로고프절단, 보이드절단으로 분류한다(그림 7-13).

① 발가락 절단은 발가락부위가 절단된 형태이다.

② 발허리뼈 절단은 발허리뼈부위가 절단된 형태로 발허리뼈목 부위에서 가쪽으로 갈수록 뒤로 향하는 사선으로 절단된다.

③ 리스프랑절단(Lisfranc's disarticulation)은 1-3번째 발허리뼈는 이단되고 4-5뻔째 발허리뼈는 길이에 맞게 절단된 형태로 앞정강근과 같은 발등굽

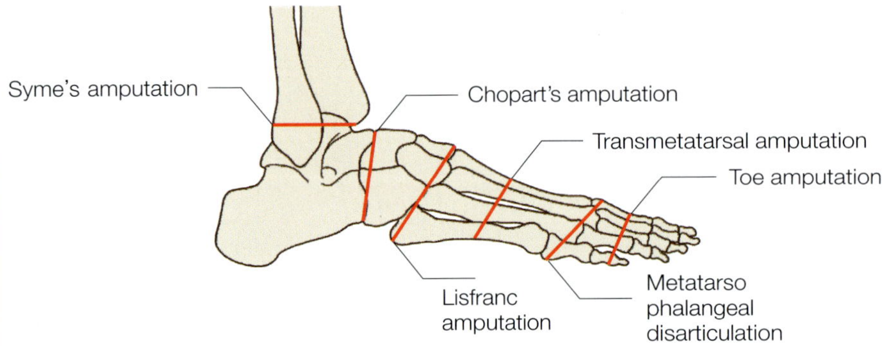

그림 7-13 발 절단의 종류

힘근의 일부가 절단되어 꿈치들린휜발(equinus)변형이 발생할 수 있다.

④ 쇼파르 절단(Chopart's amputation)은 목말뼈와 발꿈치뼈를 남기고 절단하는 형태로 목발발배관절·발꿈치입방관절에서 이단되며, 발등굽힘근의 전부가 절단되어 꿈치들린휜발(equinus)변형이 발생한다.

⑤ 피로고프절단(Pirogoff's amputation)은 발목관절이 이단된 형태로 쐐기형태로 발꿈치뼈를 절단한 후 남아 있는 발꿈치뼈의 끝부분과 정강뼈의 먼쪽을 융합하여 연결한다. 일반적으로 체중주하가 가능하고 의지 없이 즉시 보행이 가능하나 다리길이가 짧아지기 때문에 의지발이 적용된 의지를 사용해야 한다.

⑥ 보이드 절단(Boyd's amputation)은 발꿈치뼈를 보존하고 발목뼈를 제거한 후 발꿈치뼈를 정강뼈와 종아리뼈에 고정한다.

(2) 발목관절 이단

발목관절이단(Syme's amputation)은 절단은 정강뼈과 종아리뼈을 발목관절보다 0.5cm 위에서 절단하고 발뒤꿈치는 단단한 피부로 정강뼈 덮는다. 일반적으로 체중부하 및 체중지지를 발로 할 수 있는 장점이 있으며, 다리길이 5~7cm 짧아지며 기능상으로 좋다. 최근에는 정강뼈의 먼쪽과 정아리뼈의 먼쪽을 비스듬히 절단하여 아령과 같은 모양(bulbousness)이 30% 이상 감소되어 외관이 개선되었다(그림 7-14).

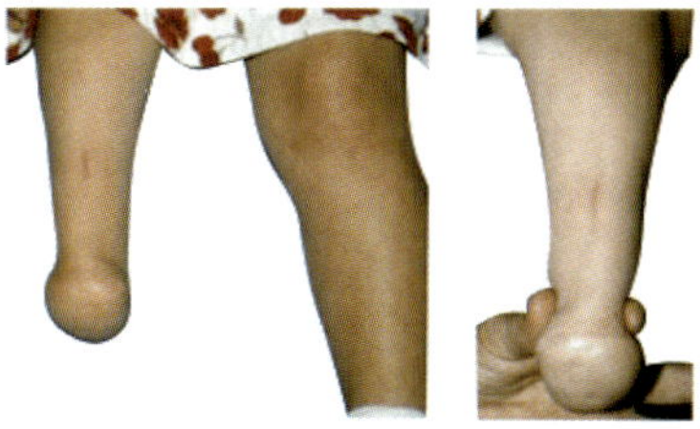

그림 7-14 발목관절 이단

(3) 종아리 절단

종아리 절단(transtibial amputation)은 정강뼈와 종아리뼈 절단은 발목관절 위에서 무릎관절 아래까지 절단을 말하며 BK(below knee) 절단이라 한다. 다리 절단의 대부분을 차지하고 있으며, 성인에서 스텀프의 최적의 기능적 길이로 15cm로 권고하고 있다(그림 7-15).

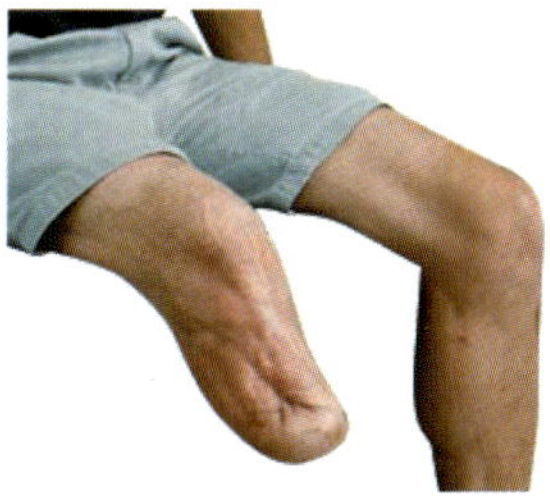

그림 7-15 종아리 절단

(4) 무릎관절 이단

무릎관절 이단(knee disarticulation)은 정강뼈와 종아리뼈가 넙다리뼈에서 분리된 형태로 넙다리뼈의 말단팽대을 보완하기 위해 넙다리뼈를 5cm 더 절단하고 무릎뼈를 붙여준다. 체중 지지가 가능하고 지레팔과 근력이 보존된 장점이 있으며 넙다뼈관절융기로 이하여 외관이 좋지 않다(그림 7-16).

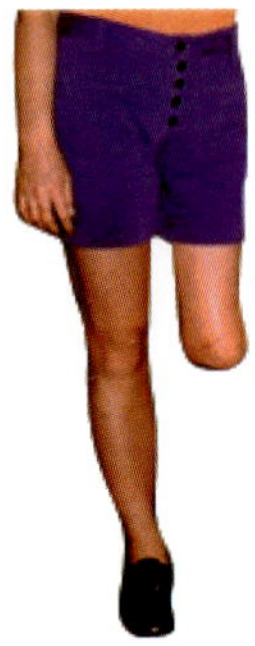

그림 7-16 무릎관절 이단

(5) 넙다리 절단

넙다리뼈 절단(transfemoral amputation)은 무릎위에서 엉덩관절아래까지의 절단을 말하며 AK(above knee)라고 한다. 의지착용의 위해 큰돌기아해 5cm아상, 무릎관절에서 10cm 위에서 시행하는 것이 좋다. 기능적으로 넙다리뼈의 중간 1/3이 기능적으로 가장 이상적이다(그림 7-17).

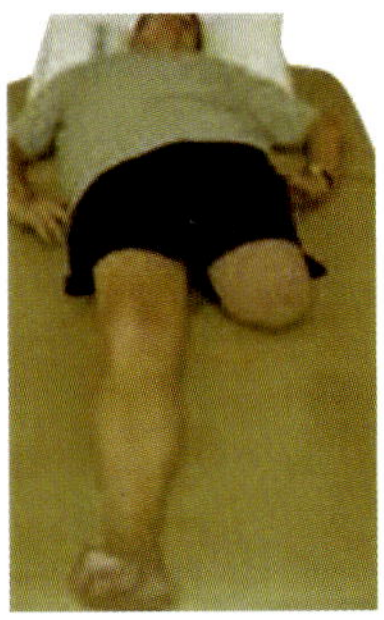

그림 7-17 넙다리뼈 절단(transfemoral amputation)

(6) 엉덩관절 이단

엉덩관절이단(hip disarticulation)은 넙다리뼈가 골반에서 완전히 분리된 형태로 연골육종이나 골육종과 같은 악성종양, 심한외상 시 실시한다.

(7) 골반절단

골반절단(transpelvic amputation)은 한쪽골반을 포함한 다리전체를 절단하는 형태로 심한외상이나 악성종양에 의해 실시한다.

(8) 하반신 절단

하반신 절단(translumbar amputation)은 엉덩뼈능선에서 살굴부위, 두덩결합, 두덩까지 신체의 50%를 절단하는 형태로 L3~4위치에 해당한다. 일반적으로 항문, 곧창자, 요도방광의 괄약기능과 저장 기능까지 모드 소실된다.

3) 특수한 기능을 위한 절단

(1) 크루켄버그 절단

크루켄버그 절단(krukenberg amputation)은 아래팔 절단에서 노뼈와 자뼈를 서로 분리시켜 일상생활 활동을 증진시키는 절단의 종류로 의지를 착용하기 어려운 맹인이고 양쪽아래팔 절단환자에게 유용하게 적용되며 일반인에게는 미용상 시행이 제한적이다(그림 7-18A).

(2) 회전성형술

회전성형술(rotation plasty)은 무릎관절과 넙다리뼈 먼쪽을 전단하고 180° 돌림 시켜 연결하는 절단술로 무릎관절의 높이에서 발목관절이 기능을 대신하게 된다. 무릎관절의 악성종양 시 실시한다(그림 7-18B).

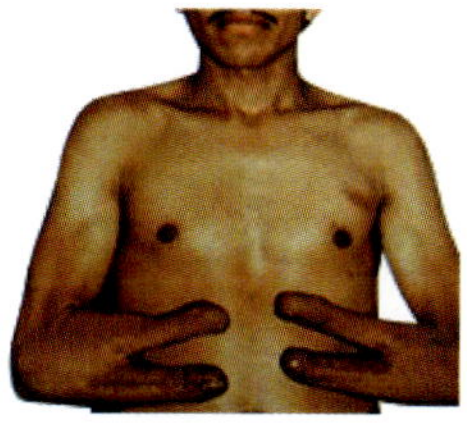

A 크루켄버그 절단

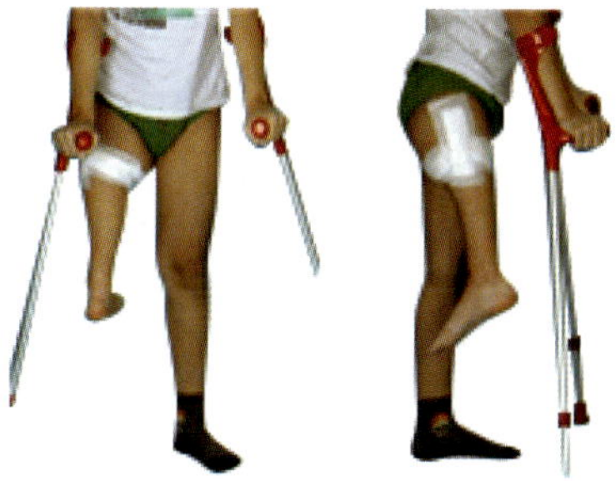

B 회전성형술

그림 7-18 특수한 기능을 위한 절단

4) 소아기 절단

소아 절단의 선청성과 후천성의 원인으로 분류 한다. 일반적으로 10세 이하에서는 선천성이 75%이고 후천성이 25%이며 절단은 거의 필요하지 않으며 3~4%만 절단을 시행 한다. 선천성 절단은 가로결핍은 막내뼈대기에 의한 부피 성장의 장애로 발생한 성장 결핍된 상태를 의미하며, 새로결핍은 연골내뼈되기에 의한 뼈의 길이 성장의 장애가 있어 길이가 짧아져 발생한다. 후천성 원인은 교통상과등의 외상, 악성종양, 감염 순으로 발생한다.

① 소아기에는 선천성 원인에 의한 절단이 가장 많다.

② 소아기에는 가능한 절단단을 길게 남겨야 하며 일반적으로 관절분리절단을 시행한다.

③ 소아기에는 절단단의 과성장이 발생한다. 특히 종아리뼈에서 흔히 발생한다.

④ 소아기에는 성장에 따라 지속적으로 의지를 수정하거나 새로 의지를 맞추어야한다.

3 의지의 분류

1) 절단부위에 의한 분류

의지는 절단부위에 따라 팔의지와 다리의지로 크게 구분된다. 팔의지는 손라각의지, 손의지, 손목의지, 아래팔의지, 팔꿉의지, 위팔의지, 어깨관절의지, 전사반부의지로 분류된다. 다리의지는 발가락의지, 발의지, 발목관절의지, 종아리의지, 무릎의지, 넙다리의지, 엉덩관절의지, 골반의지, 하반신의지로 분류 된다.

2) 구조에 의한 분류

의지는 구조에 따라 외골격식의지(exoskeleton prothesis)와 내골격식의지(endoskeleton prothesis)로 분류된다.

(1) 외골격식 의지(exoskeleton prothesis)

외골격식의지는 재래식의지로 외부구조는 나무, 열경화성 플라스틱등의 재질로 외부는 단단하고 내부는 비어있는 형태이다. 구조적으로 내부가 비어있어 가

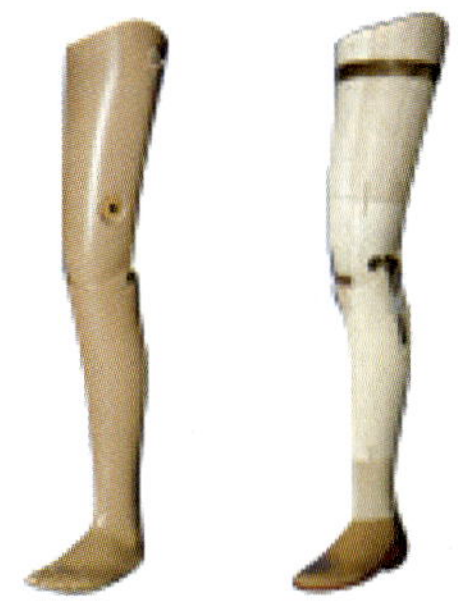

그림 7-19 외골격식의지(exoskeleton prothesis)

벼운 장점, 의지사용에 따른 재정렬이나 조정이 어려운 단점이 있다(그림 7-19).

(2) 내골격식의지(endoskeleton prothesis)

내골격식의지는 조립식의지라고 하며 알루미늄합금, 티타늄, 탄소섬유 등으로 제작 되어 있다. 구조적으로 조립식구조이기 때문에 제작시간감소와 높이와 정렬조정이 비교적 쉽고 빠르다.

이것은 소켓과 의지을 내골격으로 조립할 수 있는 것으로, 정형화된 부품으로 구성되어 있으므로 부품을 교환할 수 있다. 이 장치는 절단 부위에 따라 구성이 달라지고 환자의 상태에 맞게 부품을 구성하여 조립할 수 있다. 내골격이 완성이 되면 연질의 재료로 바깥에 외형을 씌워 겉모습을 인체의 다리형태처럼 만들기 때문에 외관상 보기 좋고 기능면에서도 우수하며 모듈러 시스템(modular system)이라고 한다(그림 7-20).

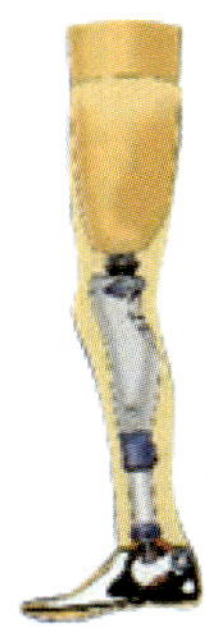

그림 7-20 내골격식의지(endoskeleton prothesis)

3) 작동방법에 의한 분류

의지의 작동방법에 딸라 신체적 힘을 이용하는 신체구동식과 베터리 등의 외부의힘을 이용하는 외부동력식, 두 가지가 혼합되어 있는 혼합형의지로 분류한다.

4) 소켓에 의한 분류

의지의 소켓에 따라 소켓이 절단단에 접촉여부에 따라 전체접촉식과 비전체접촉식으로 분류한다.

5) 기능 및 용도에 의한 분류

기능 및 용도에 따라 기능성을 강조한 기능성의지와 미관을 강조한 미관용의지로 분류한다.

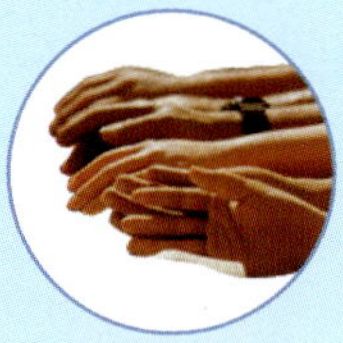

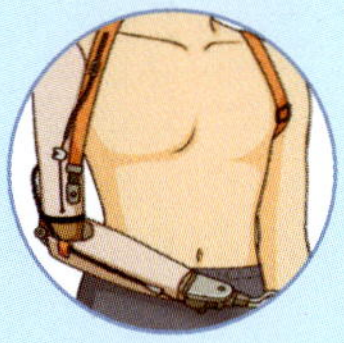

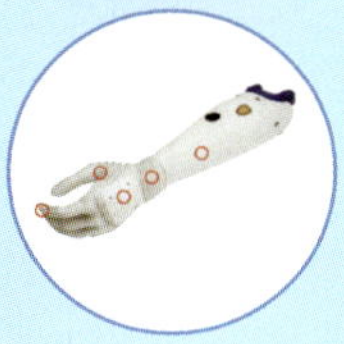

8

CHAPTER

팔 의지

학습목표

1. 팔의지의 구성요소를 설명할 수 있다.
2. 팔의지의 소켓, 하니스, 의지관절, 의수를 설명할 수 있다.
3. 팔의지의 종류에 대해 설명 할 수 있다.
4. 팔의지의 착용과 가능훈련, 일상생활활동에 대해 설명할 수 있다.

핵심용어

- 소켓(socket)
- 유니트(unit)
- 후크(hook)와 핸드(hand)
- 분리형 소켓(split socket)
- 뮌스터소켓(Munster socket)

개 요

팔 의지는 선천적 결손, 질병 또는 사고로 인한 절단 등으로 팔의 일부 또는 전부를 상실하였을 사용한다. 일반적으로 미관상 보기 좋고, 편안하며, 최대의 기능을 할 수 있도록 사용하는 인공적인 대체품을 말한다.

의지의 기능은 다음과 같다.

- 팔 의지는 팔의 결손 부분을 외형적으로 대체한다.
- 팔 의지는 팔의 상실된 팔 기능을 보완한다.
- 절단 초기에는 절단단의 성숙과 치유를 돕는다.

의지란 외상, 질병, 기형, 기타의 원인으로 결손된 팔의 기능과 형태를 보상하기 위해 착용하는 인공적인 구조물을 말하며 다음과 같이 분류한다.

- 미관형 의지는 팔의 결손된 부분에 착용하는 미용을 위주로 한 의지를 말한다.
- 기능형 의지는 팔의 결손된 부분에 발생하는 기능적 제한을 최소화할 목적으로 제작한 의지를 말한다.
- 신체구동식 의지는 기능형 의지의 한 종류로, 결손된 부분의 기능을 능동 케이블을 이용해 관절의 동작, 손가락의 개폐, 물체를 쥐고 놓는 데 사용하도록 제작한 의지를 말한다.
- 전동의지는 기능형 의지의 한 종류로 결손된 부분의 기능을 동력을 이용해 관절의 동작, 손가락의 개폐, 물체를 쥐고 놓는 데 사용하도록 제작한 의지를 말한다.

위팔부의 길이는 위팔뼈 가쪽위관절융기의 위치와 팔꿉관절의 중심축이 일치하도록 같은 길이로 한다. 일반적으로 아래팔부에서 후크까지 길이는 보통 건측보다 짧으며, 엄지손가락 끝까지의 길이와 동일하도록 제작한다.

1 팔 의지의 구성

의지는 절단 부위에 따라 손가락 및 손 의지, 손목관절이단 의지, 아래팔 의지, 위팔 의지, 어깨 의지, 전사반부 의지 등이 있으며, 소켓, 하니스와 케이블, 의지관절, 의수로 구성되어 있다(그림 8-1).

1) 소켓

소켓(socket)은 스텀프를 수납하는 의지의 한 부분으로 착용이 국소적으로 압박되는 곳이 없어야 하며 움직임 시 안정성과 불편함이 없어야 한다.

2) 하니스(harness)

멜빵은 소켓과 더불어 의지를 스텀프에 매달려 있게 하며, 하니스와 연결된 케이블을 작동시켜 의수의 핸드나 후크를 여닫는 조절기능을 한다.

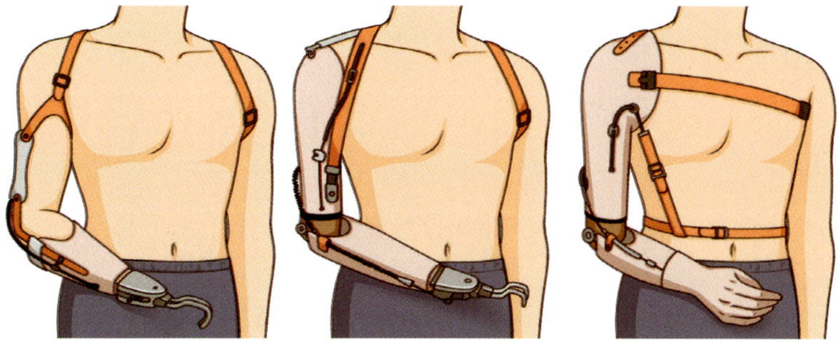

그림 8-1 팔 의지의 종류

3) 의지 관절장치(unit)

의지 관절장치인 유니트(unit)는 각 관절부위에 따라 적절한 기능을 가지고 있으며, 손목유니트, 팔꿉유니트, 어깨유니트가 있다.

4) 말단장치(terminal device)

의지의 말단장치는 손의 역할을 하는 후크(hook)와 핸드(hand)가 있다. 후크는 단순하며 가볍고 편리하나 미관상 좋지 않다. 핸드는 후크에 비하여 상대적으로 복잡하며 손의 형태와 비슷하여 미관상 보기 좋은 장점이 있다.

2 손가락 및 손 의지

손가락 및 손 의지는 미관형 및 기능형, 신체구동식 및 외부동력식, 특정 활동용으로 분류한다. 미용형 의지가 대부분이며 최근에는 근전동 기술의 발달로 절단된 부분의 굽힘과 폄이 가능한 의지가 사용되고 있다. 일반적인 손가락 및 손 의지의 일반적인 착용목적은 다음과 같다.

- 절단단의 보호
- 양손 사용의 안정성
- 잡기 기능의 회복
- 외관과 내구성 제공

1) 손가락 의지

(1) 미관형 손가락 의지

손가락 의지는 절단단의 굽힘과 폄으로 의지의 손가락도 굽힘과 폄이 일어나는 연쇄기전 방식과 소켓에 고정된 케이블과 손허리손가락관절의 굽힘을 통한 장력을 이용하는 케이블 구동 방식이 있다.

미관용 의지는 절단단 보호, 자세유지 및 수동적으로 사용되며 사용자의 신체상(body image)를 회복하는 역할을 한다. 일반적으로 과거에는 PVC재질을 사용하였으나 현재는 실리콘 소재의 의지를 사용한다.

(2) 신체구동식 손가락 의지

신체구동식 의지는 신체의 움직임을 이용하여 일부 움직임을 가능하게 하는 의지로, 가볍고 내구성이 좋아 지속적 사용이 가능하고 사용자에게 감각피드백을 제공한다.

2) 손 의지

손 의지는 손목의 움직임을 활용하거나 케이블 구동 방식으로 작용하고 분리형 의지, 핸드후크 의지, 손목케이블 구동 의지가 있다. 분리형 의지는 손목에 위치한 힌지(hinge)를 중심으로 엄지손가락과 분리되어 능동적 잡기가 가능하다. 핸디후크 의지는 절단단 끝에 착용된 간단한 연결부와 후크를 사용하는 전통적 방식으로 손목회전과 기능이 보존되어 다양한 기능이 가능하다. 손목 케이블 구동 의지는 손허리손가락관절이나 손가락이 완전히 소실되었을 때 사용하며 손목관절의 굽힘과 폄에 딸라 손가락이 움직여 기능을 수행한다(그림 8–2).

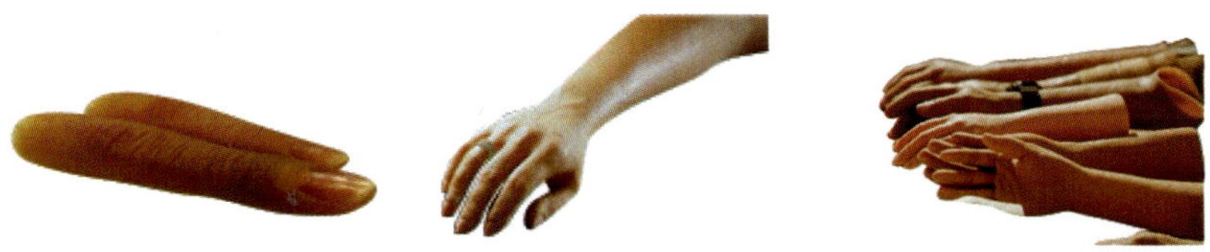

그림 8–2 미관형 손가락 및 손의지 종류

• 외부동력식 의지

외부동력식 의지는 손가락 및 손의 다관절에 적용되는 부품과 배터리 등의 개발로 모터의 힘으로 손허리손가락관절을 구동하며, 이후 기계적 연쇄를 통해 가락마디사이관절(IP)을 수동시킨다.

3 손목관절 이단 의지

손목관절 이단은 절단단의 특성에 따라 아래팔의 길이가 보전되어 있어 손목 회전이 가능하다. 하지만 긴 스텀프로 인해 의지의 선택이 제한적이고 외부동력 의지 사용은 제한적인다. 손목관절이단 의지의 구성요소는 아래팔 의지와 동일하며 소켓의 디자인 부분만 차이가 있다. 손목관절이단 의지의 소켓은 절단단이 길고 타원형이며 팔꿉관절의 운동범위 전체를 허용하며 회전을 제한하지 않아야 한다(그림 8-3).

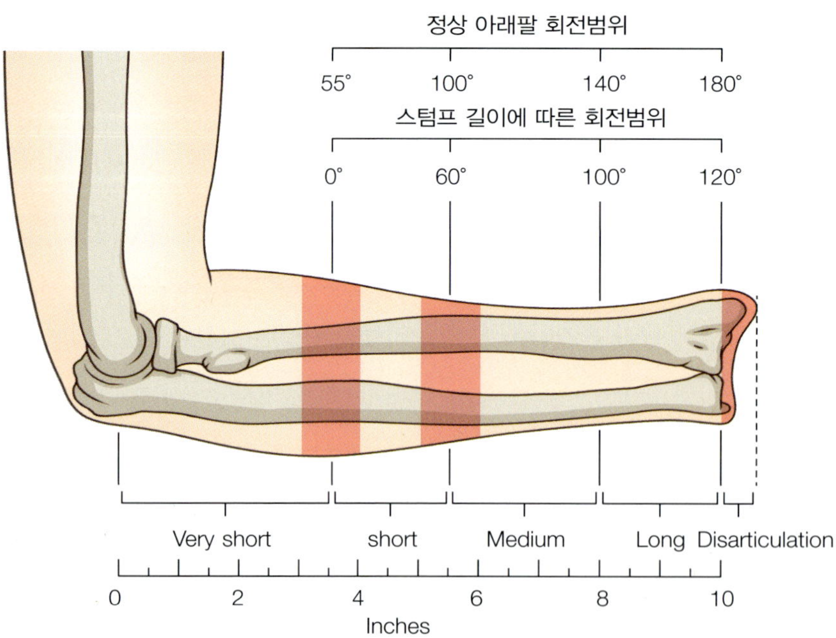

그림 8-3 아래팔 절단의 종류

4 아래팔 의지

신체구동식 아래팔 의지(BE)는 소켓, 조절케이블, 하니스, 손목장치, 말단장치(후크와 핸드), 손목장치로 구성되어 있으며, 사용자에 따라 팔꿈치를 사용한다. 동력식은 소켓, 근전동말단장치, 전극, 근전동부품, 배터리로 구성된다(그림 8-4).

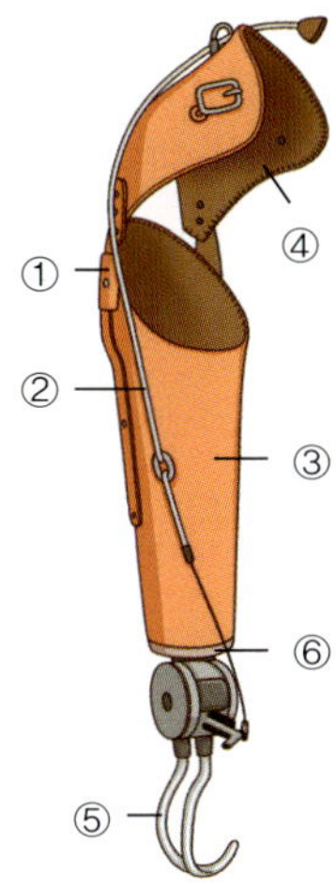

그림 8-4 아래팔 의지의 구성요소

1) 소켓

아래팔 의지의 소켓은 절단단을 안정적으로 수납하기 위하여 충분한 축 길이를 가져야 하며 모든 아래팔 기능에 제한이 없고 안정적이여야 한다. 소켓의 종류는 현가장치형과 잔여지의 길이로 결정된다. 또한 움직임과 현가 동안 절단단에 전해지는 힘이 적절해야 한다. 모든 소켓은 이중구조(double wall)로 구성되며, 내부구조는 잔여지와 완전 접촉되는 부위이며, 외부구조는 반대측의 아래팔 길이와 모양에 따라 형성된다. 소켓은 기능과 특성에 따라 재래식 소켓, 분리형 소켓, 뮌스터소켓, 노스웨스턴소켓, 압박/해제안정화 소켓 등이 있다

(1) 분리형 소켓

분리형 소켓(split socket)은 잔여지를 완전히 감싸는 접촉(total contact) 부분

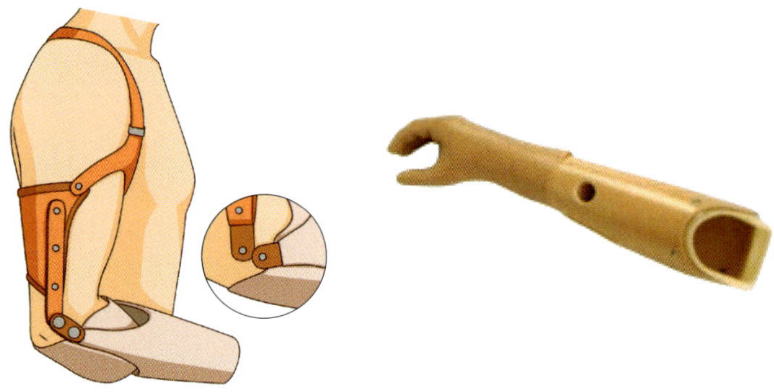

그림 8-5 분리형 소켓과 뮌스터소켓

과 분리된 아래팔 부분이 힌지로 연결되며 절단단이 짧은 경우, 팔꿉관절의 운동범위 제한, 근력약화가 있을 때 적용하며 소켓 이외에 스텝업 힌지라는 팔꿉장치를 사용한다. 스텝업 힌지는 절단단과 의수가 2:1의 비율로 움직인다. 예를 들어 팔꿉관절의 굽힘각도 20°에 따라 아래팔이 2배인 40°로 굽힘된다(그림 8-5A).

(2) 뮌스터 소켓

뮌스터소켓(Munster socket)은 절단단이 짧은 경우에 적용하며 팔꿈치주름과 팔꿈치머리 위까지 감싸며 안정성을 제공한다. 분리형 소켓의 단점을 보완해주고 팔꿉관절 운동범위가 35°~105° 범위로 제한되며 팔꿉관절이 35°굽힘된 자세를 취하게 된다(그림 8-5B).

2) 말단장치

말단장치(Terminal devices - TDs)는 의수(hand)라 불리며 손의 기능을 대체한다. 말단장치는 작동기전, 모양, 크기, 용도에 따라 선택되며 수동 말단장치와 잡기가 가능한 능동 말단장치가 있다.

(1) 수동 말단장치

수동 말단장치(passive TDs)는 능동적으로 잡기기능이 없다. 수동핸드(passive

hand)는 미용목적으로 사용하며 내부의 구리철사나 스프링으로 제작되어 손가락을 원하는 자세로 변형하거나 유지할 수 있고, 물건을 지지하거나 고정할 수도 있다. 유연한 수동 말단장치(flexible passive TDs)는 장갑 모양의 말단장치로 구기 운동 시 충격을 흡수, 저장하였다가 에너지를 방출할 수 있다. 미트(mitt)는 유아나 소아용 의지에 적용되며 기기, 앉기, 서기를 위한 자세 지지와 양손 기술을 학습하는 데 효과적이다.

(2) 능동 말단장치

능동 말단장치(active TDs)는 기능적 의수로 형태에 따라 후크(hook)와 핸드(hand)로 분류하며, 작동방법에 따라 수의적 열림식과 수의적 닫힘식으로 분류한다. 일반적으로 손의 파악 기능을 대신하는 말단장치로 생체되먹이기와 손가락의 개별 움직임이 없기 때문에 능숙한 조작은 불가능하다.

① 후크(Hook)

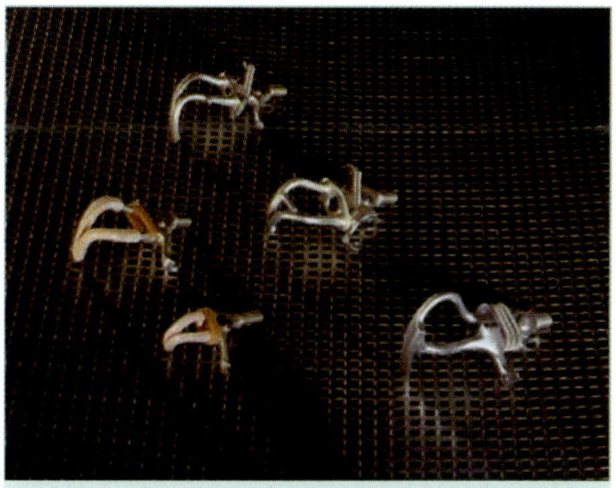
그림 8-6 **후크(Hooks)**

후크는 수의적 열림식 후크(voluntary opening hook, VO hook)과 수의적 닫힘식 후크(Voluntary closing hook, VC hook)가 있다(그림 8-6). 수의적 열림식 후크는 물건을 고정하고 능동적 잡기가 가능하며, 수의적 닫힘식 후크보다 기계적으로 단순하고 조작이 쉬우며기능과 크기가 다양하여 많이 사용된다. 후크는 의수에 비해 값이 싸고, 내구성이 좋으며, 가볍고 작은 물건을 집는 데 유리하다. 수의적 닫힘식 후크는 이완되면 열리고 조절 케이블을 당기는 힘에 따라 잡기 힘이 단계적으로 조절된다(그림 8-7).

② 핸드(Hand)

수의적 열림식 핸드(voluntary opening, VO hand)와 수의적 닫힘식 핸드(voluntary closing, VC hand)가 있다. 수의적 열림식 핸드는 조절케이블로 작동되며, 엄지, 집게, 가운데손가락의 3개의 손가락 또는 5개의 손가락이 열리고 닫히는 방식으로 구성되어 있어 손바닥 쥐기(parmar prehension)가 가능하다. 후크에 비해 미관상 좋고, 크고 둥근 물체를 집는 데 유리하다. 하지만 무거운 물건을 잡고 조절하는 기능제한과 물건 잡기 시 시야가 제한되고 후크에 비해

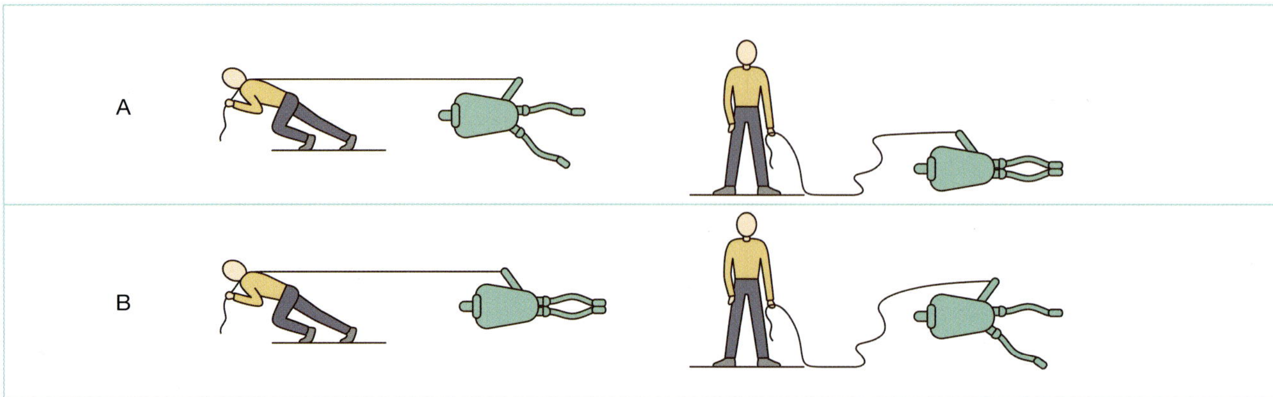

그림 8-7 (A) 수의적 열림식 핸드(voluntary opening, VO hand), (B) 수의적 닫힘식 핸드(voluntary closing, VC hand)

무겁고 부피가 크며 비용이 비싸다. 수의적 열림식 핸드에는 베커플라이 핸드, 베커 로크그립핸드, 임페리얼 핸드 등이 있다.

수의적 닫힘식 핸드는 사용자가 케이블을 당겨 단계적인 힘으로 잡기가 가능하며 엄지손가락의 자세를 수동으로 조절할 수 있어 더 넓은 잡기동작이나 맞섬이 가능하다. 수의적 닫힘식 핸드에는 APRL핸드가 있다(그림 8-8).

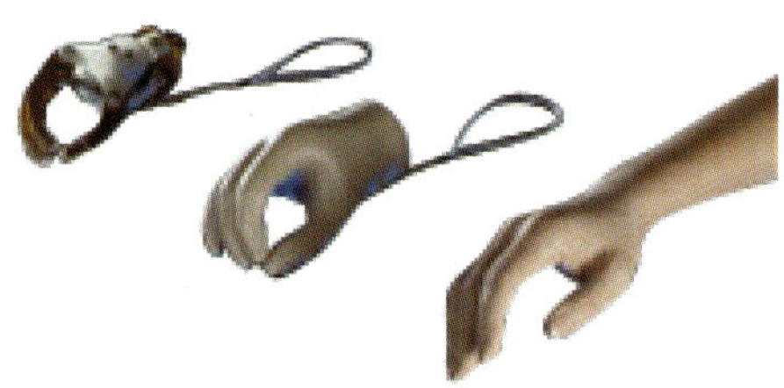

그림 8-8 핸드(hand)

③ 외부동력식 말단장치

외부동력식 말단장치는 외부동력으로 손가락이 열리고 닫히는 기능을 제공하는 것으로 최근에는 5개 손가락 제어가 가능하다. 외부동력 시 말단장치에는 엄지, 집게, 가운데손가락을 작동시키는 단일자유도핸드, 엄지 없이 2개의 손가락으로 구성된 단일자유도후크, 5개의 손가락과 해부학적 특성과 기능을 최대한 적용한 다관절 핸드가 있다.

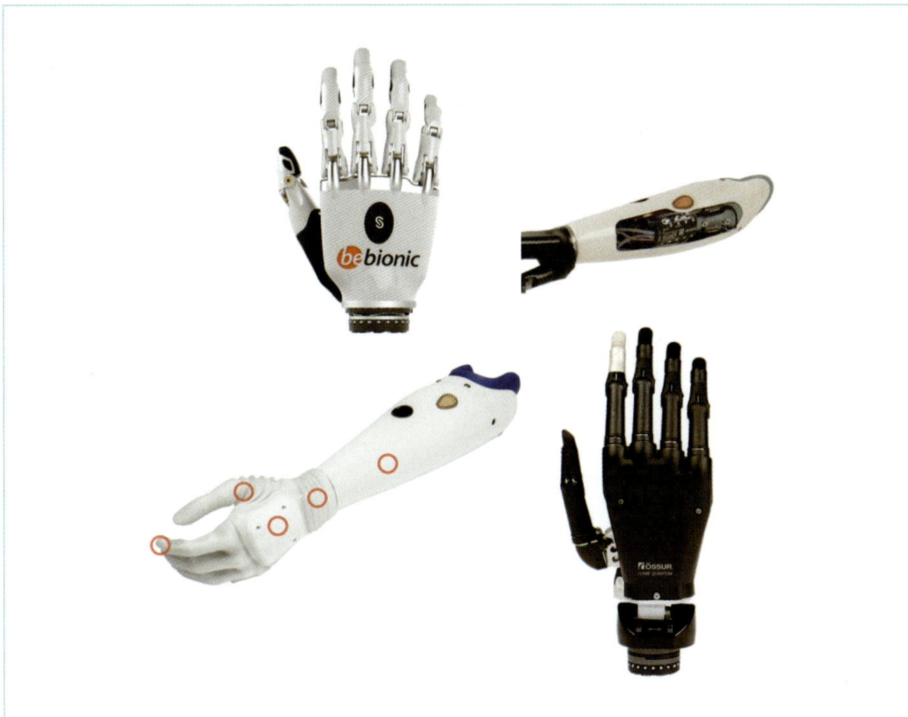

그림 8-9 외부동력식 손목장치

외부동력형 말단장치는 현재 임상에서 많은 연구가 이루어지고 있으며, 오토복사의 미켈란젤로, 비바이닉, 오셔사의 아이림 퀀텀 등 여러 종류가 있다(그림 8-9).

3) 손목장치(wrist unit)

손목장치(wrist unit)는 의지의 아래팔 셀에 말단장치를 부착하는 기능과 의지 사용 동안 말단장치의 위치를 수동적으로 돌림시켜 엎침 및 뒤침되도록 한다. 매우 짧은 아래팔 절단의 경우와 위팔절단의 경우 아래팔의 회전을 할 수 없으며 아래팔의 전단단이 긴 경우도 제한적이다. 손목장치는 마찰형 손목장치, 빠른 교환형 손목장치, 굽힘형 손목장치, 회전형 손목장치 등이 있다.

(1) 마찰형 손목장치

마찰형 손목장치(wrist friction units)는 마찰저항을 사용하는 방식으로 말단장치의 조임에 따라 마찰력을 조절하여 엎침과 뒤침의 위치를 조정하도록 한다.

마찰식과 축 마찰식이 있고 손목관절이단에 적합하다. 지속적 마찰식 손목장치는 나일론 나삿니를 추가로 삽입하여 말단장치를 돌리는 동안 마찰력을 제공한다.

(2) 빠른 교환형 손목장치

빠른 교환형 손목장치(quick disconnecting)는 버튼방식으로 말단장치를 쉽고 빠르게 교환할 수 있도록 고안되었으,며 한 가지 이상의 말단장치를 사용하는 사람, 손목관절 회전을 허용하지 않는 작업을 하는 사람에서 적합하다.

(3) 굽힘형 손목장치

굽힘형 손목장치(wrist flexion units)는 인체 중앙선(midline)상에서 일어나는 동작과 양측 팔 절단 환자에서 잔여지가 더 길고 양호한 쪽에 사용된다. 세수하기, 면도하기, 식사하기와 같은 신체의 중앙부에서의 활동을 위해 사용한다. 버튼을 눌러 조정하면 손목관절을 중립, 25° 굽힘, 50° 굽힘 위치에 고정이 가능하다.

(4) 회전형 손목장치

회전형 손목장치(wrist rotation unit)는 말단장치의 회전이 필요한 동작을 하는 환자에게 위로 돌출된 원형 버튼을 눌러 고정시켜 적용하며 360°를 18가지 각도로 자유롭게 손목을 돌림시킬 수 있다.

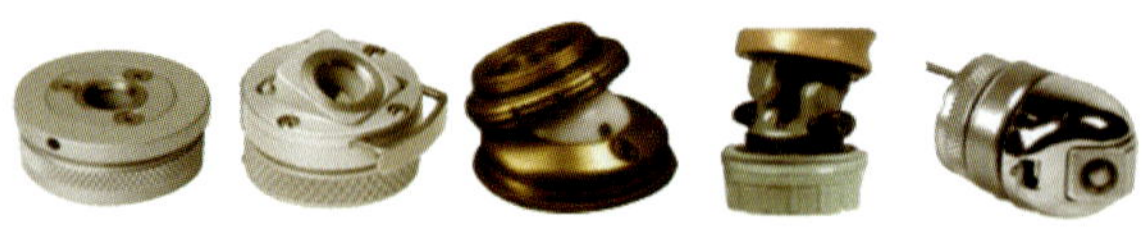

그림 8-10 **손목장치(wrist unit)**

4) 팔꿉장치(elbow unit)

아래팔 의지에 사용되는 팔꿉장치(elbow unit)의 힌지(hinge)는 소켓을 위팔

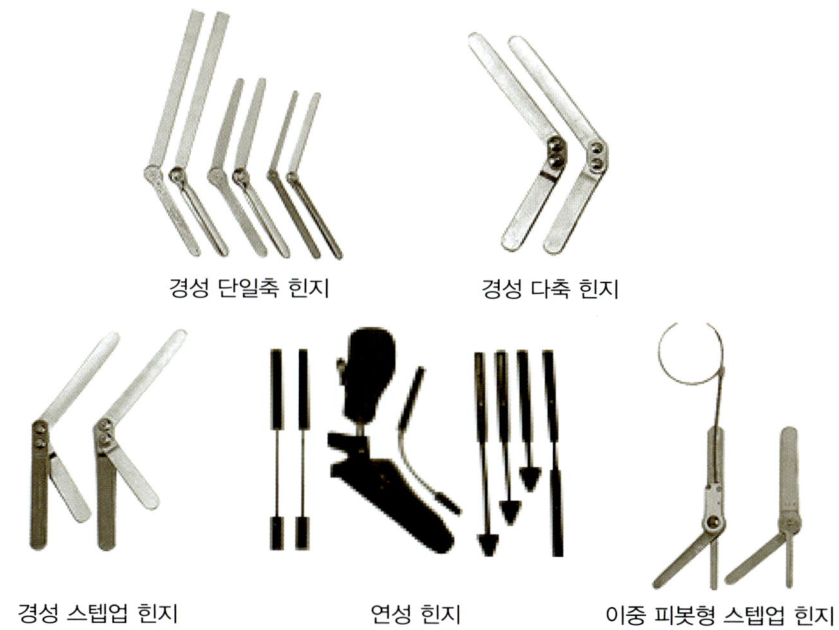

그림 8-11 팔꿉장치

커프나 패드에 연결하며, 현가와 안정성에 중요하며 절단부위와 잔여지의 기능에 따라 적용한다. 유연성 힌지(flexible hinge)와 경성 힌지(rigid hinge)로 분류한다(그림 8-11).

① 유연성 팔꿉 힌지(flexible elbow hinge)는 아래팔의 돌림되는 것을 말단장치에 전달해주며 엎침 및 뒤침을 허락하여 손목관절 절단, 긴 아래팔 절단에서 사용된다. 아래팔 먼쪽 1/3 부위에서 절단된 경우 능동적인 돌림이 제한된다. 가죽, 플라스틱, 유연한 금속, 등으로 제작한다.

② 경성 팔꿉 힌지(rigid elbow hinge)은 정상적인 팔꿉관절 굽힘은 가능하지만 자발적인 엎침 및 뒤침은 거의 불가능할 때 팔꿉 관절에 안정성 및 토크하중에 대하여 절단단을 보호하는 장점이 있다.

- 단일축 경성 팔꿉 힌지(single axis rigid elbow hinge)는 능동적으로 의지를 사용하는 동안 발생하는 소켓과 절단단 간의 축회전의 안정성을 제공한다. 일반적으로 약간 굽힘되어 있어 무거운 물건을 들기 편하고 과다폄을 막아준다.
- 다축 경성 팔꿉 힌지(polycentric rigid elbow hinge)는 톱니 메커니즘을 이

용하여 팔꿈관절 굽힘 시 소켓에 움직임을 제공한다. 일반적으로 잔여지에 살이 많은 경우, 팔꿈관절 굽힘 시 굽힘선 부위에 살이 뭉치는 문제를 해결하기 위해 사용한다.

- 스텝업 팔꿉 힌지(step up elbow hinge)는 매우 짧은 아래팔 절단단이나 팔꿉관절 90° 이하에서 제한되는 경우가 많다. 이런 경우 완전한 팔꿉관절 굽힘을 위하여 스텝업 힌지를 분리형 소켓과 함께 사용된다. 사용자의 움직임을 약 2배로 증폭시켜 준다. 즉 사용자가 45°로 팔꿉관절을 굽힘 시키면 의지는 90° 굽힘이 된다.

5) 조절케이블

조절케이블은 아래팔 의지를 기능적으로 사용하기 위해 신체움직임에 의하여 발생한 동력을 말단장치에 전달하기 위해 사용한다. 아래팔 의지에서 말단장치 제어장치는 케이블 작동 단말장치(cable-activated, TDs), 전동 조절 말단장치(Electric-powerd, TDs)가 있다.

6) 현가장치

현가장치는 의지를 신체에 고정시키는 장치로 작동방식에 따라 신체구동식과 외부동력식으로 구분하고 하니스, 스트랩, 해부학적 현가장치 등 다양한 현가장치가 사용된다. 신체구동식 의지는 말단장치를 조절하는 동력전달의 기능과 현가기능이 밀접하게 관련되어 있어 조절케이블과 스트랩을 사용한 하니스를 사용한다. 아래팔 의지의 신체구동식 의지를 위한 현가장치는 8자형 하니스(figure of eight harness), 어깨관절 안장부를 포함한 가슴 스트랩 하니스(cross chest-strap harness with shoulder saddle), 9자형 하니스(Figure-of-nine harness), 양측 아래팔/위팔 의지의 하니스가 있다.

(1) 아래팔 의지 표준형 하니스

아래팔 의지 표준형 하니스는 8자형 하니스(figure of eight harness)라고 하며 약 2.5cm의 테이크론 천으로 만들며 8자를 옆으로 놓은 형태이다. 겨드랑 루프, 앞지지 스트랩, 조절부착스트랩, 뒤교차점의 4개의 구성요소로 이루어진다(그림 8-12).

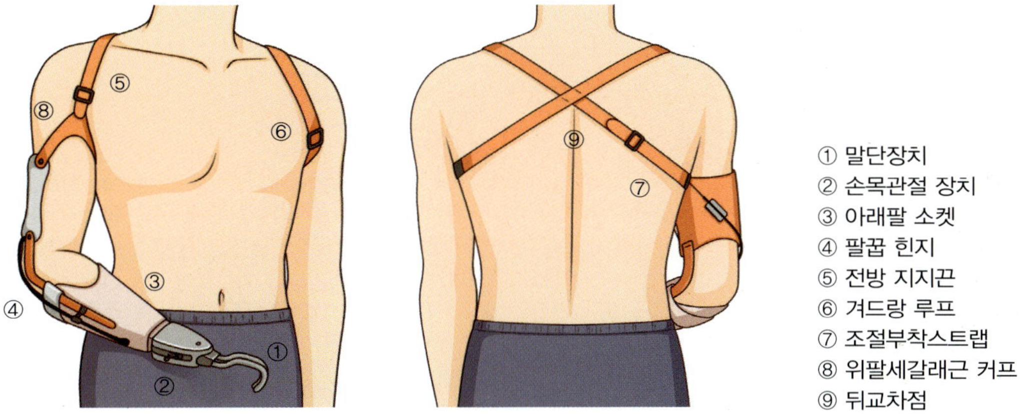

그림 8-12 아래팔 의지 표준형 하니스 구성요소

① 겨드랑 루프는 건측의 겨드랑이를 고리 모양으로 둘러싸고 있으며 다른 끈을 고정 시키는 역할을 하며 내의 바깥쪽에 착용한다.

② 앞지지 스트랩은 겨드랑 루프에서 시작해서 절단측 어깨 위를 통과하여 의지의 위팔세갈래근패드 앞쪽에 부착한다. 팔의지로 무거운 물건을 들었을 때 소켓의 위치가 이동하는 것을 방지해주며, 대부분의 축성부하(axial load)가 걸리는 부위이다.

③ 조절부착 스트랩은 겨드랑 루프에서 시작하여 케이블 위쪽에 연결하며 어깨뼈아래각(angulus inferior scapulae)과 어깨뼈가시(spine of scapula) 사이를 지나간다. 절단측의 어깨뼈벌림, 어깨관절 굽힘으로 케이블을 당겨 말단장치를 조작하는 역할을 한다.

④ 뒤교차점은 앞지지 스트랩과 조절부착 스트랩이 만나는 지점으로 재봉하여 봉합하거나, O자형 금속고리로 연결한다. 일반적으로 제7목뼈 가시돌기 아래, 약간 건측에 위치하여야 역학적 효율을 높일 수 있다.

(2) 어깨안장 하니스

어깨안장 하니스는 8자형 하니스가 겨드랑에 과도한 압력을 주는 단점을 보완하여, 의지를 차고 일을 많이 해야 하는 사람에게 적용한다. 말안장 같이 넓은 가죽판을 절단측 어깨에 대고 2개의 보조끈으로 의지를 고정시키게 되어 있

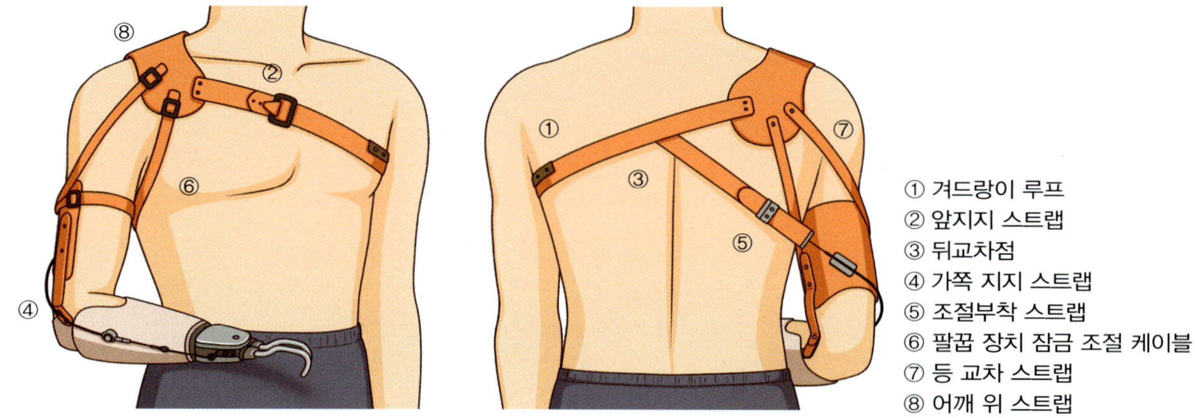

그림 8-13 아래팔 의지 어깨 안장형 하니스 구성요소

으며, 어깨안장은 가슴끈으로 고정시킨다(그림 8-13).

(3) 9자형 하니스(figure of nine harness)

9자형 하니스는 자체적인 현가장치rk 있는 뮌스터소켓이나 라이너가 적용된 소켓을 사용하는 경우 말단장치를 작동시키기 위해 적용하며, 하니스를 말단장치의 조절에만 사용하는 자가 현가소켓에서 사용된다. 건측 어깨에 9자 형태의 겨드랑 루프를 걸고 케이블 조절끈은 비스듬히 등을 가로질러 말단조절 케이블에 연결된다. 전방 지지끈, 위팔세갈래근 패드 등이 없어 가볍고 편안하지만, 긴소매의 옷을 입기 어려운 단점이 있다(그림 8-14).

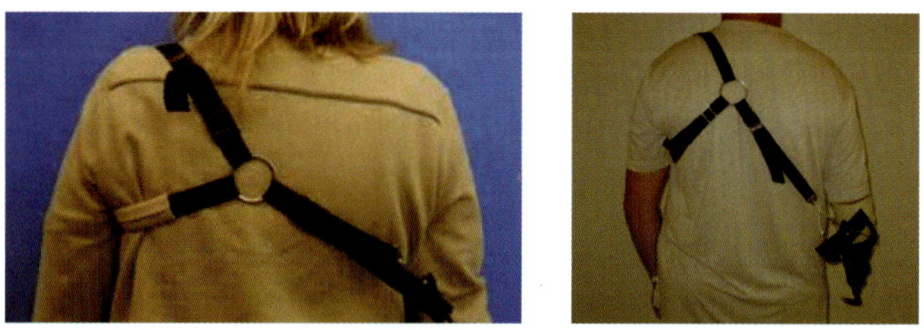

그림 8-14 9자형 하니스

(4) 양쪽 아래팔/위팔 의지의 하니스

양측 아래팔/위팔 의지의 하니스는 아래팔/위팔 의지의 8자형 하니스가 사용되고 양측의 겨드랑 루프대신에 서로가 앵커가 되어 반대측 의지에 연결된다. 하나의 케이블이 양측에 사용되며 등의 교차끈으로 하니스가 위쪽으로 움직이지 않도록 한다.

5 팔꿉관절이단 의지(elbow disarticulation prosthesis)

팔꿉관절이단 의지는 능동적으로 돌림을 조절할 수 있고 자가 현가기능이 있으며 절단단의 길이가 길어 부품선택의 제한과 외관이 감소한다. 팔꿉관절 이단 의지를 디자인하고 최적화시키기 위해서는 남아 있는 스텀프 골격의 지렛대, 스텀프을 감싸고 있는 물렁조직의 상태, 스텀프의 모양과 근긴장도, 그리고 몸쪽 관절의 유연성(flexibility), 운동범위(ROM), 안정성(stability)과 같은 요인들을 고려해야 한다. 신체구동식의 경우 말단장치, 손목장치, 아래팔 셀, 팔꿉장치, 소켓, 조절케이블, 하니스로 구성되어 있으며, 하니스와 조절케이블은 위팔 의지와 유사하게 적용한다.

1) 소켓

팔꿉관절 이단의 경우 절단단의 길이가 길고 위팔뼈관절융기를 포함하여 의지를 착용하여야 하며 돌림을 조절하고 현가기능을 보조해야 한다. 소켓은 재래식 소켓, 슬롯형 소켓이 있다. 패드와 스트랩은 소켓을 사용하지 않고 관절융기위 패드와 2개의 스트랩으로 경성 팔꿉장치와 연견하여 사용하는 방법으로 무게가 감소하고 통기성에 장점이 있다.

2) 재래식 소켓

팔꿉관절 이단 의지에서 가장 보편적으로 사용되는 재래식 소켓은 이분형(bivalvedtrype)소켓과 창(window)이 적용된 소켓이다.

이분형 소켓은 소켓의 앞뒤를 분리하여 스텀프가 소켓에 쉽게 들어가도록 한 뒤 분리된 부분을 합친 후 스트랩으로 조여주는 방식이다. 창이 적용된 소켓은 위팔뼈 관절융기가 닿기 시작하는 소켓의 좁은 부분을 잘라내어 창을 만든 다음 위팔뼈 관절융기가 들어갈 수 있도록 한 후 창을 닫아 스트랩으로 조여주는 방식이다.

3) 슬롯형 소켓

슬롯형 소켓은 나선형 슬롯(diagonal slot) 형태로 개방된 소켓으로, 나사를 돌려 끼우듯이 절단단의 안쪽 위관절융기를 개방된 슬롯으로 통과시켜 착용한다.

4) 패드와 스트랩

소켓을 사용하지 않고 관절융기위 패드(supracondylar pad)와 2개의 스트랩으로 경성 팔꿉 장치와 연결하여 사용하는 방식이다. 소켓이 없기 때문에 무게가 감소하고 통기성이 개선된다는 장점이 있다.

5) 팔꿉장치(elbow unit)

팔꿉관절 이단 의지는 소켓과 아래팔 셀에 부착되어 서로를 연결하여 팔꿉관절의 기능을 모방할 수 있도록 힌지가 사용되어야 한다. 경성 팔꿉장치가 주로 사용되며 잠금형과 자유형이 있다.

6 위팔 의지(transhumeral prosthesis)

위팔 의지를 이전에는 팔꿉관절 위(above-elbow, AE) 의지라고 하였으며, 위팔 의지는 위팔뼈에 위치하므로 앞뒤, 안쪽, 가쪽 폭을 유지하여 의지 사용 동안 안정성을 유지해야 한다. 구성은 소켓, 팔꿉장치, 하니스, 조절케이블, 말단장치와 손목관절 장치를 사용한다.

위팔의 대부분 근육들은 위팔뼈의 앞뒤에 위치하므로 소켓이 안가쪽에 비하여 앞뒤의 폭이 넓은 타원형이라는 특징이 있다. 특히 소켓의 안쪽벽은 시상면에서 볼 때 편평하여야 어깨관절 모음이 가능하며, 회전에 대한 안정성을 제공한다(그림 8-15).

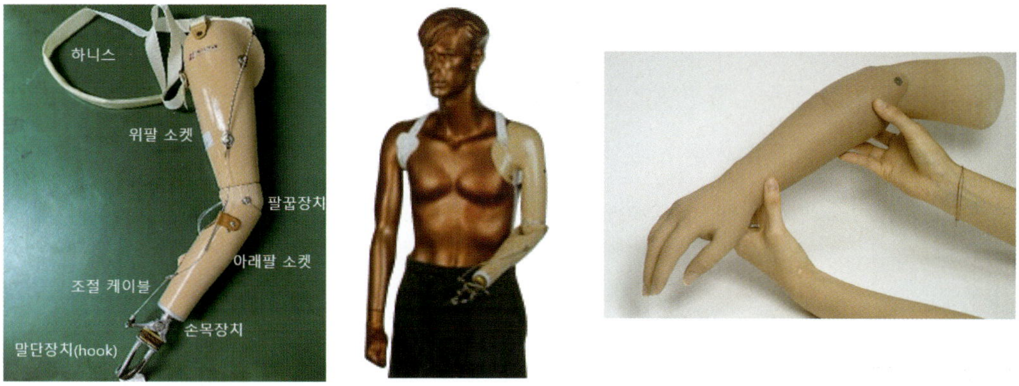

A 구성요소　　B 착용모습　　C 실리콘 미관형 위팔의지

그림 8-15 위팔 의지

1) 소켓(socket)

위팔 의지 소켓은 아래팔 의지와 유사한 이중구조로 구성되며 위팔뼈의 대부분의 근육들은 위팔뼈의 앞뒤면에 있기 때문에 소켓은 절단면이 안가쪽보다 앞뒤면이 넓은 타원형이다. 특히 안쪽벽은 시상면에서 볼 때 편평하게 되어 있어 어깨관절 모음이 가능해야 하며 회전에 대한 안전성을 제공해야 한다.

(1) 재래식 소켓(conventional socket)

가장 보편적으로 사용되며 스텀프의 길이와 적용되는 팔꿉장치의 종류에 따라 다소 차이가 있다. 스텀프 길이가 짧을수록 소켓의 가장자리는 보다 몸쪽에 위치한다.

일반적으로 재래식 소켓은 스텀프에 양말을 함께 착용하는데, 스텀프에 쉽게 밀어넣을 수 있도록 만들어지므로 사용이 편리하지만, 이로 인해 의지 사용 동안 피스톤 작용이나 내부 회전이 발생할 수 있다.

(2) 유타 동적 소켓(Utah dynamic socket)

유타 동적 소켓은 뼈의 융기부와 접촉을 줄이고 스텀프 무게를 지지하기 위하여 위팔뼈결절(humeral tubercle)이 노출되며 세모가슴근(deotopectoral muscle)과 가시아래근(infraspinatus) 부위를 연장하여 날개와 같은 모양을 가진다. 또한 스텀프의 앞뒤 및 안가쪽을 전체적으로 압박하며 흡입(suction) 방식으로 적용되어 회전을 예방하고 하니스의 필요성을 최소화한다. 이러한 특징에 따라 반대쪽 겨드랑 부위에 압력이나 위팔신경얼기(brachial plexus)에 대한 위험요소가 감소하며 고유감각과 근전도 유지성이 개선되어, 최근에는 외부동력식 의지는 물론 대부분의 위팔 의지에 유타 동적 소켓이 적용되고 있다.

2) 내부 연성 소켓과 외부 프레임 소켓

내부에 매우 유연한 플라스틱 재질의 소켓을 적용하고 바깥에는 딱딱한 재질의 플라스틱으로 지지가 필요한 부분을 보강한 소켓이다. 내부 연성 소켓은 재래식 소켓에 비하여 스텀프에 더욱 밀착되어 근육의 움직임에 따라 모양과 체적이 변하는 것에 대처가 가능하며, 편안함과 고유감각이 개선된다.

3) 팔꿉장치

위팔 절단의 경우 팔꿉관절의 기능이 소실되므로 팔꿉장치(elbow unit)가 반드시 필요하다. 팔꿉장치는 힌지와 케이블로 구성되어 팔꿉관절을 여러 각도에서 잠글 수 있고 어깨관절의 내림, 폄, 벌림의 작용한다. 대부분의 팔꿈치 장치는 위팔의 수동적 회전을 제공하여, 말단 장치를 원하는 위치에 놓고 사용할 수 있다. 팔꿈치 장치와 소켓 사이에 회전판이 존재하며, 마찰력에 의해 회전이 조절된다. 신체구동식 팔꿉장치, 외부동력식 팔꿉장치, 혼합형 팔꿉장치로 분류한다.

(1) 외부잠금식 팔꿉장치(outside locking elbow unit)

외부잠금식 팔꿉장치는 팔꿉관절 분리절단이나 위관절융기 부위의 절단단이 긴 환자에서 내부 잠금 장치를 설치할 공간이 없기 때문에 외부 잠금 장치를 사용한다. 잠금장치는 안쪽에 조절케이블과 함께 적용되며 다양한 각도에서 잠금 및 풀림이 가능하다.

(2) 내부잠금식 팔꿉장치(inside locking elbow unit)

내부잠금식 팔꿉장치는 위팔절단에서 보편적으로 사용하는 팔꿉장치로 소켓과 연결되는 부위에 회전판이 부착되어 있어 수동회전이 가능하다. 수동의지나 소아용의지에는 마찰식팔꿉장치가 가장 보편적으로 사용되며 팔꿉장치로 잠금이 가능한 내부잠금식 팔꿉장치, 팔꿉장치에 잠금과 풀림이 별도로 장착되어 있는 수동잠금식 팔꿉장치가 있다(그림 8-16).

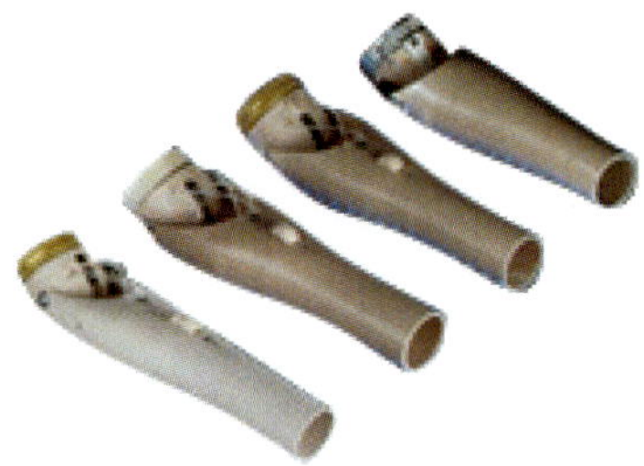

그림 8-16 내부잠금식 팔꿉장치

(3) 외부동력식 팔꿉장치(externally powerd elbow unit)

외부동력식 팔꿉장치는 사용자의 근전도 신호에 의해 작동되며 0~150°의 운동범위 어느 구간에서도 자유로이 잠금과 풀림이 가능하며 회전판이 적용되어 있다. 미세한 움직임은 마이크로스위치 조절 팔꿉장치(Microswitch controlled elbow units)로 한다.

(4) 혼합형 팔꿉장치

혼합형 팔꿉장치(hybrid elbow unit)는 근전동 제어와 케이블 제어가 함께 사용되며 일반적으로 팔꿉장치는 신체구동식, 말단장치는 외부동력식으로 구성된다.

4) 조절케이블

(1) 팔꿉장치 굽힘, 말단장치 조절케이블 (elbow flexion, terminal device control cable)

팔꿉장치 굽힘 조절케이블은 팔꿉장치의 굽힘과 말단장치을 작동시키는 2가지 기능을 가진 이중 조절케이블이다.

(2) 팔꿉장치 잠금 조절케이블(elbow lock control cable)

팔꿉장치 잠금 조절케이블은 몸쪽 끝은 하네스의 앞지지 스트랩에 고정되며 소켓의 앞 안쪽을 지나 팔꿉장치와 연결된다. 신체동작에 의해 조절케이블이 위로 당겨질 때마다 잠김과 풀림이 반복된다.

5) 현가장치

(1) 표준형 하니스

위팔의지 표준형 하니스는 8자형 하니스(figure of eight harness)라고 하며 아래팔의지에 비해 스트랩이 추가되어 있다. 겨드랑 루프, 앞지지 스트랩, 뒤교차점, 가쪽 지지 스트랩, 조절부착 스트랩, 팔꿉장치 잠금조절 스트랩, 등교차 스트랩, 어깨위 스트랩의 8개의 구성요소로 이루어진다(그림 8-17).

① 겨드랑 루프는 건측의 겨드랑이를 고리모양으로 둘러싸고 있으며 다른 구성요소의 고정점으로 작용한다.

② 앞지지 스트랩은 뒤교차점에서 시작하여 소켓의 앞안쪽에 고정된다. 팔굽장치의 잠금과 풀림에 작용하며 세로방향의 축성부하(axial load)가 걸리는 부위이며 소켓의 바깥돌림을 막아준다.

③ 뒤교차점은 앞지지 스트랩과 조절부착 스트랩이 만나는 지점으로 C7 가시돌기 아래, 약간 건측에 위치하여야 역학적 효율을 높일 수 있다.

④ 가쪽 지지 스트랩은 겨드랑 루프에서 시작하여 소켓의 가쪽에 고정된다. 위팔 하니스의 현가기능을 보완하며 팔꿉장치의 굽힘되고 말단장치가 당겨질 때 바깥돌림되는 것을 방지한다.

⑤ 조절부착 스트랩은 겨드랑 루프에서 시작하여 케이블 위쪽에 연결하며 어

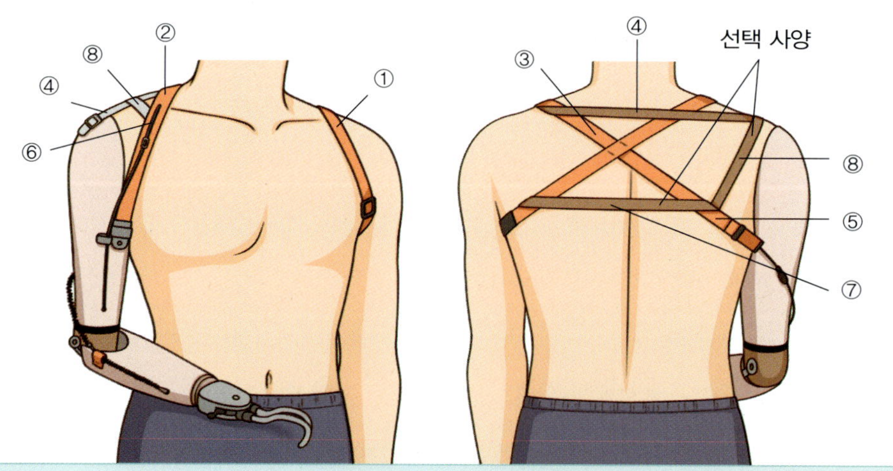

그림 8-17 표준형 하니스의 구성과 명칭

깨뼈아래각과 어깨뼈가시 사이를 지나가며 어깨관절 굽힘으로 케이블을 당겨 말단장치를 조작하는 역할을 한다.

⑥ 팔꿉장치 잠금조절 케이블은 팔꿉장치의 장금 및 풀림을 조절한다.

⑦ 등교차 스트랩은 의지 사용 동안 뒤교차점이나 조절부착 스트랩이 위로 올라가지 않도록 막아주어 고정점을 안정시킨다.

⑧ 어깨위 스트랩은 축하중을 지지하고 가쪽 및 앞지지 스트랩에 안정성을 제공한다.

(2) 어깨안장 하네스

어깨안장 하네스는 8자형 하네스가 겨드랑에 과도한 압력을 주는 단점을 보완하여, 의지를 차고 일을 많이 해야 하는 사람에게 적용한다. 어깨안장, 가슴 스트랩, 앞지지 스트랩, 팔꿉장치 잠금조절 스트랩, 고리형 현가대, 조절부착 스트랩으로 구성된다.

7 어깨관절 이단 및 전반사부 의지

어깨관절 이단 및 전반사부 의지는 위팔의지에 비해 몸통의 어깨장치가 추가되는 구조이다. 팔의 대부분이 소실되면 환측에 케이블을 조절할 근육이 없고 신체동작이 제한적이고, 이로 인해 지레팔이 짧고 많은 관절장치가 필요하며 의지의 사용과 착용에 어려움이 있다. 기능용 의수도 가능하지만 , 케이블 조작이 복잡하여 대부분의 환자는 미용용 의수를 선호한다(그림 8-18).

1) 소켓(sockets)

소켓은 의지를 현가하고 안정화시키기 위해 가슴우리를 감싸며, 앞뒤로 가슴 스트랩이 부착된다. 재래식 소켓은 어깨부위를 감싸주고 편안함을 제공하기 위해 앞쪽은 젖꼭지, 뒤쪽은 어깨뼈 가장자리까지 감싸는 형태, 쐐기형 소켓(wedge type socket)은 앞뒤쪽 압박을 통해 현가를 하고 회전 및 세로축하중에 안정성을 제공, 프레임 소켓은 양쪽 어깨관절이단 환자에 적용하여 rib5까지 몸통의 중앙선까지 넓게 적용되는 소켓이다.

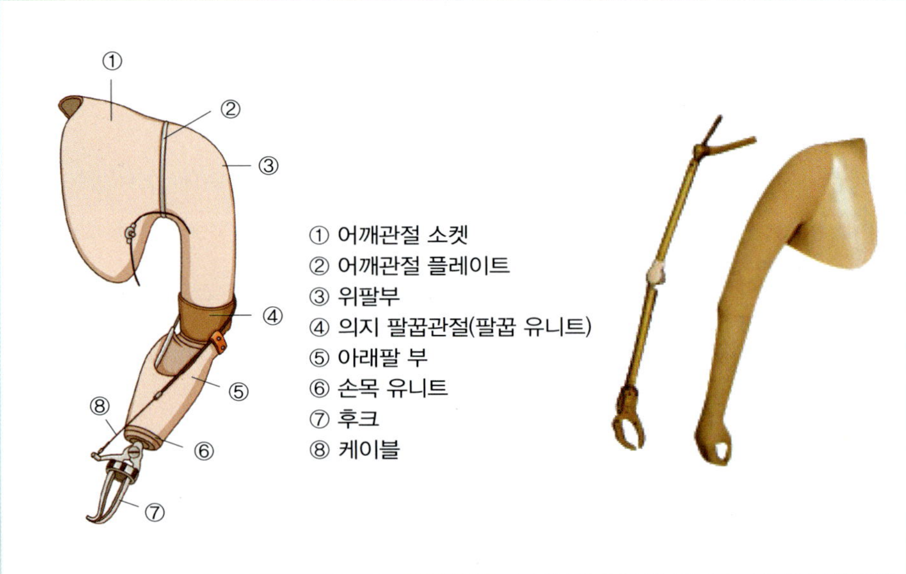

그림 8-18 어깨관절 이단 및 전반사부 의지의 구성과 명칭

2) 어깨관절 장치

어깨관절 장치(Shoulder unit)는 어깨관절 이단 및 전반사부 의지에 필수적이다.

(1) 마찰식 어깨장치

마찰식 어깨장치는 수동으로 작용되며 마찰력을 이용하여 고정되며 의지사요이 옷입기, 책상위 활동의 동작에 도움이 된다. 단축어깨장치는 어깨관절의 굽힘과 폄, 양축어깨장치는 어깨관절의 굽힘, 폄과 약간의 돌림, 삼축 어깨장치는 어깨관절의 굽힘과 폄, 위팔셀에서 안쪽돌림과 가쪽 돌림이 가능, 볼소켓 어깨장치는 모든 각도에서 마찰력을 조절하여 움직임이 가능한 장치이다.

(2) 잠금형 어깨장치

잠금형 어깨장치는 신체동작을 통해 스프링과 연결도니 조절케이블을 당기거나 건측으로 작동한다. 어깨관절의 다양한 굽힘 각도에서 잠금 및 풀림이 가능하다. 잠금 기능을 통해 식사하기, 얼굴만지기, 신체 중앙부 일하기가 가능하며 풀림상태에서는 자연스러운 팔흔들기와 벌림을 제공한다.

3) 조절 케이블

어깨관절 이단 및 전반사부 의지의 조절 케이블은 위팔 의지의 조절 케이블과 동일하며 신체동작의 제한으로 인해 기능의 제한이 발생한다.

4) 현가장치

어깨관절 이단 및 전반사부 의지의 현가장치는 이중조절 케이블을 사용하여 하니스가 안정적으로 의지를 현가할 수 있게 한다.

(1) 표준형 하니스

표준형 하니스는 팔꿉장치의 잠금 및 풀림을 위해여 절단측 어깨올림을 이용하여 팔꿉장치의 굽힘과 말단장치의 작용을 위하여 위팔의지에 사용되는 이중조절 케이블을 사용한다.

(2) 뒤당김 하니스

뒤당김 하니스는 팔꿉장치의 잠금과 풀림을 위해 손상측 어깨뒤당김을 이용한다. 위팔뼈머리가 남아 있는 환자에게 적합하다.

(3) 삼중조절 하니스

삼중조절 하니스는 팔꿉장치 굽힘을 위하여 양쪽 어깨뼈를 벌리고 말단장치의 작동을 위해 어깨내밈, 팔꿉장치의 잠금 및 풀림을 위하여 어깨올림을 사용한다.

5) 보조장치

보조장치는 어깨관절 이단 및 전반사부 절단의 경우 남아 있는 신체동작이 제한적이므로 보조장치를 사용하여 의지를 기능적으로 사용할 수 있다.

① 어깨 케이블 주행 증폭장치는 작은 도르레를 이용하여 케이블 주행거리를 2배로 증폭하여 기능을 보조한다.

② 너지 컨트롤은 사용자의 턱을 이용하여 팔꿉장치의 잠금 및 풀림을 조절한다.

8 팔 의지 착용과 기능 훈련

의지 점검은 환자에게 제공되기 전 재활 팀에 의해 시행되며, 최초 점검에서는 처방 시 요구된 사항을 만족하는지 여부를 검사하고, 이후 기능적으로 효율적인지, 역학적으로 완전한지를 확인하기 위해 의지 착용상태, 착용 후 정적상태, 착용 후 관절운동범위 등의 동적상태를 검사한다.

팔 의지를 착용할 때 사용하는 코트방법(coat methods)은 코트를 입는 것처럼 등 위로 의수를 착용하는 방법으로, 의수를 놓을 수 있는 테이블이나 침대 위에 놓고 소켓에 절단단을 넣는 방법으로 의수를 착용한 이후 절단된 쪽 어깨를 가로질러 겨드랑이 루프를 등 아래쪽에 두고 정상측 손을 가져가 착용하는 방법이다(그림 8-19).

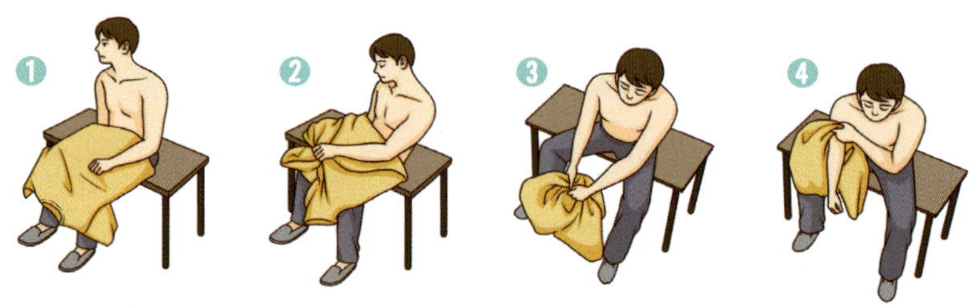

그림 8-19 **코트방법(coat methods)**

또한 스웨터법(sweater methods)은 스웨터를 입는 것처럼 머리 위로 의지를 착용하는 방법으로, 소켓에 절단단을 삽입 이후 정상측 팔을 어깨멜빵에 넣은 후 머리 위로 들어올려 착용한다(그림 8-20).

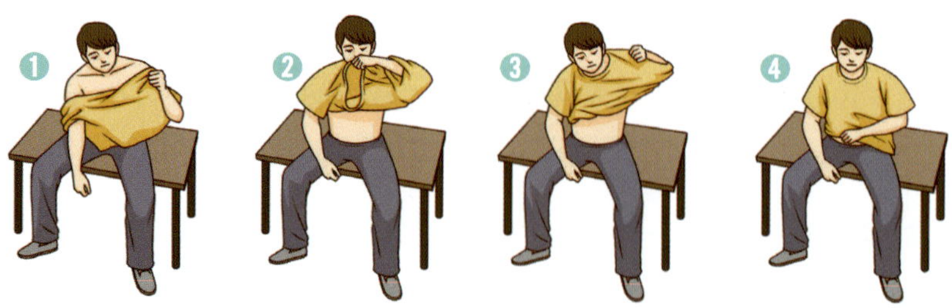

그림 8-20 **스웨터법(sweater methods)**

9 일상생활 의지 훈련 프로그램

1) 훈련 시 고려사항

의지 훈련 시 초기에 가장 중점을 두어야 할 부분은 절단단 관리와 의지의 관리이다. 일반적으로 절단단의 위생관리는 환자와 보호자에게 철저히 교육히야야 할 부분으로 매일 청결히 하고 건조시켜야 한다. 또한 의지 착용 전 피부상태를 철저히 확인하여야 하며 사용법과 관리요령 명칭과 기능을 효과적으로 학습시켜야 한다.

2) 아래팔 절단환자의 의지착용 및 말단장치 조절

아래팔 절단 환자는 정상측 팔을 이용하여 절단단 양말을 착용 한 후 코트를 입는 방식으로 의지를 테이블 위에 올려놓고 절단단을 조절케이블과 스트랩 사이로 통과하여 소켓 안으로 밀어 넣는다. 정상측 팔은 겨드랑 루프 안으로 넣어 착용하고 하니스를 정위치 시킨다. 의지를 벗을 때는 정상측 팔로 의지를 벗겨 낸 후 겨드랑 루프를 벗는다.

의지 착용 이후 말단장치의 어깨뼈 벌림, 굽힘 기능의 열고 닫기를 시도하며 케이블을 조절한다(그림 8-21).

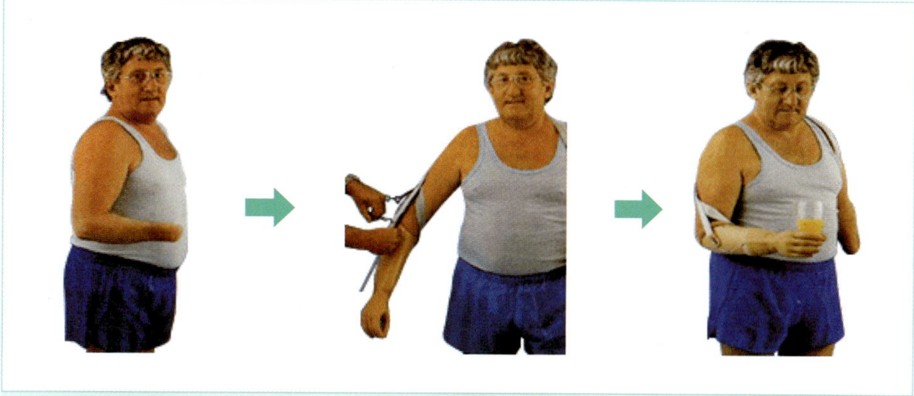

그림 8-21 아래팔 절단환자의 의지착용

3) 위팔 절단 환자의 의지 착용 및 말단장치 조절

위팔 절단 환자는 정상측 팔을 이용하여 절단단 양말을 착용 한 후 코트를 입는 방식으로 의지를 테이블 위에 올려놓고 절단단을 조절케이블과 스트랩 사이로 통과하여 소켓 안으로 밀어 넣는다. 정상측 팔은 겨드랑 루프 안으로 넣어 착용하고 하네스를 정위치 시킨다. 의지를 벗을 때는 정상측 팔로 의지를 벗겨낸 후 겨드랑 루프를 벗는다(그림 8-21).

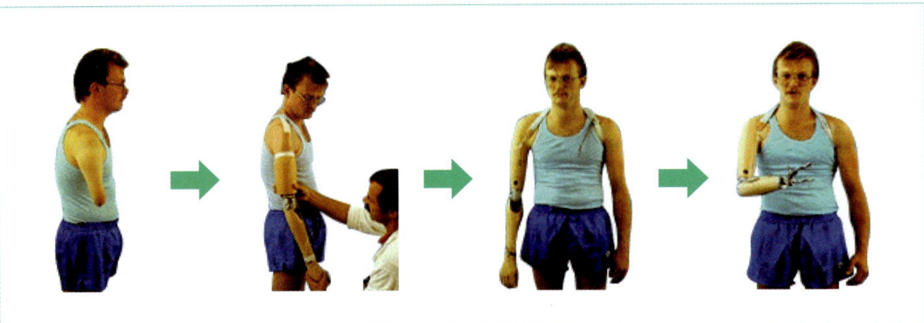

그림 8-22 위팔 절단환자의 의지착용

(1) 팔꿉장치 조절

의지 착용훈련이 숙달되면 팔꿉장치 조절훈련을 한다. 훈련과정의 첫 단계에서는 절단단의 굽힘에 따른 팔꿉장치의 장력을 인식시키고 이후 절단단을 몸통 쪽으로 이완시켜 아래팔을 편다. 장력을 인식하면 절절히 위팔굽힘, 어깨뼈 벌림으로 팔꿉장치 굽힘, 어깨관절 폄으로 팔꿉장치가 펴지도록 이완하는 훈련을 반복적으로 한다.

(2) 말단장치 조절

팔꿉장치의 조절이 숙달되면 팔꿉장치를 90°로 잠금 상태에서 어깨관절을 굽힘과 벌림 동작으로 말단장치를 조절한다.

4) 기능 훈련

기능 훈련은 의지 착용 및 말단장치의 사용이 숙달된 이후 의지의 기능을 바탕으로 한 기본적 일상생활동작에 대한 훈련을 진행한다. 기본적 일상생활동작인 식사, 배설, 옷입기, 목욕 등에 대하여 기능 훈련을 실시한다.

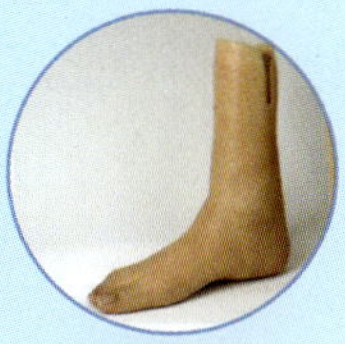

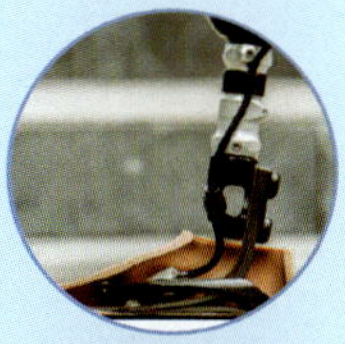

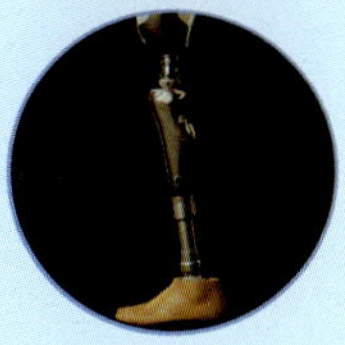

9
CHAPTER

다리 의지

학습목표

1. 다리 의지의 구성요소를 설명할 수 있다.
2. 의지발, 소켓, 현가장치를 설명할 수 있다.
3. 다리 의지의 종류에 대하여 설명할 수 있다.
4. 다리 의지 착용과 기능훈련, 이상보행에 대하여 설명할 수 있다.

핵심용어

- 절단(amputation)
- 이단(disarticulation)
- 의지(prosthesis)
- 소켓(socket)
- 현가장치(suspension)
- 의지발(SACH)
- 싸임 의지(syme' prosthesis)
- 종아리 의지(transtibial prosthesis)
- 무릎관절 이단의지(knee disarticulation prosthesis)
- 넓적다리 의지(transfemoral prosthesis)
- 엉덩관절 이단의지(hip disarticulation prosthesis)

개요

다리는 신체의 균형이나 기립과 보행을 위한 인간의 중요한 신체 부위로 다리 절단환자의 체중부하와 이동을 위한 보행은 의지의 적합과 소켓의 정렬이 매우 중요하다. 다리 절단은 팔 절단 보다 10배 이상 많은 것으로 알려져 있으며, 발가락 절단, 리스프랑 절단, 쇼파르 절단, 피로고프 절단, 보이드 절단, 사임절단, 종아리 절단, 무릎관절이단, 넙다리 절단, 엉덩관절 이단, 손가락 절단, 손목관절이단, 아래팔 절단, 팔꿉관절 이단,위팔 절단, 어깨관절 이단 등으로 분류를 한다.

절단후에는 의지착용을 위한 스텀프 관리로 치료적 마사지, 문지르기와 두드리기, 마찰마사지, 체중부하, 협조 운동이 필요하며 연성 드레싱, 경성드레싱을 통한 스텀프 성숙을 유도하며 본의지 착용 전에 임시의지, 체크의지가 필요하다.

팔의지의 구성요소는 소켓, 현가장치, 말단장치 등이 필요하며 다리의지는 의지 발, 뼈대, 현가장치, 소켓 등이 있다. 또한 팔의지의 말단장치는 기능형과 미관형으로 분류 할 수 있으며 다리의지의 의지발은 기본적인 의지발과 스포츠나 달리기가 기능한 전용 의지발과 최근에는 마이크로프로세서 관절형 에너지 저장발 등이 있다. 다리의지의 현가 장치는 흡입, 고수준 진공, 벨트형 현가장치 등이 있다.

넙다리의지에 사용되는 무릎관절장치로 단축, 다중심축, 마이크로프로세서 제어 무릎관절장치등 다양한 종류가 있다.

다리 절단 환자를 위한 물리치료 운동은 혈액순환의 증진, 근력 및 운동범위의 증가, 관절구축방지, 협응성과 가동성증진, 부종의 감소, 치유촉진 등이 있다.

물리치료사는 다리 절단환자에게 계단 오르기와 내리기, 경사 오르기와 내리기, 물건 주워 올리기, 장애물 넘기, 앉기와 서기 등 기능적 보행훈련을 실시 하여야 한다.

다리 의지는 다리의 일부분이 절단된 후 체중 지지, 보행과 같은 일상생활동작을 할 때 사용될 수 있다. 따라서 다리 의지는 체중을 지지하고 걷기를 가능하도록 하여 일상생활동작에 참여하도록 기능적인 개선을 위해 적용하고 사용하게 된다. 다리는 서기와 걷기를 위해 중요한 역할을 하며 절단 부위의 체중 지지능력, 적절한 의지에 압력분배, 절단단과 의지의 정렬에 영향을 받는다. 따라서 다리 절단의 경우 의족을 착용해서 일상생활동작을 할 때 절단 부위에 따른 이동능력에 영향을 많이 받는다. 그래서 다리의 절단 시에는 아래쪽 부위를 절단하는 것을 고려해야 한다. 다리 절단 부위별 분류.

1 다리 의지의 종류와 구성

다리 의지의 종류는 발가락, 발 의지(toe, foot prosthesis), 싸임 의지(syme' prosthesis), 종아리 의지(transtibial prosthesis), 무릎관절 이단의지(knee disarticulation prosthesis), 넓적다리 의지(transfemoral prosthesis), 엉덩관절 이단의지(hip disarticulation prosthesis)등 이 있다(그림 9–1).

다리 의지의 기본적인 요소는 의지발, 소켓, 뼈대(shank), 관절장치, 현수장치이다.

의지발(prosthetic foot)은 다리 의지에서 기본이 되는 부분이고 중요한 부분으로 인체생리학적 발을 대체하는 인공발을 말하며, 의지에서 소켓의 뼈대 부분과 연결되는 부분으로, 체중을 안정적으로 지지하고 전달하며, 충격을 흡수하

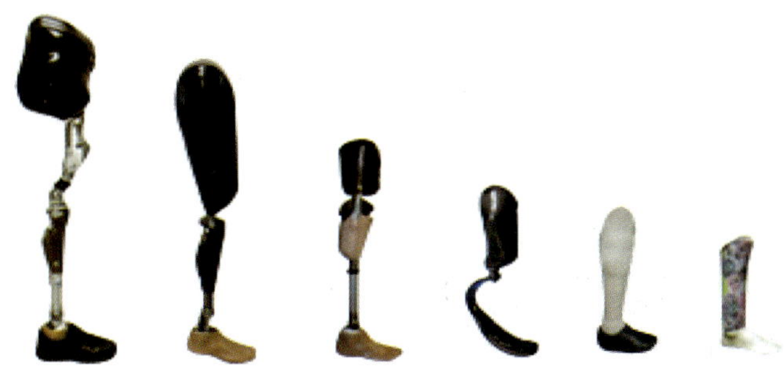

그림 9–1 다리 의지의 종류

여 정상적인 보행을 할 수 있도록 한다. 의지발은 발목관절장치의 유무에 따라 관절형과 비관절형으로 분류한다.

소켓은 절단된 다리 부위를 수납할 수 있는 공간이 있어야 하며 절단된 부위의 형태에 따라 다양하다. 그리고 소켓은 체중부하를 해야 하기 때문에 절단부위와 건강하게 남아 있는 신체부위에 체중이 적절하게 나누어질 수 있도록 해야 하며 걷는 동안 불편함이 없도록 제작해야 한다.

의지의 소켓은 스텀프(절단단)를 수납하고 의지에 결합 하도록 해준다.

현가장치는 절단된 다리에 의지를 착용하였을 때 피스톤 작용이 발생하지 않고 절단 부위 다리와 의지가 밀착되도록 하는 장치이다. 절단된 다리와 의지를 밀착시키는 방법은 흡입현수장치(suction suspension), 특별한 장치에 의해서 고정시키는 셔틀 로크 현수장치(shuttle lock suspension), 벨트, 스트랩 그리고 네오프렌 슬리브(neoprene sleeve)에 의한 현수장치 등이 있다.

2 발가락, 발 의지(toe, foot prosthesis)

의지는 발 절단 환자에게 적용하며 발 절단 수준에 따라 부족한 부분을 메워주는 형태부터 발의 기능적인 측면을 고려하여 제작한다. 절단 부위에 따라

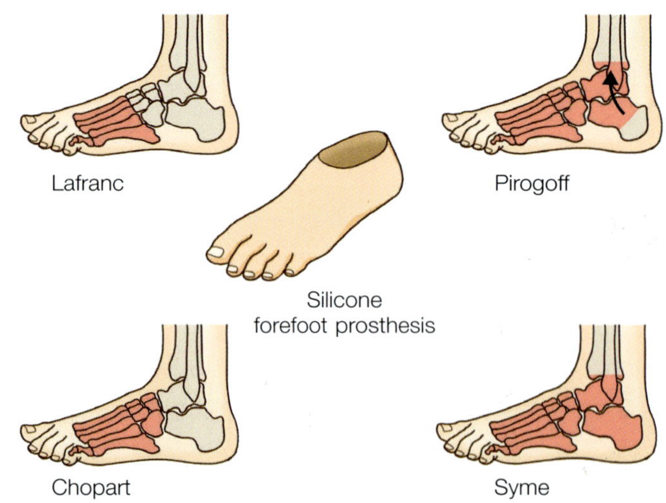

그림 9-2 발 절단의 종류

발가락절단 의지(toe amputation prosthesis), 발허리뼈절단 의지(transmetatarsal amputation prosthesis), 리스프랑절단 의지(Lisfranc amputation prosthesis), 쇼파르절단 의지(Chopart amputation prosthesis), 그리고 피로고프절단 의지(Pirogoff's amputation prosthesis) 등이 있다(그림 9-2).

(1) 발가락 의지(toe prosthesis)

이 의지는 발가락절단 환자 중에서 엄지발가락이 절단된 환자에게 적용한다. 발가락절단 의지는 외관상 미용 목적으로 주로 사용되고 보행 시 발끝떼기에 도움을 줄 수 있는 역할을 한다. 또한 과도한 발허리발가락관절의 젖힘 방지 역할도 한다(그림 9-3).

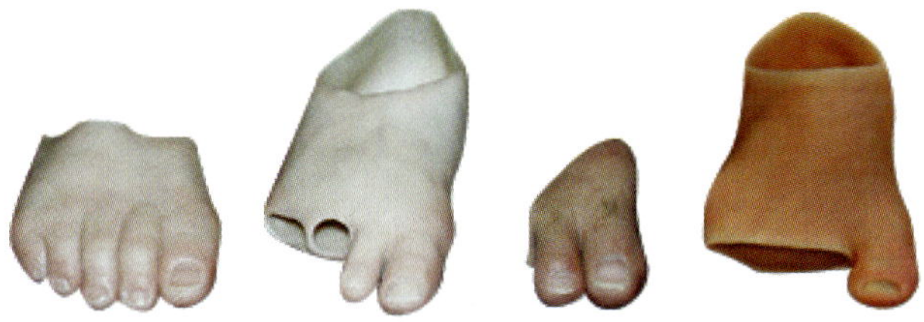

그림 9-3 발가락 의지 종류

(2) 발허리뼈 의지(transmetatarsal prosthesis)

의지는 발허리뼈절단 환자에게 적용한다. 외상, 감염이나 엄지발가락과 발허리뼈머리에 기형이나 질환이 발생하였을 경우 적용한다(그림 9-4). 절단 이후 발의 심한 뒤꿈치바깥들린휜발(equinovarus) 기형이 발생한다. 의지는 발목관절

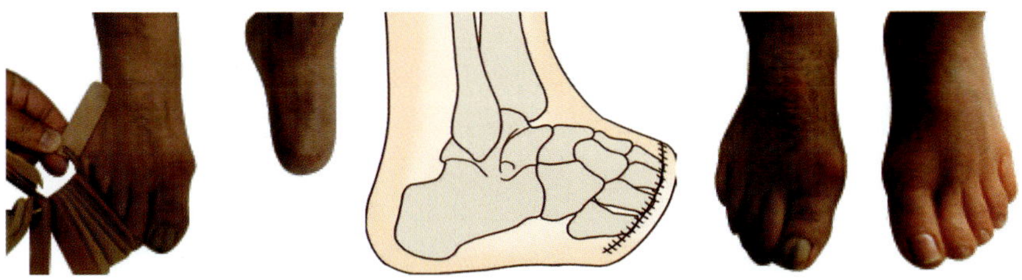

그림 9-4 발허리뼈절단과 의지 착용 모습

까지 덮는 형태를 사용하며 보행의 입각기 말기에 부가적인 힘을 적용하기 위해 스프링 또는 탄성섬유 재질을 발가락에 삽입해서 제작한다.

(3) 리스프랑 의지(Lisfranc prosthesis)

의지는 발목발허리관절 절단 환자에게 적용한다. 절단된 발은 첨족기형이 발생하고 보행 시 발끝떼기를 전혀 하지 못하게 된다. 이러한 문제를 개선하기 위해 탄성 재질을 채워 스텀프를 보호하고 보행 시 문제점을 개선한다. 이때 신발에 발허리뼈 받침대를 추가해주면 효과적이다. 의지의 형태는 발허리뼈절단 의지와 유사하게 제작한다(그림 9-5).

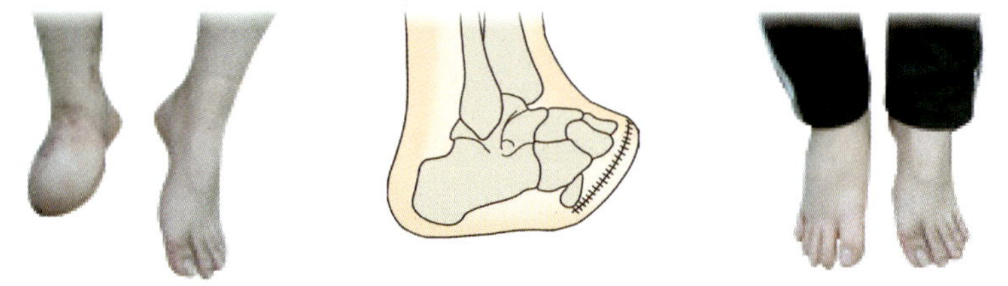

그림 9-5 리스프랑 절단과 의지 착용 모습

(4) 쇼파르 의지(Chopart prosthesis)

의지는 목말뼈와 발꿈치뼈만 남기고 절단한 환자에게 적용한다. 의지의 소켓은 발목관절의 안정성을 높여주기 위해 안쪽복사와 가쪽 복사 부위 위까지 제작한다. 그리고 소켓의 뒤쪽은 여닫게 제작하여 소켓 안으로 스텀프를 넣고 착

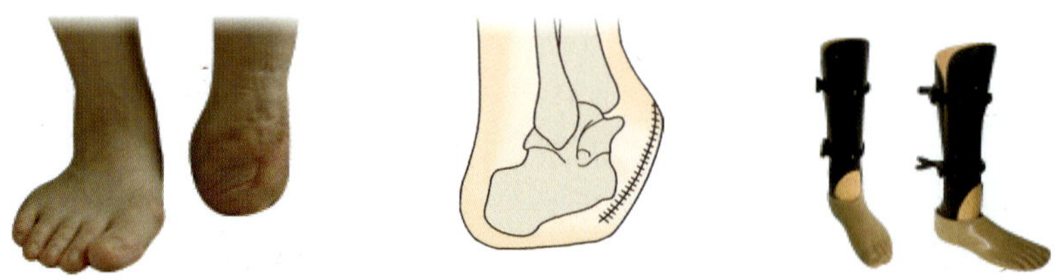

그림 9-6 쇼파르절단과 의지

용 후 닫으면 의지를 소켓 내에 견고히 고정할 수 있도록 하였다(그림 9-6). 의족의 전족부가 없기 때문에 절단된 전족부의 형태를 본 떠 맞춤형으로 제작하고, 발끝떼기가 어렵기 때문에 토우 브레이크(toe break)를 넣어서 제작한다. 또한 보행 시 스텀프가 앞쪽으로 이동되어 압박을 받을 수 있기 때문에 굽이 낮은 맞춤형 구두를 제작하는 것이 고려되어야 한다.

(5) 피로고프 의지(Pirogoff's prosthesis)

의지는 발뒤꿈치뼈와 발꿈치 패드 일부만 남기고 절단하는 환자에게 적용한다(그림 9-7). 그리고 발 앞쪽 부분이 없고 절단 부위로 인해 다리 길이 차이가 발생하며 보행 시 막대기 걸음(stumping gait)을 한다.

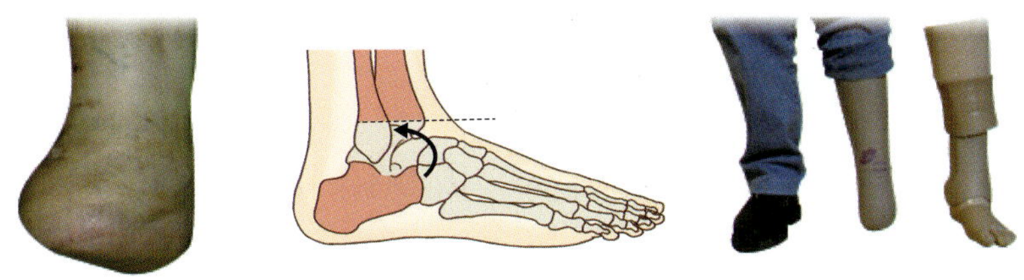

그림 9-7 피로고프절단과 의지 착용 모습

3 싸임 의지(Syme prosthesis)

싸임 의지는 발목관절보다 약 0.5~0.6cm 위 정강뼈와 종아리뼈가 절단되었을 때 사용하는 의지이다(그림 9-8). 절단된 스텀프는 체중을 지탱할 수 있도록 발뒤꿈치 부위 조직으로 절단부위 끝을 덮는다. 이러한 절단은 발의 심한 외상, 감염, 기형, 혈관질환이 있을 때 시행한다. 절단 이후 스텀프 끝에 체중 지지를 할 수 있고 의지 없이도 보행이 가능하다.

절단 후 스텀프의 길이가 길게 남아 있기 때문에 의지 착용 시 소켓 안에 안정적으로 힘이 분포가 가능하고 의지의 길이 조절이 용이하다. 싸임 의지는 의지발, 소켓, 현가장치로 구성되어 있다.

의지발은 SACH 의지발 또는 에너지 저장 의지발을 사용한다. 소켓은 정강뼈

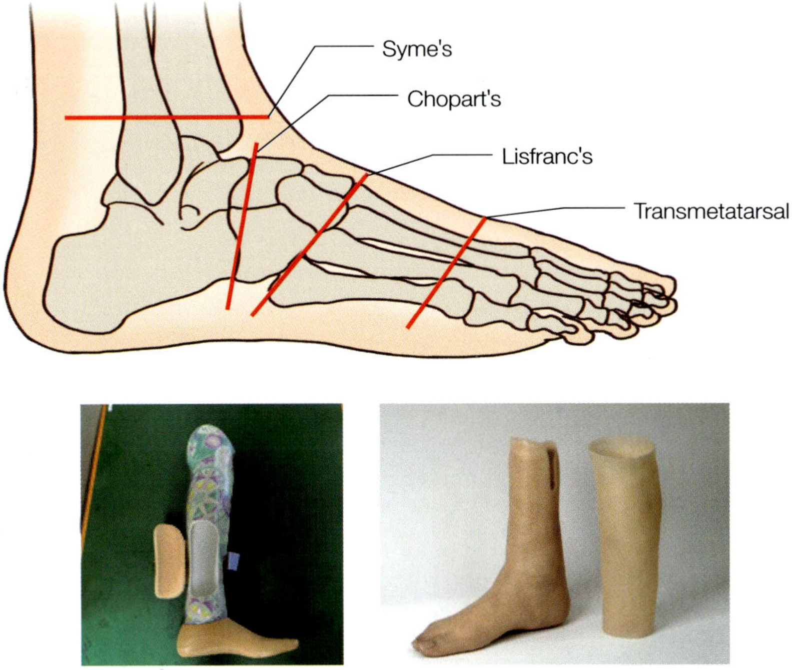

그림 9-8 싸임절단과 의지 종류(창문형, 실리콘 일체형)

와 스텀프 그리고 무릎힘줄 부위에 체중 지지를 할 수 있도록 종아리뼈와 정강뼈 안쪽 위관절융기까지 덮을 수 있도록 제작하여 현가기능을 담당하게 한다. 소켓의 형태에 따라 창을 내어 의지 착용을 용이하게 할 수 있고 끈이 있어 판을 덮을 수 있도록 제작하기도 한다. 의지의 안쪽은 부드러운 안감을 덧대어 스텀프가 소켓과 완전히 접촉될 수 있도록 감싸주고 매달아주는 역할도 한다.

싸임의지의 현가 장치로 발목 부위에 창(window)이 있는 의지는 창을 열고 스텀프를 수납하고 창문을 닫으면 현가기능을 하게 된다. 또한 일체형 싸임의지는 창 없이 고상 실리콘으로 제작되어 전체적으로 현가 기능을 한다.

4 종아리 의지(transtibial prosthesis)

종아리 의지를 착용하는 종아리절단 환자는 다리절단 환자 중에서 가장 기능적인 활동을 할 수 있으며, 임상에서 발생 빈도가 가장 많은 의지이며, 의지발,

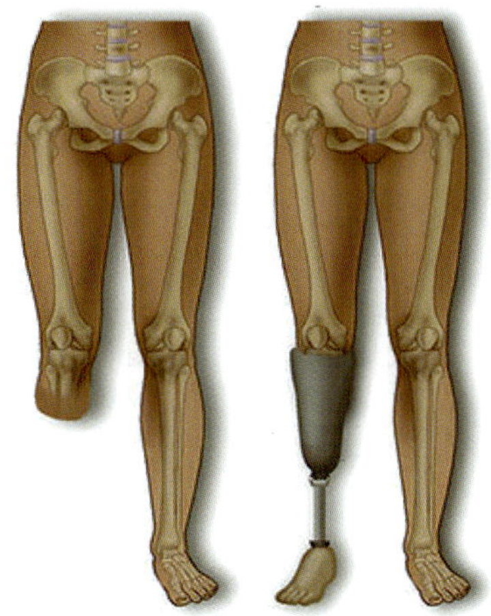

그림 9-9 종아리 절단과 의지

소켓, 뼈대, 발목관절 장치, 현가장치로 구성되어 있다.

소켓은 절단 부위에서 체중 지지를 하고 의지의 운동을 조절하기 위한 힘을 전달해주는 역할을 한다. 소켓은 종아리 의지의 기본 구성요소로 스텀프를 수납하고 신체와 의지를 연결하는 가교 역할을 한다. 스텀프와 적합하게 밀착되고 체중이 분산되어야만 착용감이 편하다.

또한 중요 혈관과 신경에 불필요한 압박이 가해지지 않고 압박이 분산되도록 구성되어야 한다. 종아리 의지는 소켓, 뼈대, 의지발, 현수장치로 구성된다(그림 9-9).

1) 소켓(socket)

소켓은 무릎힘줄지지 형태를 가장 많이 사용한다. 이 소켓은 스텀프를 완전히 감싸도록 제작되어 의지 착용 후 보행 시 무릎힘줄에 체중 지지가 되도록 제작하였다. 소켓 앞쪽 윗부분은 무릎뼈를 중앙까지 덮고 뒤쪽 윗부분은 오금주름까지 위치하도록 제작한다. 그리고 소켓의 안쪽과 가쪽 부위는 넙다리뼈의 안쪽위관절융기와 가쪽위관절융기를 덮을 수 있도록 제작하여 현가장치 기능을 할 수 있도록 한다.

소켓의 접촉면은 단단한(hard) 접촉면, 부드러운 인서트(insert), 라이너(liner)를 사용한다. 단단한 접촉면은 딱딱한 플라스틱 재질을 사용하고 스텀프는 딱딱한 소켓과 접촉되고 착용할 때 스텀프 양말(stump socks)을 착용한 후 양말 겹수를 조절하여 사용한다.

부드러운 인서트는 스텀프와 소켓 사이에 편안함을 증가시키고 충격과 전단력 발생 시 스텀프를 보호하기 위해 사용한다. 이것은 양쪽 종아리가 절단된 경우 일어서기나 계단 및 경사로 오를 때 적합하며, 매우 활동적인 스텀프 절단 환자에게 적합하다.

라이너는 피부와 스텀프와 직접 접촉 시 충격과 전단력을 감소시키고 편안함과 보호기능을 제공한다. 이 재질은 피부이식, 유착된 흉터조직 또는 스텀프 형태가 원뿔이나 짧은 경우, 체중 지지능력에 제한이 있는 경우에 적합하다. 재질은 실리콘, 우레탄 젤, 합성고무 젤로 만들어지며 피부를 보호하고 공기를 밀봉시켜 흡입식 현가기능을 제공한다.

소켓은 절단 부위에서 체중을 지지하고 의지 운동을 조절하기 위해 힘을 전달해주는 장치이다. 종아리 의지 소켓 중에서 가장 많이 사용하는 것은 무릎힘줄지지 소켓(patellar tendon bearing socket, PTB)이다. 이 소켓은 스텀프를 완전히 감싸도록 제작하여 보행 시 체중이 무릎힘줄에 부하되도록 설계되었다.

소켓은 스텀프를 완전히 감싸는 완전 접촉형 소켓으로 의지 착용 시 위쪽 부분은 무릎뼈 중앙까지 위치하게 하고 뒤쪽의 오금주름까지 도달하도록 제작한다. 이렇게 함으로써 앞쪽의 볼록(convex)하게 구성되고 뒤쪽은 장딴지근이 약간의 체중 지지를 할 수 있도록 제작한다. 또한 소켓의 안쪽과 가쪽은 넙다리뼈의 안쪽위관절융기와 가쪽위관절융기를 완전히 덮도록 제작하여 안정성을 지지할 수 있다. 소켓은 일정한 공간을 형성하여 넙다리뒤근육과 종아리신경이 압박되지 않도록 해야 한다.

(1) 무릎힘줄지지 소켓(patellar tendon bearing socket, PTB)

무릎힘줄지지 소켓은 가장 많이 사용한다(그림 9-10). 이 소켓의 체중부하는 무릎힘줄 부위에 지지하게 되고 소켓의 앞쪽은 무릎뼈 절반을 덮고 뒤쪽은 무릎 굽힘 동작에 방해가 되지 않도록 낮게 구성하여 스텀프 전체가 소켓에 밀착되도록 하여 체중 지지와 안정성을 높여준다. 소켓의 뒤쪽은 굽힘 동작에 관여하는 장딴지근과 넙다리뒤근에 압박을 가하여 뒤쪽 윗부분을 불룩하게 만들어 앞쪽으로 밀게 한다. 또한 종아리신경이 압박되지 않도록 소켓의 공간을 두어

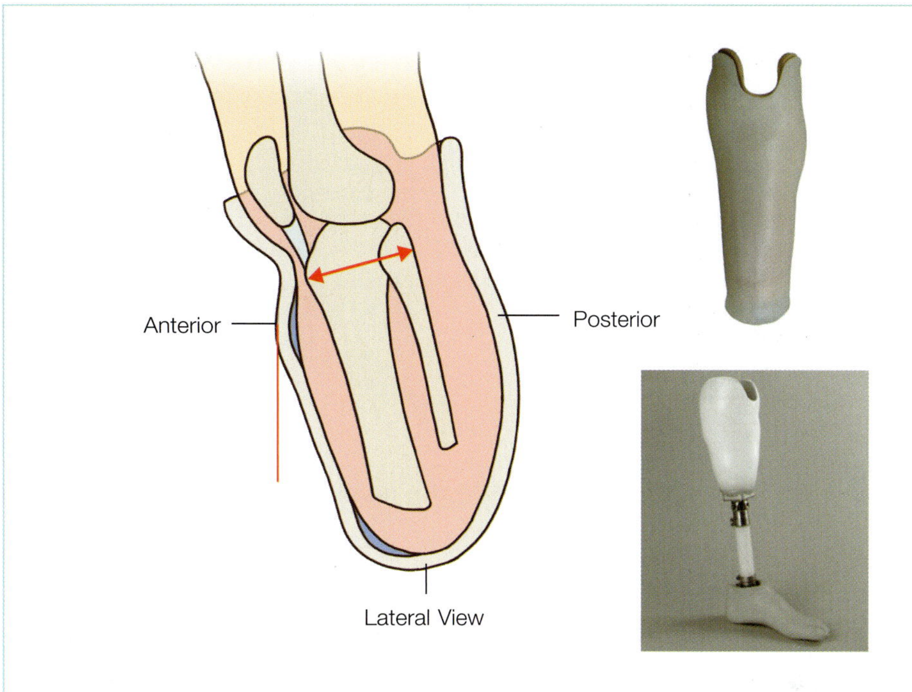

그림 9-10 종아리 소켓과 접촉 부위

야 하고 종아리 절단 부위 끝에서 절단면이 돌출되기 때문에 압박이 가해지지 않도록 공간을 두어야 한다. 소켓의 정렬과 체중부하가 정상적으로 이루어지기 위해서는 소켓의 수직축과 중력의 수직선 사이에 이마면에서 약 5~15° 정도, 시상면에서 약 2° 기울어져야 한다.

(2) KBM(Kondylen Bettung Munster) 소켓

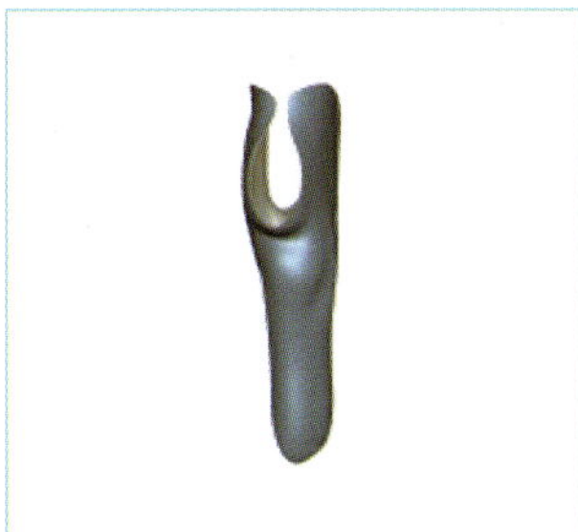

그림 9-11 KBM 소켓

소켓은 무릎힘줄지지(PTB) 소켓보다 관절융기 부분을 좁게, 소켓의 앞쪽은 무릎뼈가 완전히 노출되도록 제작한다. 관절융기 부분이 좁게 제작되어 스텀프를 착용할 때 불편함이 있을 수 있다(그림 9-11). 또한 이 소켓은 피스톤 운동이 적고 외관상 보기 좋고 무릎의 가쪽안정성이 무릎힘줄지지 소켓에 비하면 좋다. 하지만 앉기 자세에서 관절융기가 압박되어 불편할 수 있고 서기 자세에서 무릎의 과도한 폄이 발생할 수 있다.

2) 뼈대(shank)

뼈대는 외골격형과 내골격형으로 구분한다(그림 9-12). 외골격형은 인체의 피

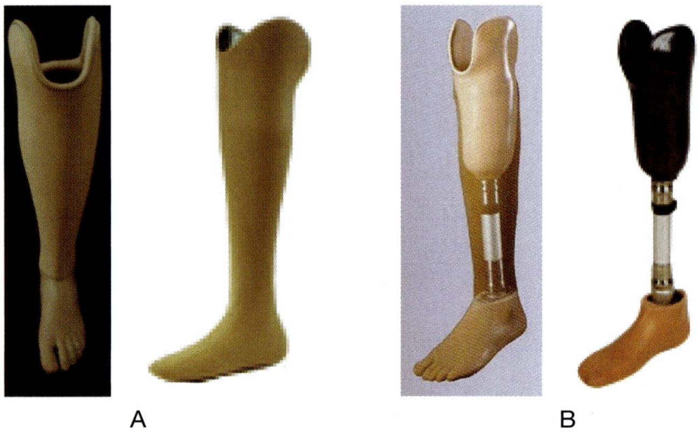

그림 9-12 (A) 외골격형 종아리 의지 뼈대, (B) 내골격형 종아리 의지 뼈대

부색과 형태와 유사하게 제작한다. 재질은 플라스틱을 사용하며 소켓의 아랫부분이 의지발까지 연장된 형태로 제작한다. 내골격형은 금속 재질(pylon)의 길이를 변화시켜 소켓과 의지발에 연결하여 제작하는 형태이다. 돌림유닛과 충격 완화장치는 보행 시 체중의 충격 완화 및 비틀림력에 대한 보완을 해줄 수 있다.

3) 현가장치

현가장치는 종아리 의지에서 흡입 현가장치, 셔틀 로크 현가장치, 관절융기 위 커프, 무릎뼈 위 현가장치, 넙다리 코르셋 현가장치가 있다. 현가장치는 스텀프의 절단 부위에 따라 달라진다. 종아리 의지를 착용하고 보행이나 이동뿐만 아니라 일상생활활동을 하는 동안 현가장치가 스텀프와 소켓 사이에 안정성 증진에 기여하지 못한다면 기능 저하가 발생하고 불필요한 움직임이 많이 발생한다. 현가장치는 공기의 압력 또는 셔틀 로크로 매달아서 사용하는 것과 커프나 벨트 그리고 천으로 고정시키는 형태로 구한된다.

종아리 의지를 스텀프에 매달려 있게 하는 현가장치에는 여러 가지 방법을 이용한다. 그중에서 종아리 의지에 사용하는 현가장치는 흡입 현가장치, 셔틀 로크 현가장치, 관절융기 위 커프, 무릎뼈 위 현가장치, 넙다리 코르셋 현가장치, 돌림유닛, 모듈러 시스템 등이 있다.

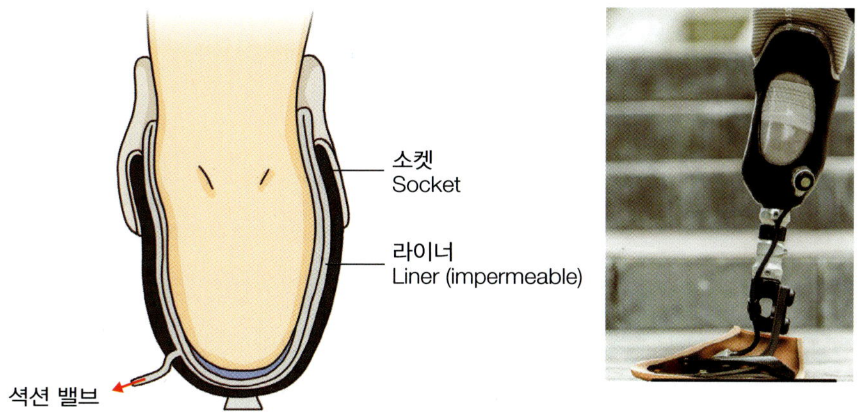

그림 9-13 흡입 현가장치

(1) 흡입 현가장치(suction suspension)

압축이 되는 슬리브(sleeve) 또는 라이너(liner)를 절단 부위에 입히고 소켓을 씌워 사이에 존재하는 공기를 밸브를 통해 배출시켜 진공 상태로 만들어 현가하는 방법이다(그림 9-13). 소켓 내부에 공기를 채워 음압을 이용하여 소켓을 고정시키는 것으로 이 현가장치는 피스톤 운동이 거의 없고 돌림운동이 발생하지 않는다. 그러나 장착이 까다롭고 절단부위의 근력이 강한 절단자에게 적합하기 때문에 적용 시 이점을 충분히 고려하여야 한다. 그리고 스텀프를 싸는 슬리브 또는 라이너를 자주 교환해주어야 하고 땀이 많이 발생하여 피부질환이 생길 수 있다.

(2) 셔틀 로크 현가장치(shuttle lock suspension)

소켓 안쪽 아랫부분에 구멍이 있고 라이너 끝에 핀(pin) 있어서 달려 있는 핀을 돌려가면서 착용한다(그림 9-14). 앉기 자세에서 착용할 수 있고 나사를 돌

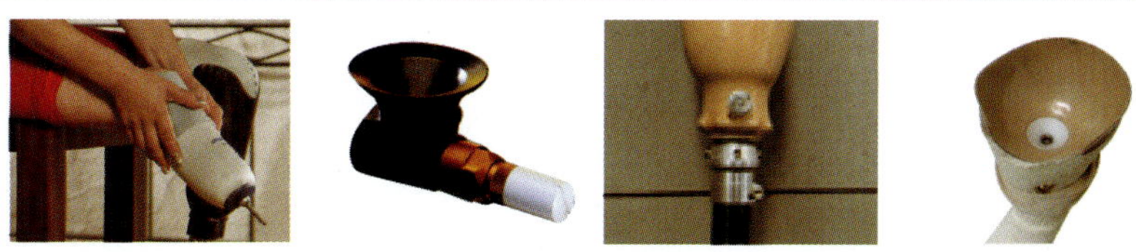

그림 9-14 셔틀 로크 현가장치 착용 모습과 소켓 안쪽면 모습

려 착용하는 형태이기 때문에 피스톤 작용은 거의 발행하지 않는다. 하지만 착용시 불편함과 통풍이 잘 되지 않아서 땀이 많이 발생하는 단점도 있다.

(3) 관절융기 위 커프 현가장치(supracondylar cuff suspension)

이 장치는 무릎힘줄지지 소켓의 위쪽에 가죽으로 된 커프(cuff)를 부착하여 넙다리뼈관절융기와 무릎뼈를 감싸는 형태가 되어 안정감을 증가시켜주는 방법이다(그림 9-15). 이 장치는 착용이 쉽고 가격이 저렴하지만 착용 시 피스톤 운동이 많이 발생하기 때문에 안정성이 감소하여 잘 사용하지 않는다.

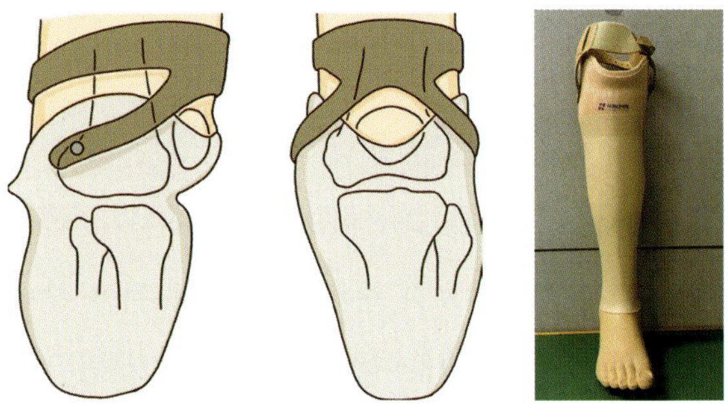

그림 9-15 관절융기 위 커프 현가장치

(4) 무릎뼈 위 현가장치(suprapatellar suspension)

이 장치는 무릎힘줄지지 소켓보다 안쪽벽과 가쪽벽을 높여 넓적다리의 위관절융기와 무릎뼈까지 완전히 덮는 장치이다. 그리고 무릎뼈를 완전히 덮어 코르셋이나 커프 없이도 의지를 잘 부착하도록 만들었기 때문에 코르셋이나 커프를 착용하기 어려운 환자에게 적용하는 것이 좋다. 스텀프의 길이가 너무 짧거나 무릎관절이 불안정한 환자에게 적용한다. 이 장치는 피스톤 작용이 거의 없고 접촉면적이 넓어 무릎관절 굽힘에 제한이 있다(그림 9-16).

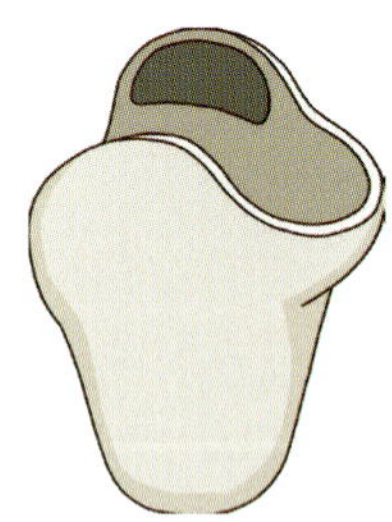

그림 9-16 무릎뼈 위 현가장치

(5) 넙다리 코르셋 현가장치

무릎힘줄지지 소켓에 코르셋을 부착하여 착용하는 장치이다. 의지의 종아리 부위의 안쪽과 가쪽 지주에서 가죽이나 천으로 넙다리를 감싸는 형태로 되어 있어서 종아리 의지를 가장 견고하게 매달 수 있다. 걷기 종동작 시 디딤기와 흔들기에 안정성이 높은 장치이다(그림 9-17). 그래서 스텀프 길이가 매우 짧은 환자, 고령 절단 환자에게 적합한 방법이다. 하지만 피스톤 운동이 많이 발생하기 때문에 피부손상에 대한 위험이 있을 수 있으므로 주의 하여야 한다.

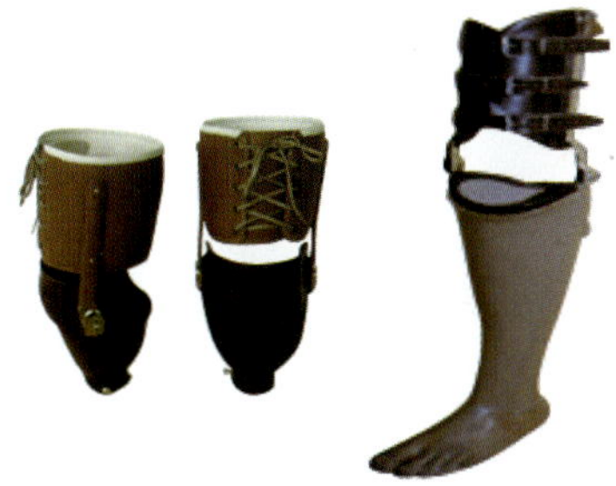

그림 9-17 넙다리 코르셋 현가장치

4) 의지발

의지발은 모든 다리 의지에 사용된다. 의지발은 비관절형 의지발과 관절형 의지발로 구분한다. 발목관절과 발가락의 움직임은 불가능하고 가장 많이 사용하는 의지발로는 SACH(solid ankle cushion heel) 의족, 단축 의지발(single axis foot), 다축 의지발(multi-axis foot), 에너지 저장 의지발이 있다.

(1) SACH 의지발

SACH 의지발은 다리 의지에 많이 사용되지만 관절이 없는 형태이다. 이 의족은 중심에 용골대(wooden core)가 있는 것과 없는 것으로 구분되고, 의지와 의족은 볼트로 연결한다. 뒤꿈치는 쿠션힐(cushion heel)이 있어 보행 시 발바닥 굽힘을 유발하는 역할을 한다(그림 9-18). 이 의족의 장점은 가볍고 내구성과 안정성이 우수하며 소음이 없다는 것이다. 또한 특별히 관리해야 할 문제가 없으며 외관상 보기 좋아서 굽 높은 신발을 신을 수 있다. 단점은 발목관절이 없어서 발목관절 움직임에 제한이 발생하고 발뒤꿈치 닿기 시 충분한 압력을 받기 어려워 이상보행이 발생한다는 것이다. SAFE(stationary attachment flexible endoskeleton) 발은 SACH 의족과는 달리 용골대가 유연하다. 그렇기 때문에 발

등 굽힘, 발바닥 굽힘, 안쪽번짐과 가쪽번짐이 어느 정도 허용된다. 그래서 불규칙한 지면에서 SACH 의족발보다 편안하게 걸을 수 있다. 이 의족은 주로 성인에게만 사용할 수 있으며 SACH 의족보다 다소 무겁고 비싼 편이지만 걷기에 용이하기 때문에 많이 사용된다.

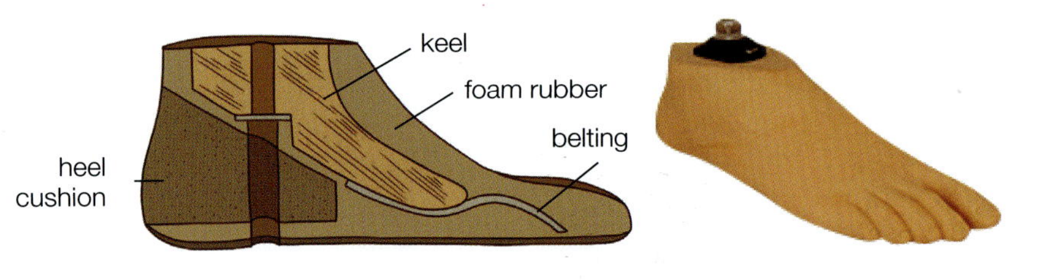

그림 9-18 SACH 의지 발 내부와 외부 구조 모습

(2) 단축 의지발

단축 의지발은 발바닥 굽힘과 발등 굽힘이 허용되는 관절형 의지발이다. 범퍼는 발바닥 굽힘 15°와 발등 굽힘 5°만 허용한다. 범퍼는 단단하면서 유연한 재질로 제작하며 고무, 플라스틱 등을 사용한다(그림 9-19). 이 의족발은 보행 시 안정성이 높고, 토우 범퍼는 단단하면서 유연성 재질을 사용한다. 하지만 불규칙한 지면에서 보행이 어렵고 발목관절이 앞뒤로만 움직이고 좌우 움직임은 발생하지 않는다.

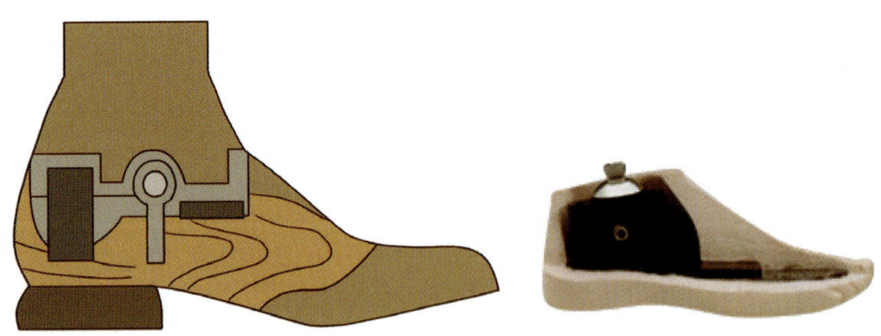

그림 9-19 단축 의지발

(3) 다축 의지발

다축(multi-axis) 의지발은 관절형 의지발로 발목관절의 발등 굽힘, 발바닥 굽

힘, 안쪽번짐, 가쪽번짐 그리고 수직축에서 돌림의 기능을 할 수 있어서 상대적으로 활동량이 많은 절단 환자에게 적합하다(그림 9-20). 다축 의지발은 불규칙한 지면을 걸을 때 효과적이고 충격 흡수가 좋다. 부피가 큰 것이 단점이다.

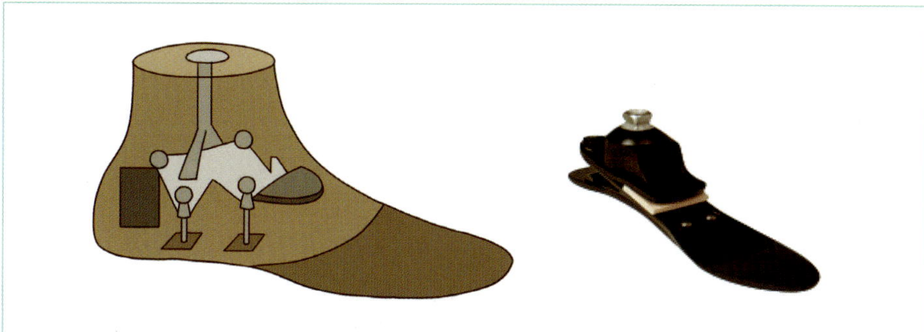

그림 9-20 다축 의지발

(4) 에너지 저장형 의지발

의지를 착용하고 빨리 걷기, 달리기 동작을 할 경우 지면에 가해지는 힘이 체중의 2~3배로 증가한다. 앞서 언급한 단축 의지발, 다축 의지발, SACH 관절의 의지발은 이 정도의 체중을 견딜 수 없다. 따라서 이러한 문제점을 보완하기 위해 나온 것이 에너지 저장형 의지발이다. 다른 의지발에 비해 더 많은 발목관절운동을 허용하며 모든 움직임이 일어나 많이 걷는 절단자에게 적합하다.

내부 범퍼가 많고 움직임과 충격 흡수가 뛰어나며, 압축된 정도와 반응력 정도에 따라 보행주기 동안 다양한 충격흡수 기능을 할 수 있다. 다양한 관절면의 움직임을 허용하는 의지발이기 때문에 다소 안정성이 떨어지고 발목 부위와 의지발 사이에 많은 공간이 필요하며, 인체공학이 발달하면서 정상 보행에 가까

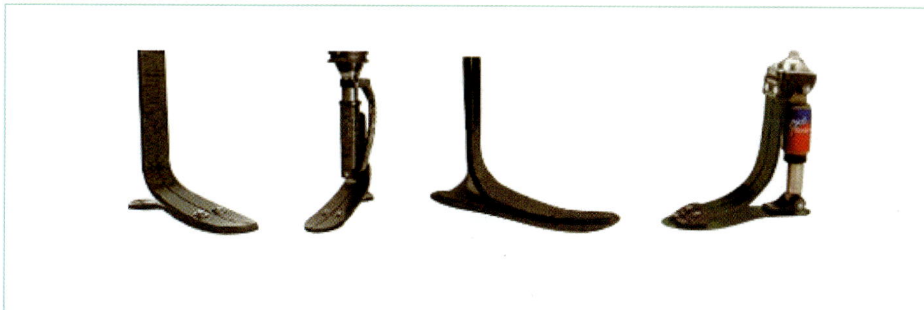

그림 9-21 에너지 저장형 의지발

운 움직임과 각종 신체활동에 참여할 수 있게 되었다.

현재 가장 많이 사용하고 있는 종류는 경성 유연성 내골격 의족, 시애틀 의지발, 플렉스 의지발, 토탈 컨텍트 의지발, 프로프리오 의지발, 동적 반응 의지발 등이 있다(그림 9-21).

(5) 달리기 전용 의지발(running-foot)

달리기 전용 의지발은 무게가 상대적으로 가볍고 부식되지 않으므로 내구성이 좋아서 달리기나 스포츠 활동에 장점이 있다(그림 9-22).

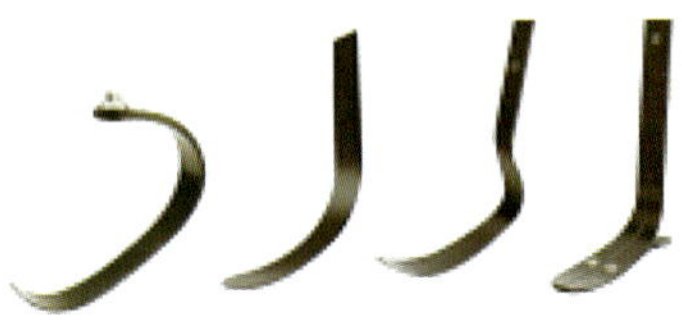

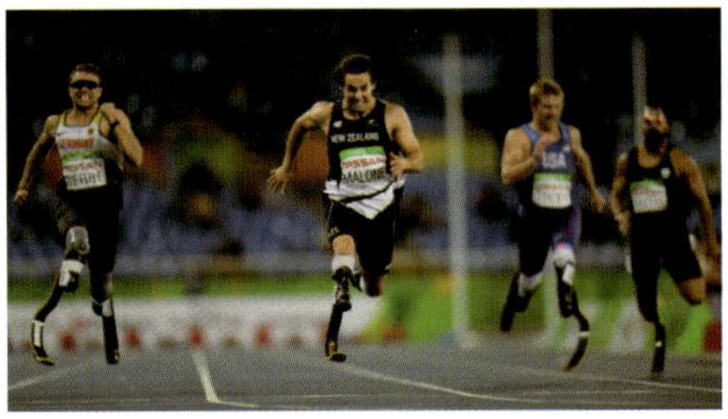

그림 9-22 달리기 전용 의지발 종류와 착용 모습

(6) 마이크로프로세서 발목 관절장치형 의지발

인공지능을 이용한 마이크로세서 의지발로, 15회 보행주기로 보행자의 걷기방식이 저장되고 기록되어 걷기를 할 때 자동적으로 적용된다(그림 9-23). 이 의지발은 지면 변화에 따라 자동 조절되고 작동되어 지면이 불규칙하거나

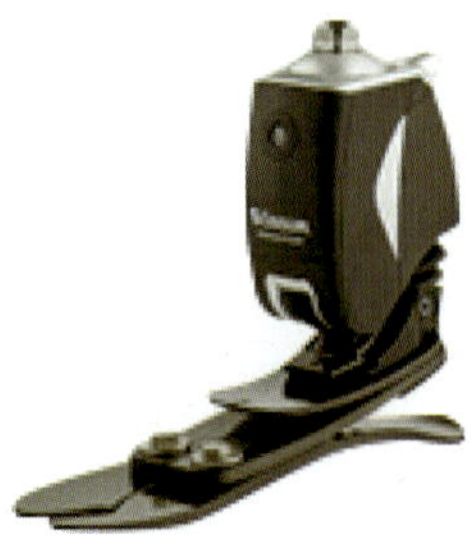

그림 9-23 마이크로프로세서 관절형 에너지 저장 발(오토복 메리디움)

경사면 그리고 계단에서도 빠르게 적응하여 걷을 수 있다. 걷기 동작인 정상 보행에 가깝게 발생하기 때문에 환자는 심리적으로 안정감을 가지고 걷기를 할 수 있다.

5 무릎관절 이단 의지(knee disarticulation prosthesis)

무릎관절 이단 의지를 착용하는 환자는 무릎관절 분리절단 환자이다. 관절 분리절단 의지는 스텀프가 길고 의지를 착용하였을 때 스텀프로 직접 체중 지지가 가능하다. 절단 이후 넙다리뼈의 안쪽과 가쪽위관절융기가 남아 있어서 현가장치에 도움이 된다. 무릎관절 분리절단 의지는 의지발, 소켓, 무릎관절장치, 현가장치로 구성된다(그림 9-24).

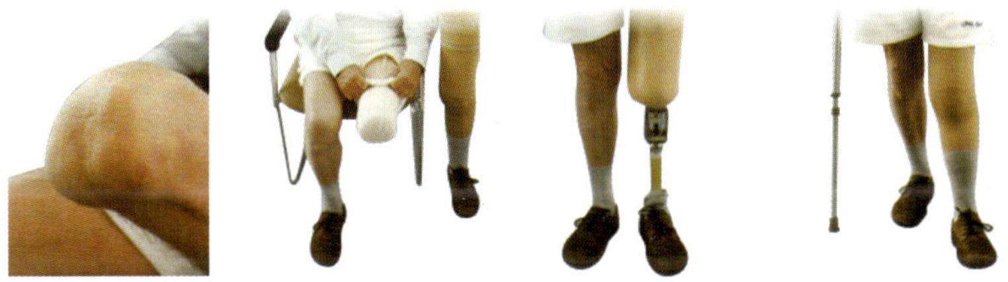

그림 9-24 무릎관절 이단 의지

1) 소켓

소켓은 넙다리 의지 소켓과 유사하다. 절단 후 스텀프의 길이가 넙다리 절단보다 더 길게 남아 있기 때문에 의지의 길이 조정이 가능하며 물렁조직을 통한 체중부하가 가능하고 안정적이다. 또한 소켓은 궁둥뼈거치면에 체중부하를 하지 않아도 되고 넙다리뼈의 관절융기와 스텀프를 통해 체중을 유지할 수 있다. 소켓의 재질은 유연성이 좋은 탄성섬유로 제작하여 미관상 양호하다. 넙다리뼈 먼쪽 절단 부위가 충분히 크지 않다면 열가소성 또는 겔 라이너로 만든 닫힌 소켓을 사용한다.

2) 무릎관절장치

무릎관절장치는 스텀프의 길이에 따라 결정된다. 관절장치는 다축 무릎장치(polycentric knee mechanism)와 단축 무릎장치(monocentric knee mechanism)가 있다. 재래식 무릎관절장치는 단축으로 되어 있어 마찰제어 기전(friction control mechanism)이 설치되지 않아서 보행주기 중 유각기 단계에서 종아리 움직임을 제어할 수 없다는 단점이 있다. 또한 무릎관절 전위가 되는 문제점이 있어 보행 시 비대칭이 발생할 수 있다. 반면 다축 무릎장치는 종아리 움직임을 조절할 수 있어서 보행 시 안정적인 디딤기가 가능하고 외관상 양호하다.

3) 현가장치

현가장치는 스텀프의 길이와 넙다리뼈 관절융기의 크기에 따라 결정한다. 현가장치는 흡입과 매달기 형태 중 선택하여 사용한다. 의지발은 넙다리 의지와 동일한 형태를 사용한다.

6 넙다리 의지(transfemoral prosthesis)

넙다리 의지는 소켓, 무릎관절장치, 뼈대(shank), 발목관절장치, 의지발, 현가장치로 구성된다. 넙다리 의지(transfemoral prosthesis)는 넙다리뼈 절단 환자에게 적용한다. 넙다리 절단 환자는 절단 부위에 따라 기능적인 활동 참여 정도가 다양하기 때문에 환자의 스텀프에 알맞은 넙다리 의지를 제작하여 기능적인

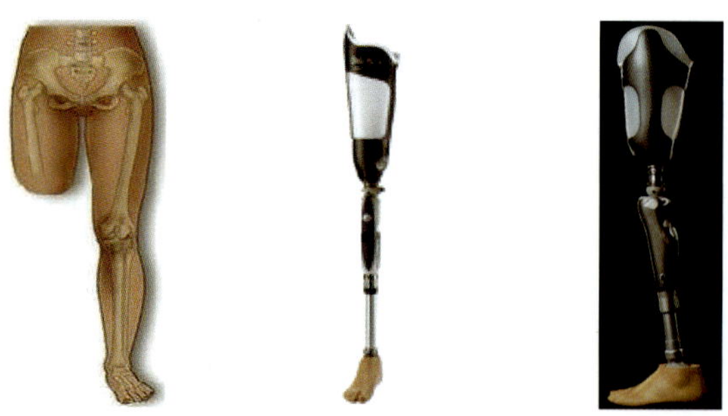

그림 9-25 넙다리 절단과 넙다리 의지

훈련을 한다면 다양한 일상생활동작이 가능하다(그림 9-25).

1) 소켓

넙다리 의지는 보행주기 중 입각기 동안 안정성, 좁은 지지기저면과 남아 있는 기능을 통해 정상에 가까운 흔듦기 동안 지속할 수 있어야 한다. 그렇기 위해서는 소켓은 안정감과 적합한 체중 지지를 제공하고, 최대한 스텀프와 표면 전체가 접촉되도록 하여 접촉면적을 넓게 제작하여 견딜 수 있는 능력을 향상시켜야 한다. 또한 남아 있는 근육의 기능이 최대한 발휘될 수 있도록 적절한 소켓의 모양을 제작하여 불필요한 압박이 발생하지 않도록 하는 것이 중요하다.

넙다리 의지의 소켓은 장사방형 소켓(네모공간소켓, quadrilateral socket), 궁둥

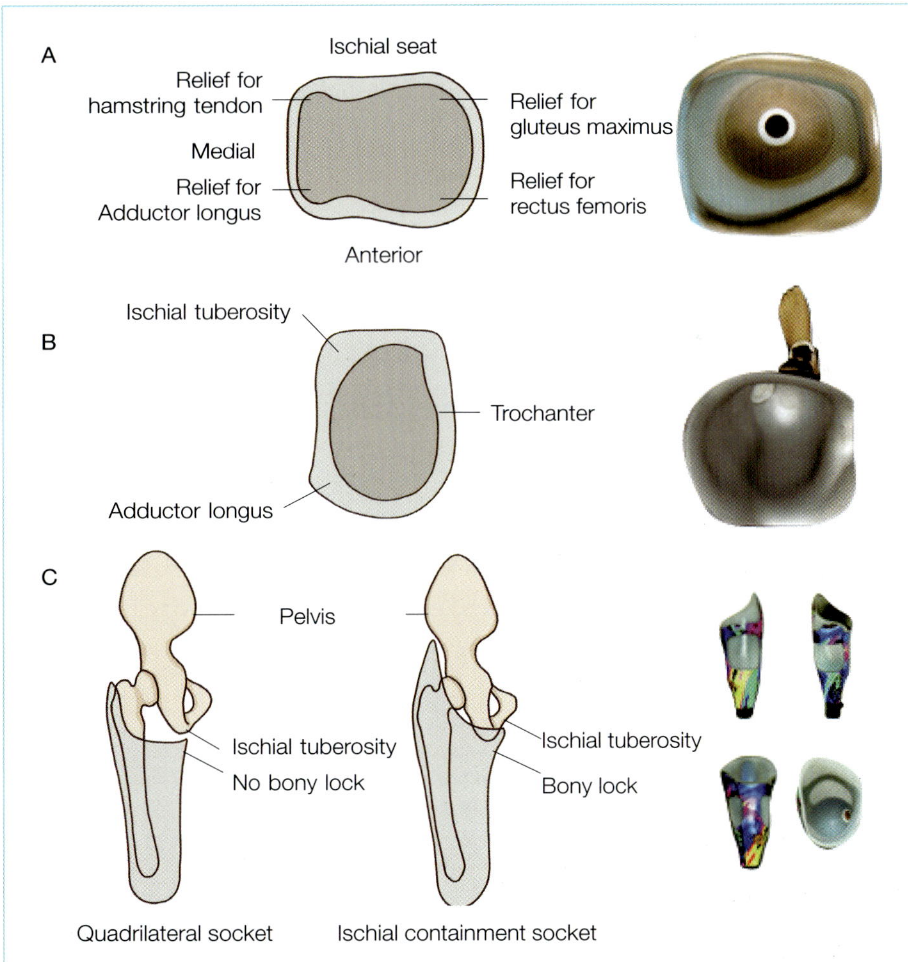

그림 9-26 A. 장사방형(네모공간) 소켓, B. 궁둥뼈 수납형 소켓, C. 소켓 비교

뼈 수납형 소켓(ischial containment socket)이 있다. 이 소켓들은 체중 지지와 안정성 목적을 위해 사용한다(그림 9-26).

(1) 장사방형 소켓(quadrilateral socket)

네모공간(사변형) 소켓은 넓적다리의 해부학적 모양에 맞도록 소켓의 모양을 만들어서 이름을 붙였다. 이 소켓은 스텀프 전체와 완전히 접촉되기 때문에 전면 접촉형 소켓(total contac socket)이라고 한다. 의지 착용 시 앞쪽벽과 궁둥뼈 결절이 위치하는 뒤쪽벽에 체중을 지지한다. 이 소켓은 가쪽벽이 다른 부위보다 높게 제작되어 디딤기 동안 엉덩관절에 안정성을 제공하고 엉덩관절 모음 동작을 도와준다.

만약 안쪽벽이 높으면 벌림 보행(abduction gait)을 하게 된다.

또한 앞뒤길이보다 좌우길이가 길게 제작되어 이마면 방향에 대한 안정성을 증진시킬 수 있다.

(2) 궁둥뼈 수납형 소켓(ischial containment socket)

궁둥뼈 수납형 소켓은 네모공간(사변형 소켓)의 단점을 보완하기 위해 개발되었다. 의지를 착용한 다리의 디딤기 시 골반 조절이 용이하고 흔듦기 동안 발을 지면에서 이동시키는 것이 용이하다.

네모공간 소켓은 궁둥뼈결절이 압박되고 좁은 소켓 앞면과 뒷면으로 넙다리 동맥이 압박을 주기 때문에 이러한 문제를 해결하기 위해 앞면과 뒷면은 넓고 안쪽과 가쪽면은 좁게 제작한다. 가쪽벽은 넙다리

뼈큰돌기를 완전히 덮게 제작하여 보행 중 디딤기 시 다리 벌림을 방지할 수 있다.

2) 무릎관절장치

무릎관절장치는 걸음 속도와 디딤기 시 체중 지지를 한다. 보행속도뿐만 아니라 흔듦기 동안에 발과 종아리 부분을 조절하고 움직임이 부드럽게 발생하도록 해야 한다. 또한 다양한 높이의 계단, 경사로 걷기 및 앉기 활동을 할 수 있도록 해야 한다.

(1) 단일축 무릎(monocentric knee)

가벼운 무게와 마찰력 조절이 용이하기 때문에 보행속도가 느린 환자에게 적합하다.

(2) 다축 무릎(polycentric knee)

다축 무릎관절 장치는 대부분이 4개의 축을 가지고 있으며 4-바 연쇄기전으로 무릎을 굽힘과 폄을 조절한다(그림 9-27).

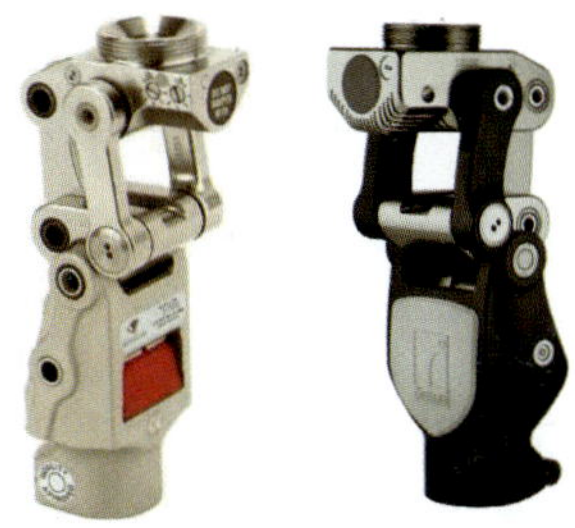

그림 9-27 다축 무릎관절 장치

(3) 유압식 무릎(Hydraulic knee)

판단력이 있는 소형 유압시스템이 보행의 패턴에 따라 무릎을 굽힘, 폄을 조절하여 보행이 가능하게 해 주는 의지 무릎이다(그림 9-28).

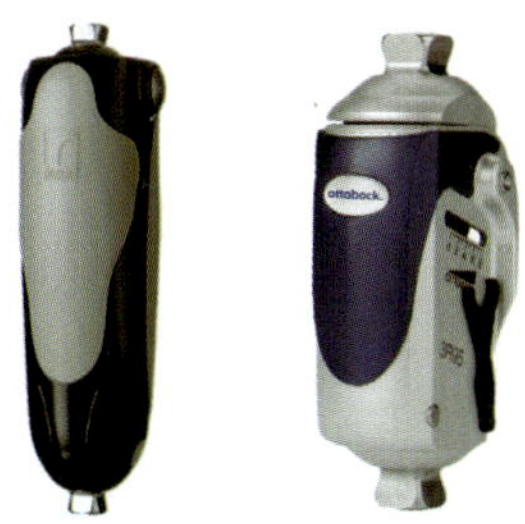

그림 9-28 유압식 무릎관절 장치

(4) 마이크로프로세스 무릎(Microprocessor knee)

보행 시 에너지 소비를 줄이기 위해서 의지에 사용한다. 이 장치는 보행속도, 바닥면의 형태, 경사, 바닥재질 등의 변화를 감지하는 감지기를 사용한다. 무릎의 굽힘과 폄의 저항을 조절하는 장치로 마이크로프로세서와 센서가 복합되어 사용자의 움직임 유형을 인지하고 실시간으로 의지를 정확하게 조절해 주는 무릎 장치로 보행의 유각(흔듦)기와 입각(디딤)기를 제어해 주는 장치이다(그림 9-29).

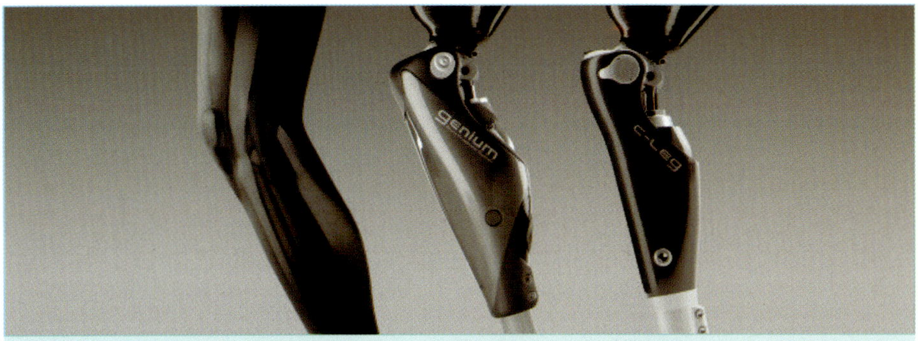

그림 9-29 마이크로프로세서 – 제어 무릎관절 장치(Otto Bock Genium, C-leg)

3) 현가장치

넙다리 의지에 사용되는 현수장치는 적절한 의지 조절성 제공과 고유감각 증진을 위해 신체를 고정시킬 수 있는 역할을 정확하게 할 수 있게 적용되어야 한다. 넙다리 의지 착용 시 사용되는 현가장치들로는 흡입 현가장치, 셔틀 로크 현가장치, 실레지안 밴드(Silesoan bandage) 또는 골반벨트(pelvic belt)가 있다.

(1) 흡입 현가장치(suction suspension socket)

현가장치는 스텀프 모양이 원추형 모양인 경우 적용할 수 있고, 엉덩관절 움직임과 몸통 움직임이 자유롭다. 따라서 근력과 균형 감각이 좋은 환자, 특히 젊은 절단자에게 적용되며 소켓 내부의 공기는 밸브를 통해 내보내 소켓 안에 음압을 형성할 수 있다. 흡인 현가장치를 착용할 경우 스텀프 양말을 착용하지 않도록 한다. 스텀프에 소켓이 꽉 끼어 소켓 내부의 공기가 빠져나가지 않게 하여 현가 하는 방법이며 의지를 벗을려고 하면 공기를 들여보내 분리 한다. 스텀프 양말은 소켓 안에 매끄럽게 들어가기 위해 착용하는 것이고 소켓 아래쪽에 밸브 구멍을 통해 양말을 빼내면 되고 이 현가장치는 피스톤 운동이 적게 발생한다(그림 9-30).

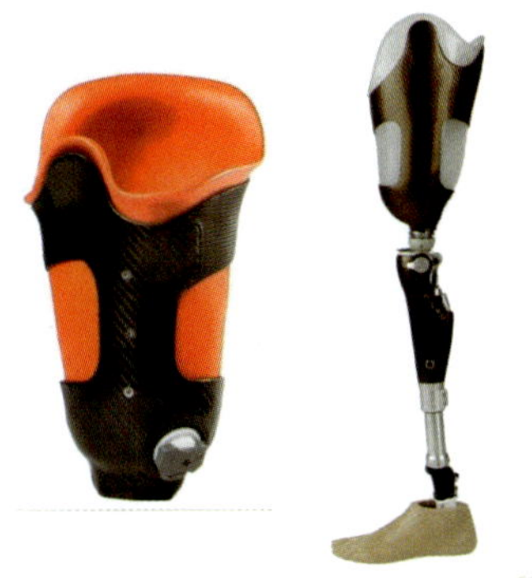

그림 9-30 넙다리 의지 흡입 현가장치(suction suspension socket)

(2) 셔틀 로크 현가장치(shuttle lock suspension)

장치는 부드러운 재질의 라이너를 스텀프에 씌운 후 소켓을 착용한다. 그리고 아래쪽에 잠금장치를 통해 현가하는 방법이다. 이 장치는 피스톤 작용이 적고 앉기 자세에서도 착용할 수 있는 이점이 있지만 라이너 착용으로 인해 땀이 많이 발생 한다.

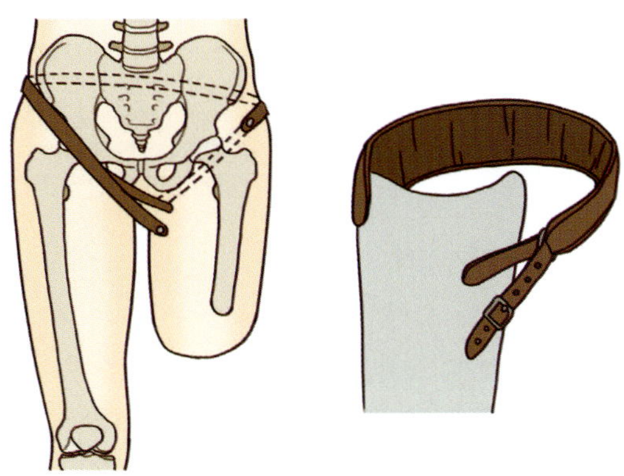

그림 9-31 실레지안 벨트(Silesian belt)

(3) 실레지안 벨트(Silesian belt)

현수장치는 스텀프가 짧거나 근력이 약한 절단 환자에게 흡입 현수장치와 함께 가죽이나 면으로 제작하여 소켓이 부착하여 사용한다. 이 현수장치는 돌림되는 것을 방지해주고 의지의 안정성을 높여준다. 무게가 가볍고 간단하게 제작할 수 있는 이점이 있으나 착용 후 활동 시 피스톤 운동이 잘 발생한다(그림 9-31). 소켓 바깥쪽은 넙다리뼈큰돌기 아래에 부착하고 엉덩뼈 능선을 돌아 소켓의 앞위쪽에 고정시킨다.

(4) 골반 벨트(Pelvic belt)

창치는 흡입 현가장치로 의지를 매달기 어려운 환자, 근력이 약하거나 협응 능력이 떨어지는 환자에게 적용한다. 스텀프가 소켓 안에서 돌림되는 것을 방지해주고 스텀프에 체중부하가 덜 적용되도록 해주며 안쪽과 가쪽 안정성을 높여주는 역할을 하여 디딤기 시 벌림을 방지해준다. 소켓에 가쪽 지주를 연결하여 가죽으로 된 벨트를 적용하여 골반을 둘러싸서 고정시킨다. 이 장치는 착용 후 보행 시 피스톤 작용이 발생하는 단점이 있다(그림 9-32).

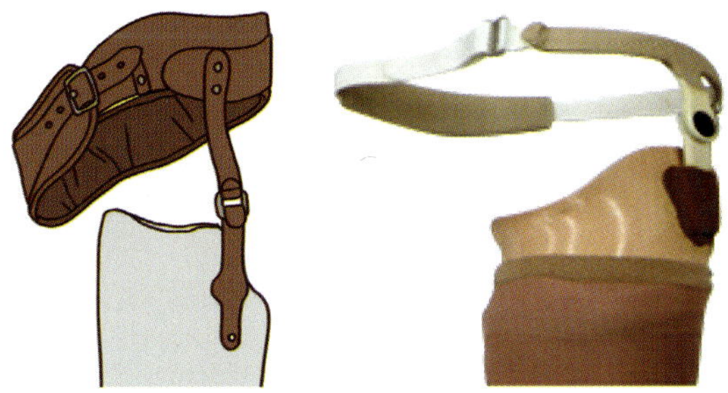

그림 9-32 골반 벨트(Pelvic belt)

(5) 회전장치(rotator unit)

회전 장치는 넓적다리뼈를 기준으로 무릎과 종아리부를 회전 시켜주는 기능을 제공한다. 특히 다리를 접고 앉거나 신발을 신을 때 유용하게 사용되는 장치이다(그림 9-33).

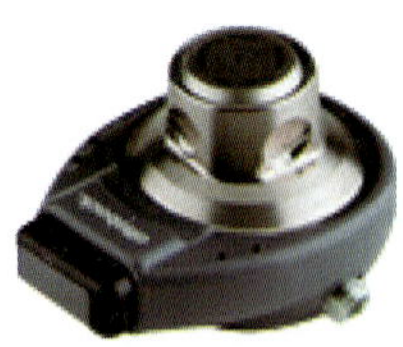

그림 9-33 회전장치(rotator unit)

7 엉덩관절 의지

엉덩관절 의지(hip disarticulation prosthesis)를 착용하게 되는 환자는 엉덩관절 분리절단 또는 골반절단(transpelvictomy)이다. 이 환자들은 종양, 중증성 감염, 심한 외상, 괴저 등이 원인이 되어 신체의 소실된 부위가 매우 크기 때문에 보행 시 보조도구가 필요하고 일상생활동작을 할 때 많은 에너지가 필요해진다. 흔듦기 동안 의지의 전위가 최소한 발생하도록 현수장치를 충분하게 적용하고 보행이나 이동을 할 때 안정감 있게 균형을 유지할 수 있도록 해야 한다.

엉덩관절 이단 의지는 일반적으로 캐나다식 엉덩관절 이단 의지를 사용한다. 엉덩관절 의지와 골반절단 의지는 매우 유사하지만 절단 후 신체부위 , 체중부하하는 부위 그리고 현가장치에서 구분된다. 엉덩관절 의지는 소켓, 엉덩관절장치, 무릎관절장치, 의지발, 현가장치로 구성된다(그림 9-34).

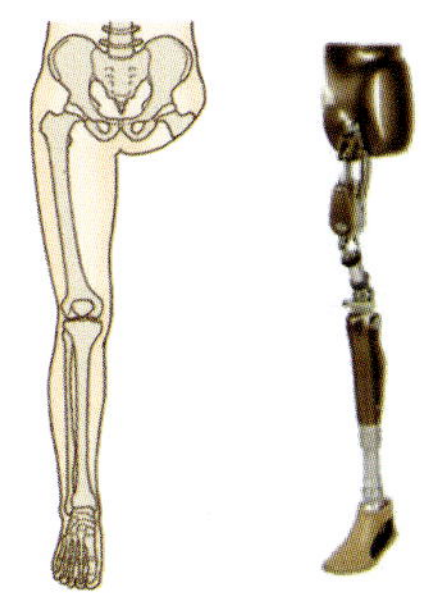

그림 9-34 엉덩관절 절단과 엉덩관절 의지

1) 소켓

엉덩관절 의지의 소켓은 형태에 따라 엉덩관절 분리절단 소켓과 골반절단 소켓으로 나눈다.

(1) 엉덩관절 분리절단 의지 소켓

의지 소켓은 체중 지지를 원활히 하기 위해 궁둥뼈결절을 둘러싸고, 안정성과 현가장치의 기능을 증진하기 위해 엉덩뼈능선을 덮게 제작한다. 소켓은 궁둥뼈결절에 체중 지지를 할 수 있는 완전 접촉 형태로 제작을 한다. 이 소켓을 적용하기 위해서는 스텀프 피부조직 상태가 좋아야 하고, 궁둥뼈결절 부위에 상처나 통증이 없어야 한다. 따라서 소켓 안정성을 증진하기 위해 양쪽 엉덩뼈능선을 감싸도록 제작하고 가쪽 개방성 대각선 소켓(lateral opening diagonal socket)과 완전 소켓(full socket)으로 구조를 변경할 수 있다. 소켓 입구는 안정감을 증가시키기 위해 앞가쪽으로 제작되고, 체중부하가 되는 부분은 단단한 플라스틱으로 보강하며 뒤쪽과 반대쪽은 연한 재질의 플라스틱으로 제작한다.

(2) 골반절반절단 의지 소켓

소켓 골반절반을 절단한 후 물렁조직에 대해 소켓을 받쳐주는 역할을 한다. 또한 소켓의 안쪽 배열을 제외하고는 엉덩관절 분리절단 의지의 소켓과 유사하다. 체중 지지는 절단된 쪽 부위의 연부조직에서 하고 반대쪽 궁둥뼈결절 위쪽의 엉치뼈에 의해서 약간의 체중지지를 한다.

소켓의 윗면은 갈비뼈 10번째 높이까지 하여 몸통과 배 부위를 잘 받쳐줄 수 있도록 한다. 하지만 소켓의 윗면 높이로 인해 몸통 굽힘에 제한이 발생하고 배 부위 압박이 가해질 수 있다.

2) 현가장치

엉덩관절 의지에 대한 현가장치는 엉덩뼈능선 위쪽과 양쪽 허리부위에 감싸도록 제작된다. 보행주기 중 흔듦기 동안 의지가 전위되지 않도록 충분히 현수되도록 해야 되고, 일상생활동작을 할 때 균형을 유지하는 데 안정성을 증가시켜야 하며 뼈 돌출부위가 압박되지 않도록 관리가 필요하다. 또한 어깨 스트랩은 부가적으로 추가할 수 있다.

3) 의지발

의지발은 다양한 종류가 있으며 무릎관절장치의 무게와 안정성에 따라 결정한다. Dyanmic response foot은 무게가 가볍고 환자는 보행이 느리기 때문에 주로 사용한다. 그리고 뒤꿈치 쿠션이 있는 SACH 의지발은 발뒤꿈치 닿기 시 무릎 안정성을 증진하기 위해 사용하기도 한다. 또한 단일축과 다축 발목관절 의지발은 안정성 증진을 위해서도 사용한다.

4) 엉덩관절장치

(1) 엉덩관절 제어장치(Hip Limiter)

보행주기 중 흔듦기 동작에서 보폭길이와 의지의 움직임 양을 조절한다. 또한 흔듦기 단계에서 엉덩관절 움직임을 허용하기 위해 소켓의 앞쪽에 부착하여 작동되는 기전이다. 이 장치는 보폭의 증가 또는 감소를 조정할 수 있도록 움직임을 제어한다.

(2) 관절사이 분절(Interjoint Segment)

디딤기 동안 엉덩관절의 빠른 움직임을 할 수 있게 에너지를 방출하고 적은 에너지를 소비하도록 한다. 또한 무릎 폄 조절을 도와주고 흔듦기 동안 발끝떼기를 위해 의지를 짧게 만들어주어 발 들어 올리기를 조절한다.

(3) 다축 엉덩관절(Polycentric Hip Joint)

4-bar 관절이라고도 한다. 이 관절은 보행 형태가 부드러워지도록 한다. 해부학적 엉덩관절의 관절가동범위와 매우 가깝게 움직이도록 되어 있어서 매우 부드러운 보행패턴을 제공한다.

8 다리 의지 착용과 기능훈련

1) 착용

환자는 절단된 부위 스텀프 부위에 따라 필요한 관리를 통해 좋은 기능을 획득해야 한다. 의지를 정확하게 착용하기 위해서는 필요한 준비물과 스텀프 및 의지 관리가 필요하다. 의지 착용은 절단 부위에 따라 앉기 자세, 서기 자세 등에서 실시한다.

넙다리 의지 착용은 다음과 같은 순서대로 실시한다.

① 스텀프에 실리콘 라이너를 감싼다.

실리콘 라이너는 펼쳐서 안으로 넣고 라이너의 바닥까지 스텀프를 넣는다. 라이너는 절단된 다리 위쪽까지 감싸고 꼭 맞아야 하지만 불편함이 느껴지지 않아야 한다. 실리콘 라이너는 스텀프를 완전히 감싸고 바닥에 핀이나 스트랩이 위치하도록 한다. 붕대로 스텀프를 감기 시작할 때 스텀프 끝에서 천을 느슨하게 남겨둔다. 또한 양말을 착용한다면 스텀프에 주름이 잡히지 않도록 편안하게 잘 맞도록 착용한다. 모든 의지가 실리콘 라이너가 필요한 것은 아니다. 만약에 라이너가 필요하지 않으면 의지를 착용할 때 스텀프에 라이너를 착용하지 않아도 된다.

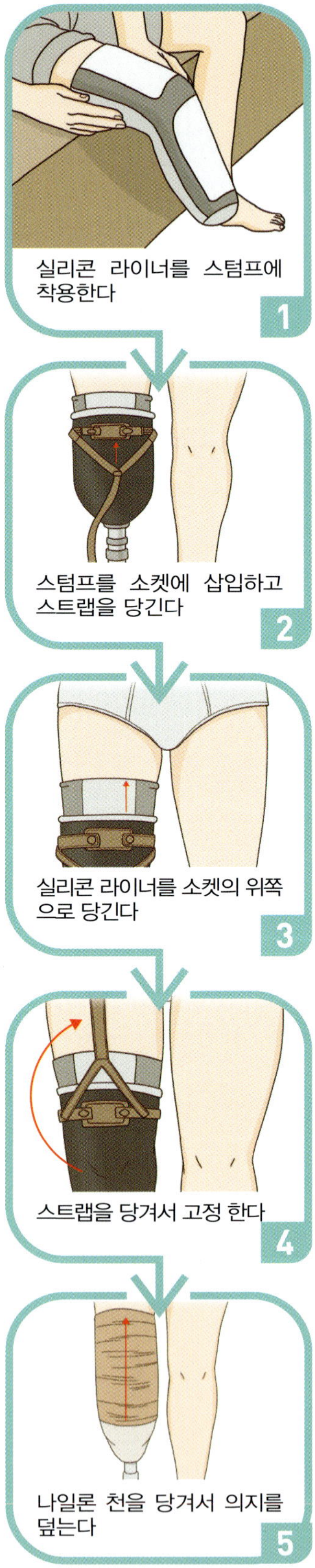

② 스텀프를 소켓에 삽입하고 의지에 있는 스트랩을 당긴다.

스트랩을 소켓의 아래로 내리고 소켓의 바닥부분에 스텀프가 유지되도록 한다. 만약 스트랩 대신 바닥에 실리콘 라이너에 핀이 있다면 착용순서가 달라질 수 있다. 만약 의지에 스텀프를 넣고 핀 또는 락커 부위까지 아랫방향으로 압력을 준다.

③ 실리콘 라이너를 소켓의 위쪽으로 당긴다.

실리콘 라이너는 스텀프를 덮는 부위보다 약 10~15cm 길게 한다. 실리콘 라이너는 당겨서 소켓의 윗부분을 덮는다. 이러한 과정을 통해 스텀프를 의지에 단단히 고정한다.

④ 의지에 붙어 있는 스트랩을 당겨서 고정한다.

의지가 소켓의 바닥에 완전히 밀착되도록 스트랩을 위로 당긴다. 스트랩은 실리콘 라이너 안쪽에 고정을 한 후 신체부위가 움직일 때 자연스러운 움직임을 할 수 있도록 한다. 대부분의 의지는 실리콘 라이너 바닥에 핀 부착부위가 있다. 그래서 의지를 벗으려고 할 때, 의지의 버튼을 누르면 쉽게 벗을 수 있다.

⑤ 의지 덮는 것을 선호한다면 나일론 천을 당겨서 덮는다.

의지에 나일론 천을 덮는 것을 선호하는 사람은 큰 양말과 같은 천을 착용한다. 입구가 열려 있어 당겨서 의지에 착용하고 의지가 완전히 덮힐 때까지 당겨서 신는다. 만약 천 덮는 것을 원하지 않으면 이 과정은 생략해도 된다.

2) 균형 훈련 및 보행 훈련

(1) 좌우 체중이동

평행봉을 잡고 처음엔 양 발을 같이 서 있는 자세에서 양쪽에 똑같은 힘으로 체중을 가하는 연습부터 진행한다. 그 후에는 양 발을 번갈아 가면서 한쪽 다리로만 지탱하는 훈련을 하고, 의지 측에 체중을 싣는 것을 느낀다. 체중을 좌우로 번갈아 이동시키면서 균형을 유지시킨다.

① 부분 체중부하 훈련(양손 지지)

- 1단계 평행봉 사이에 서서 양손을 잡고 있는다.
- 2단계 건측 다리에서 의지를 착용한 쪽으로 체중을 이동(체중계를 통해 체중이동 시 사용)
- 주의사항: 몸통의 가쪽굽힘 없이 어깨와 골반은 수평을 유지한 상태로 체중이동 연습 실시

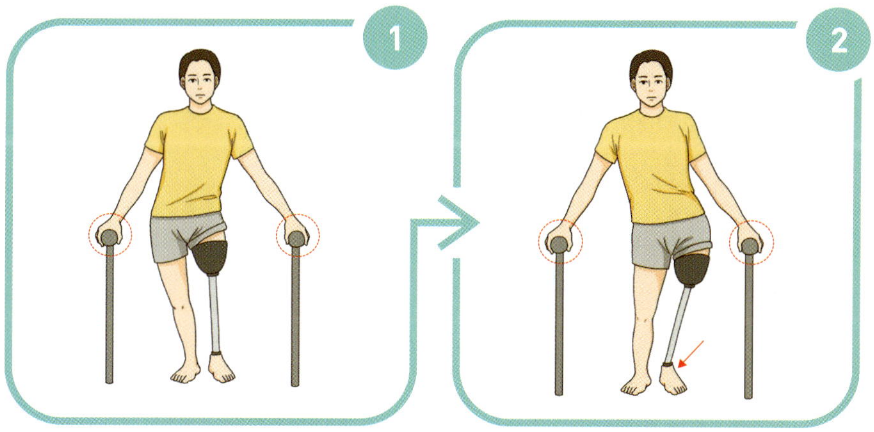

② 부분 체중부하 훈련(한 손 지지)

- 1단계: 평행봉 사이에 서서 한쪽 손만 잡고 서기
- 2단계: 건측 다리로 의지 다리의 체중을 이동시킨다. 이때 항상 반대쪽 손으로 지지한다.
- 체중 지지를 더 증가하기 위해 손가락 끝으로 지지할 수 있다.

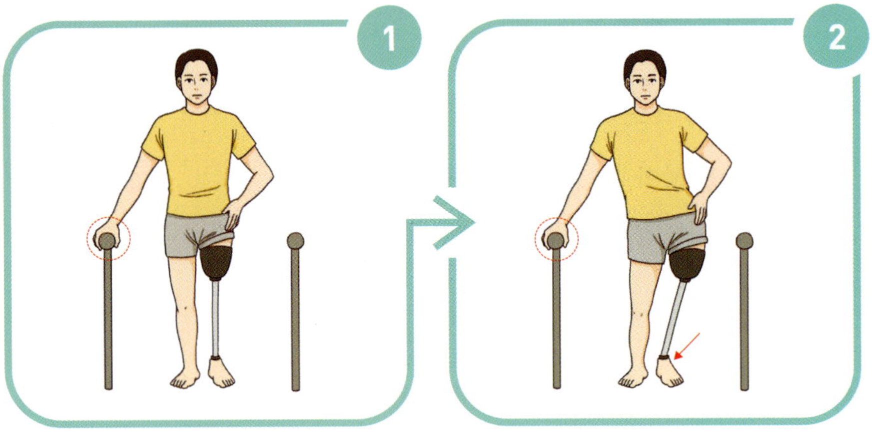

③ 부분 체중부하 훈련(지지 없이 서기)

- 1단계: 지지 없이 평행봉 안에 서기
- 2단계: 건측 다리 쪽으로 의지쪽 다리를 체중이동

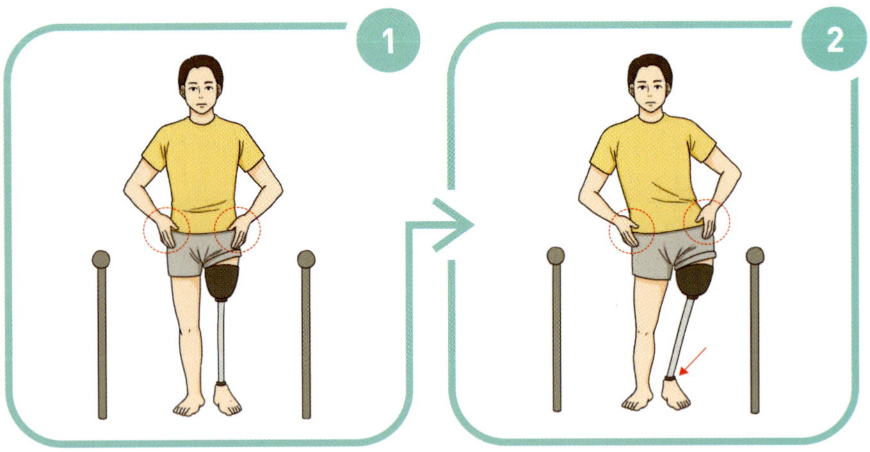

④ 부분 체중 이동(양손 지지)

- 1단계: 평행봉 사이에 서서 양손을 잡고 체중 지지하고 서기
- 2단계: 오른쪽에서 왼쪽으로 골반 이동, 반대로 적용(어깨의 움직임 없이 실시)

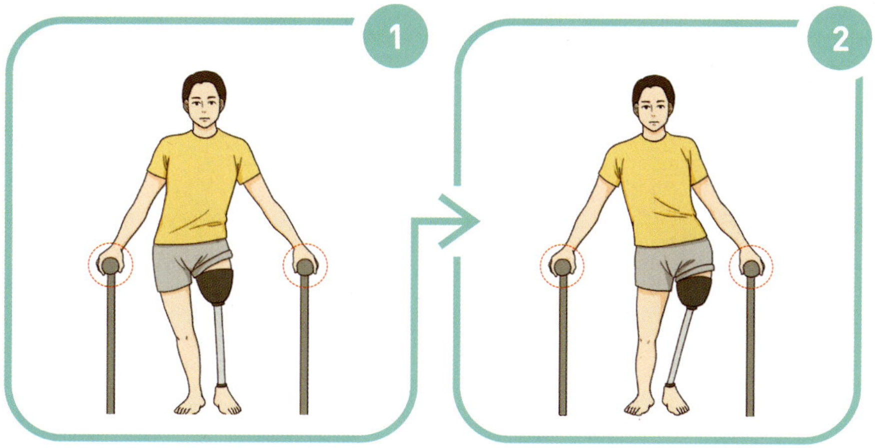

⑤ 부분 체중 이동(한 손 지지)

- 1단계: 평행봉 사이에 서서 한 손으로 잡기
- 2단계: 오른쪽에서 왼쪽으로 골반 이동, 반대로 동작을 실시함(항상 반대 쪽 손을 사용해서 지지)

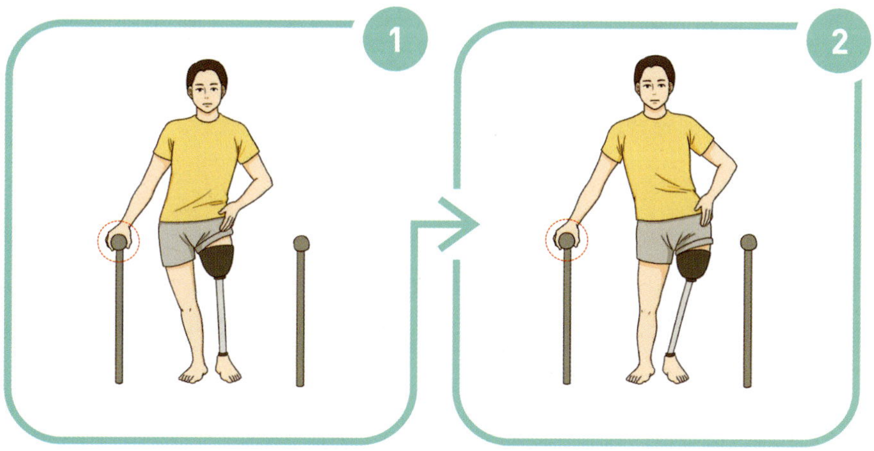

⑥ 부분 체중 이동(지지 없음)

- 단계:지지 없이 평행봉 내에 서기
- 2단계: 오른쪽에서 왼쪽으로 골반 이동, 반대방향도 적용(어깨의 움직임 없이 실시)

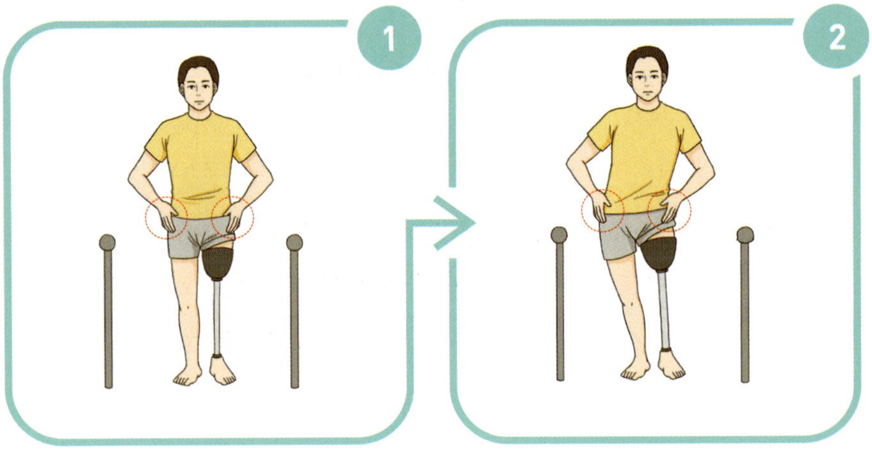

(2) 앞뒤로 체중 이동

처음에는 작은 움직임으로 이후에는 큰 움직임으로 범위를 넓혀가면서 체중 이동을 실시하고, 손으로 평행봉을 잡고 시행하다가, 한 손만을 이용하고, 이후에는 손을 평행봉에 의지하지 않고 시행하며, 의지발에 체중이 부하되도록 하여 점진적으로 시행한다.

① 부분 체중 이동(양손지지)

- 1단계: 평행봉 사이에 두 다리로 서기를 하는 동안 양손은 지지를 한다.
- 2단계: 골반을 앞쪽과 뒤쪽으로 이동. 어깨는 움직이지 않는다.

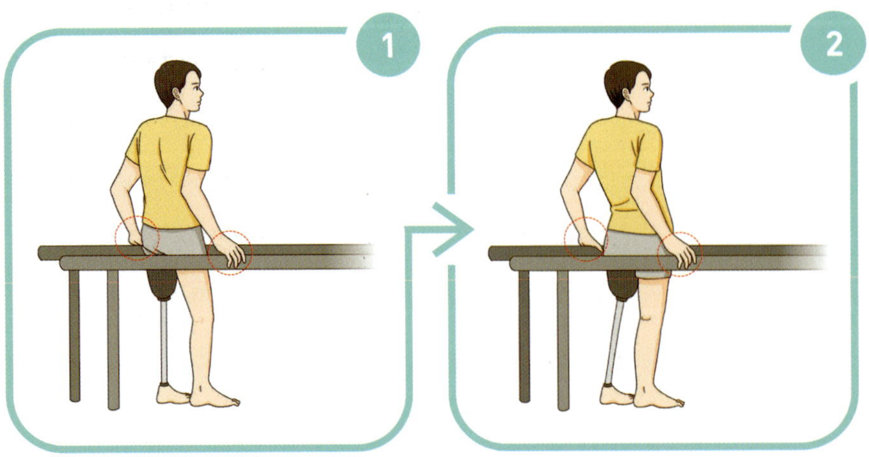

② 부분 체중 이동(한손지지)

• 1단계: 두 다리로 평행봉 안에 서기 동작 시 한 손만 지지한다.

• 2단계: 골반을 앞쪽과 뒤쪽으로 이동. 지지는 항상 반대쪽 손을 사용한다.

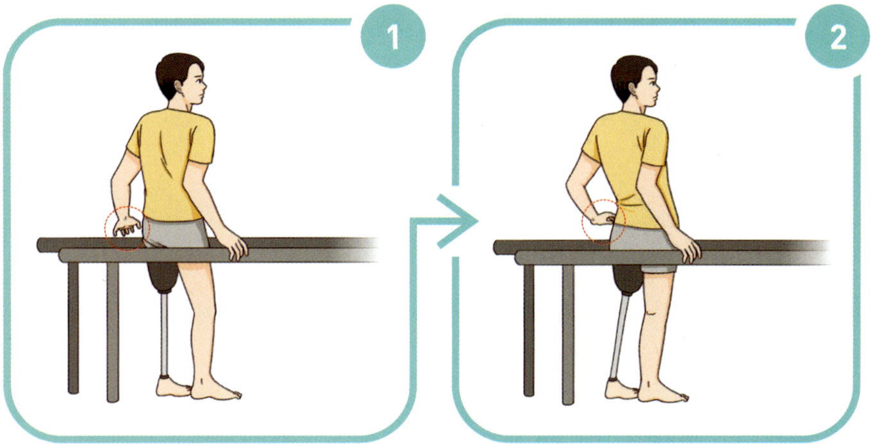

③ 부분 체중 이동(지지 없이)

• 1단계: 지지 없이 두 다리로 평행봉 내에 서기한다.

• 2단계: 골반을 앞쪽과 뒤쪽으로 이동한다.

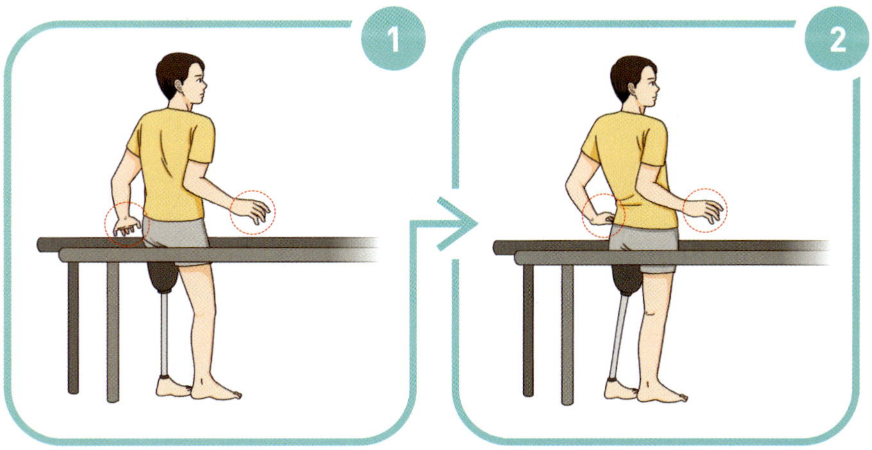

④ 골반 돌림

• 1단계: 지지 없이 또는 지지한 상태에서 평행봉 내에 서기한다.

• 2단계: 골반 돌림 동작을 한다.

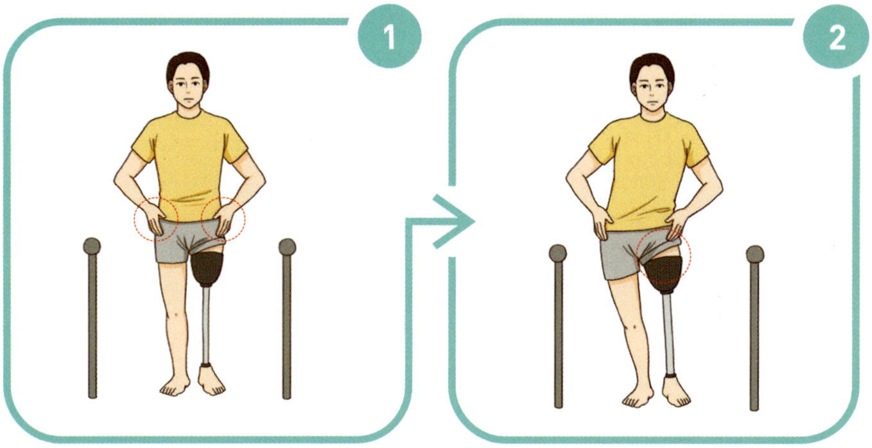

⑤ 옆으로 걷기(양손 지지)

• 1단계: 양손을 지지하고 평행봉 사이에 서기 한다.

• 2단계: 의지 다리 쪽과 의지 다리 뒤쪽을 향해 옆으로 걷기를 한다.

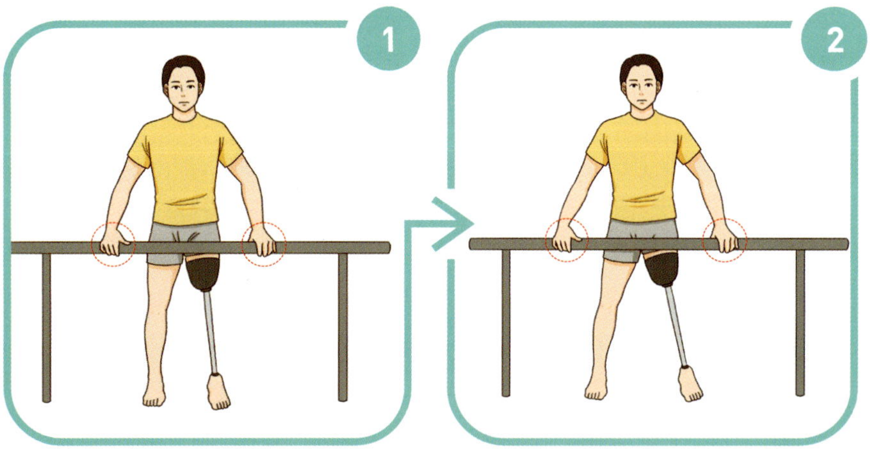

⑥ 완전 체중부하로 체중 이동(양손 지지 또는 한 손 지지)

- 1단계: 양손은 평행봉을 잡고 건측 다리를 의지 다리 앞쪽에 위치한다.
- 2단계: 양손 지지 또는 지지 없이 앞쪽으로 내밈. 다리쪽으로 골반과 몸통을 이동시켜 체중 이동한다.
- 3단계: 의지발과 건측발을 교대로 반복 연습한다

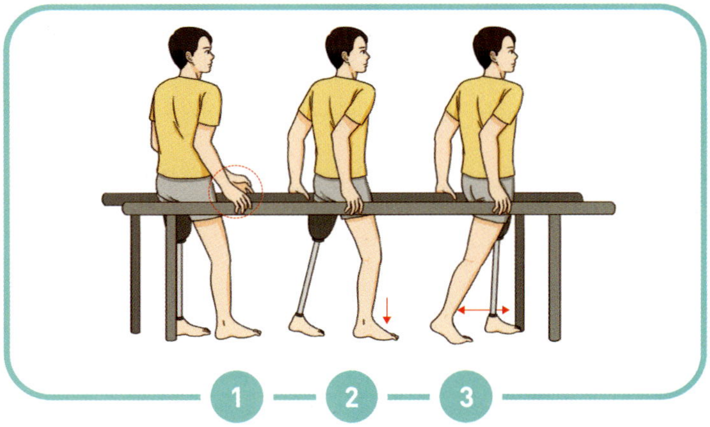

- 1단계: 지지 없이 평행봉 사이에 서고 건측 다리를 앞쪽으로 내민다.
- 2단계: 지지 없이 골반과 몸통을 앞쪽에서 뒤쪽으로 움직이면서 건측 다리에서 의지 다리까지 체중이동
- 3단계: 다리의 위치를 바꿔가면서 반복 연습한다.

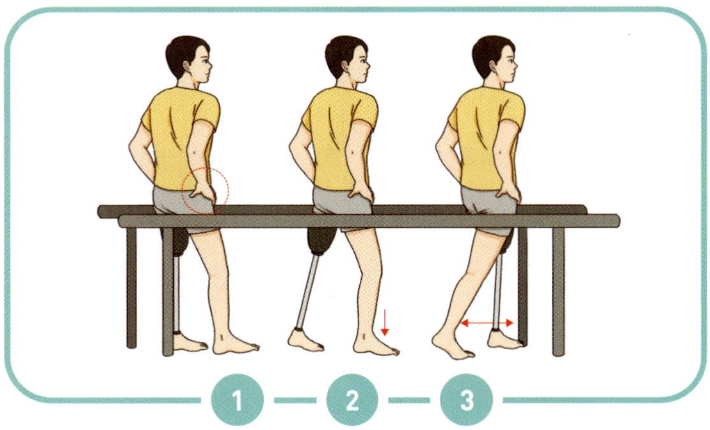

⑦ 교대로 걷기

디딤기에 의지 착용 부위 무릎관절과 엉덩관절 폄 상태 유지를 확인한다. 디딤기 시 발목관절 부위의 발등 굽힘 또는 발바닥 굽힘이 발생하는지 확인한다. 의지 다리의 흔들기 동안 무릎관절, 엉덩관절 굽힘 발생 그리고 발이 지면에 끌리지 않는지 확인한다.

건측 다리를 한 발 앞쪽과 뒤쪽(양손 지지, 한 손 지지 또는 지지 없이)

- 1단계: 양손 지지 또는 한 손 지지하고 평행봉 내에 서기한다.
- 2단계: 건측 다리를 앞쪽과 뒤쪽으로 디딤하고 손은 의지 다리쪽 부위에서 지지하고 있다. 다음에는 의지 다리를 앞쪽과 뒤쪽으로 디딤한다.

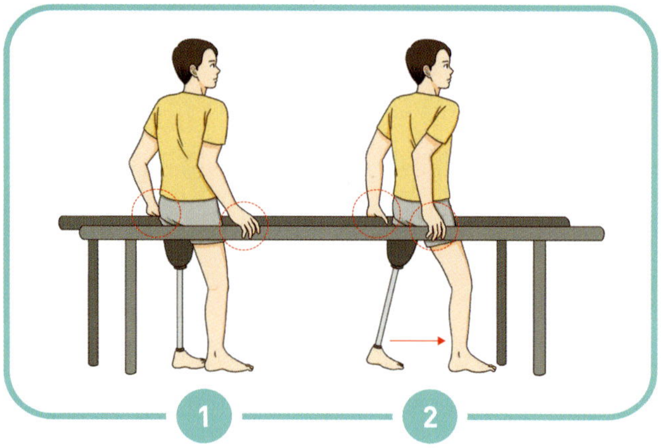

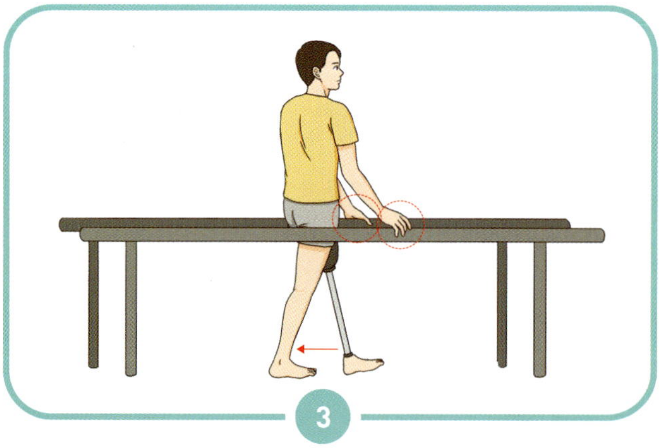

⑧ 의지 다리를 한 발 앞쪽과 뒤쪽(양손 지지, 한 손 지지 또는 지지 없이)

몸통의 안정성을 부여하기 위해 시행되는 훈련으로 착용자는 서 있는 자세에서 안정성을 유지하도록 하고, 어깨, 골반 등에 저항을 주면서 좀 더 자연스러운 보행이 가능하도록 훈련한다.

- 1단계: 평행봉 내에 서기 (양손 지지 또는 지지 없이 서기)
- 2단계: 의지 다리를 앞쪽에 내밀고 앞쪽으로 뒤쪽으로 이동. 손은 건측 다리 위치의 평행봉을 잡는다. 몸통을 바로서기 자세를 유지하고 몸통과 어깨 부위도 앞쪽과 뒤쪽으로 함께 움직이지만 가쪽 굽힘이 발생하지 않도록 한다.

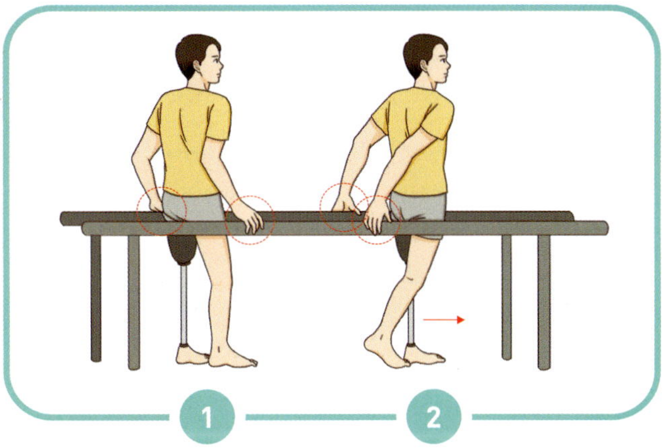

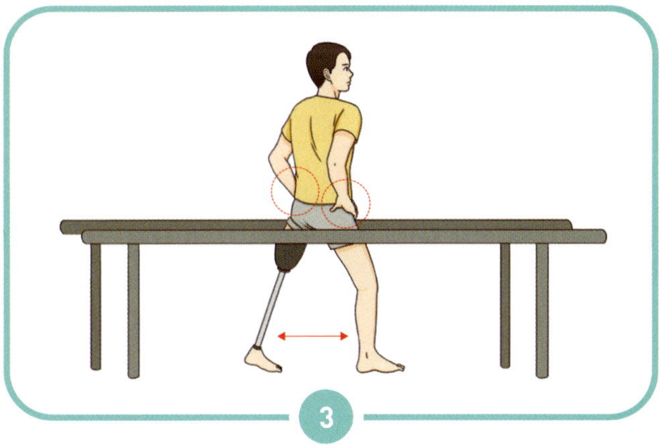

⑨ 고정된 자세에서 균형훈련

폼이나 쿠션과 같은 불안정한 지형에서 체중 이동훈련을 시행함으로써 균형 유지에 도움을 주고, 체중부하 시에 안정성을 향상시킨다.

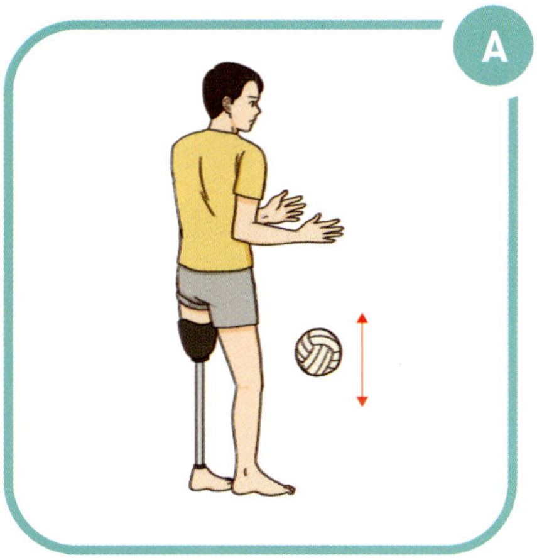

고정된 서기 자세에서 바닥에 공 튀기기

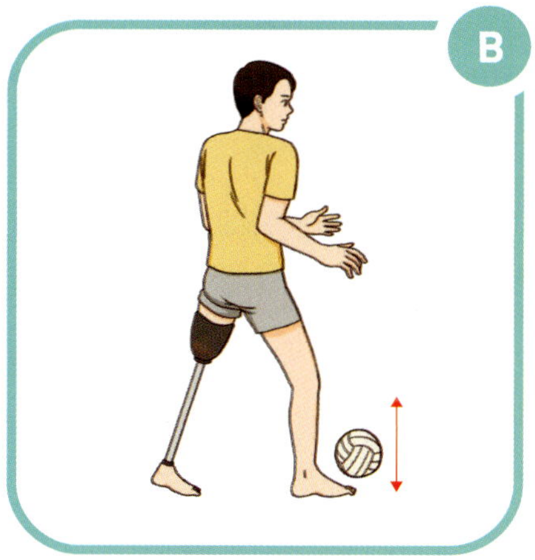

걸으면서 공 바닥에 튀기기

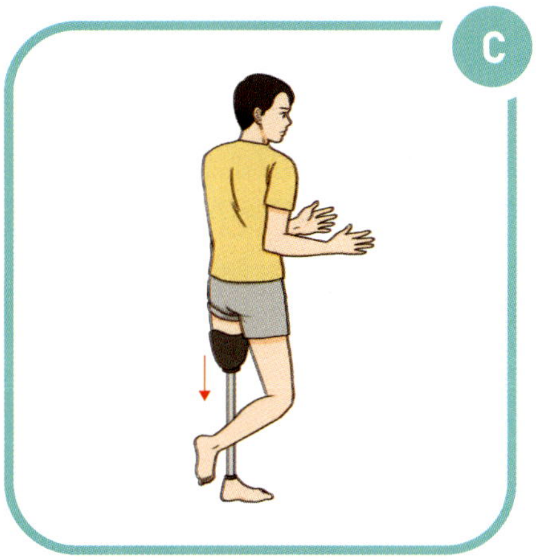

의지발로 한 발로 서기

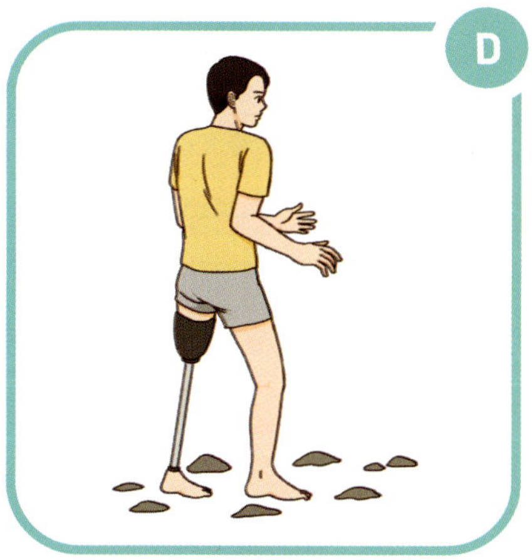

좁은 길 또는 통로 걷기

⑩ 오르막 걷기와 내리막 걷기

건측 발을 먼저 움직여 체중부하가 될 수 있도록 한다.

- 1단계: 경사로 오르기 또는 내려가기
- 2단계: 걷기 동안 의지 다리에 체중이 부하되도록 한다.
- 경사가 가파르거나 근력이 약한 환자의 경사로 걷기가 힘들면 대각선 걷기 또는 옆으로 걷기를 하여 이동한다. 건측 다리를 중심으로 의지를 이동시킨다.
- 내려갈 때는 의지 다리를 먼저 움직이고 보폭을 짧게 걷는다. 짧은 걸음으로 의족 다리가 먼저 내려오고, 의족 다리는 지지면을 넓히기 위해 건측 하지 뒤쪽에 위치하는 것이 좋으며, 절단단의 엉덩관절은 무릎관절 안정성을 위해 폄 상태를 유지한다.

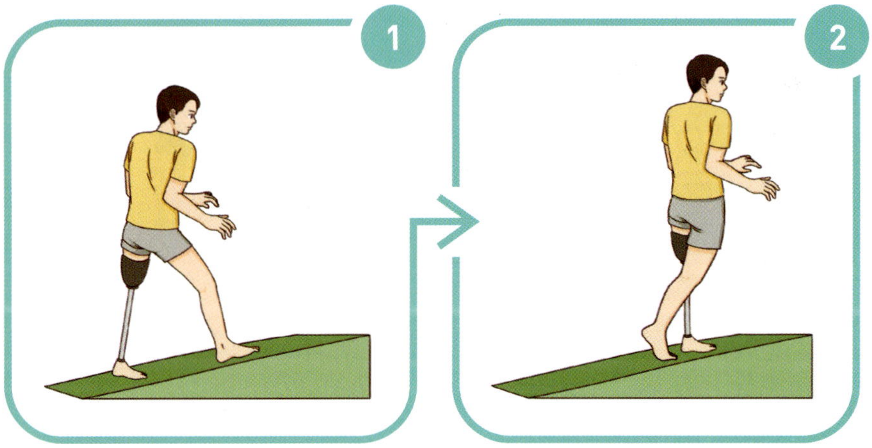

⑪ 의자에서 앉기와 서기

의자에서 일어서기와 앉기 동작을 할 때 무거운 의자와 팔걸이 의자를 이용한다. 의자와 마주보고 서서 의자의 팔걸이를 손으로 잡고 정상 다리를 축돌림하여 앉기 동작을 하고, 일어서기는 양손은 팔걸이를 잡고 밀면서, 몸통은 앞쪽으로 굽힘하면서 일어난다. 또는 다음 그림과 같이 동작을 하기도 한다.

- 1단계: 건측 다리를 뒤쪽으로 당겨 높고 몸통을 앞쪽으로 굽힘한다.
- 2단계: 일어서기를 한다. 팔걸이 의자인 경우 양손을 팔걸이를 밀면서 일어서기를 한다.

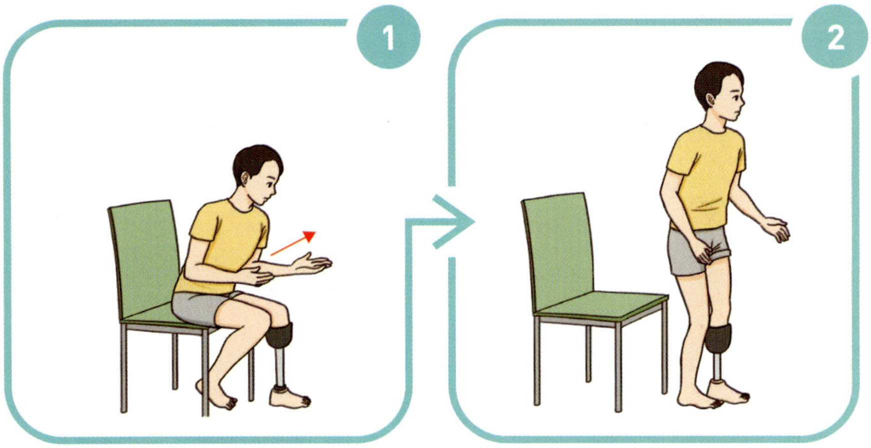

⑫ 계단 오르기와 내려가기

- 1, 2단계: 건측 다리를 먼저 계단에 올리고 체중을 이동한 후 의지 다리를 건측 다리 옆에 위치(무릎 이하 절단 환자의 경우 양쪽 다리를 교대로 올라가는 연습을 적용할 수 있다).
- 1단계: 의지 다리를 먼저 계단 아래에 내려놓고 체중부하훈련을 한다.
- 2단계: 건측 다리를 움직이고 의지 다리 옆쪽에 위치시킨다. 엉덩관절과 무릎관절을 굽힘하면서 이동시킨다.

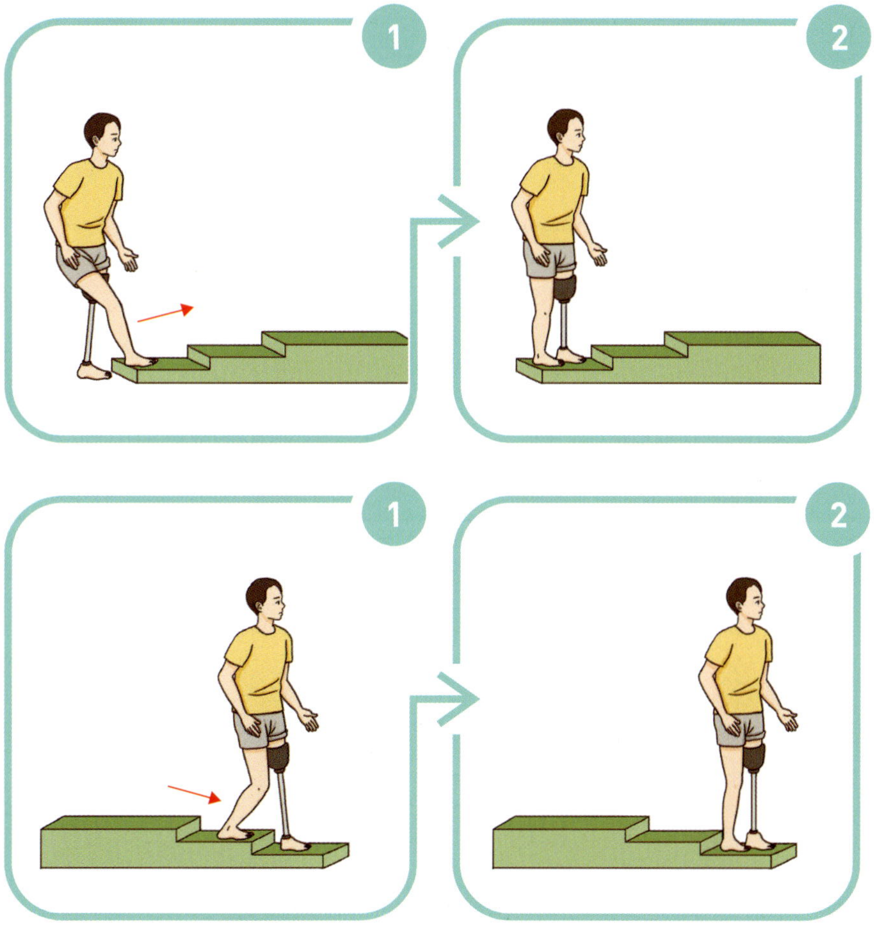

⑬ 바닥에서 앉고 일어나기

– 앞쪽으로 앉기

• 1단계: 의지 다리를 과다폄, 벌림과 가쪽돌림 위치하게 한다.

• 2단계: 몸통을 굽힘하고 양손을 지지하고 한쪽 무릎은 굽힘한다. 그리고 몸을 돌려서 앉기 동작을 한다. 일어날 때는 역순서대로 적용한다.

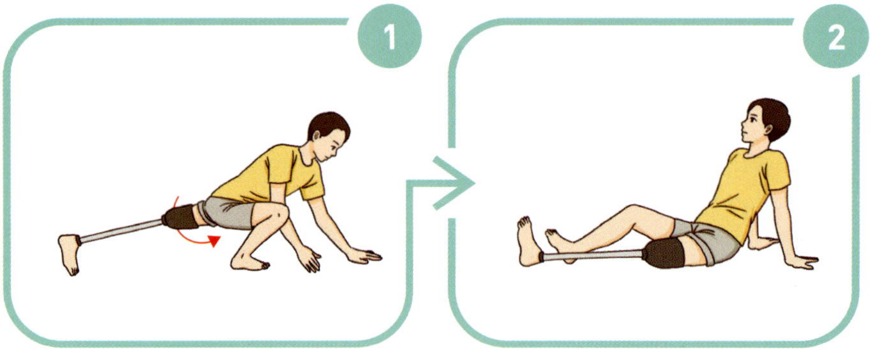

– 뒤로 앉기

• 1단계: 의지 다리 앞쪽으로 건측 다리를 이동시킨다.

• 2단계: 무릎은 굽힘하고 양손을 지지한 다음 앉기 동작을 한다. 일어날 때는 역순서대로 적용한다(건측 다리를 세워 엉덩관절과 무릎관절을 폄하면서 일어서기).

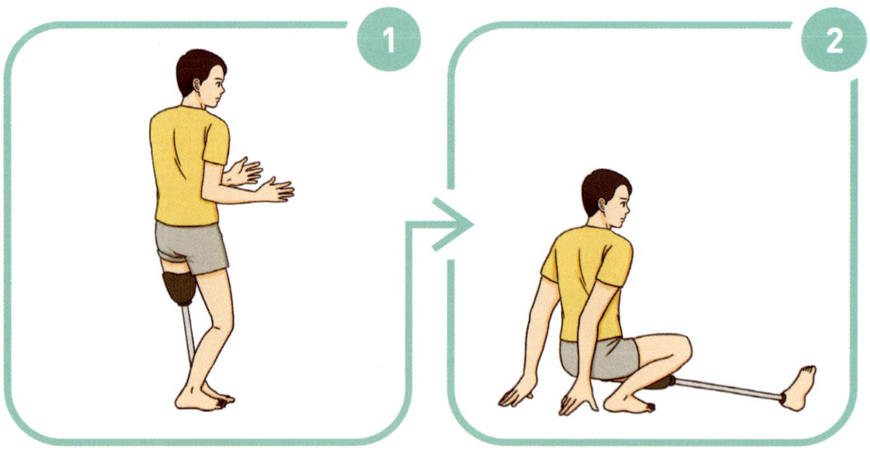

⑭ 장애물 넘어가기 동작(앞쪽으로 넘기 또는 옆으로 장애물 통과)

- 건측 다리로 체중을 이동시키고 의지 다리를 들어 올려서 장애물을 통과한다.
- 의지 다리 쪽 엉덩관절과 무릎관절을 펴하고 건측 다리로 장애물을 통과한다. 통과 후 균형 잡기를 시도한다.
- 장애물을 통과할 때 무릎을 펴하고 엉덩관절은 최대한 굽힘 되도록 한다. 통과되면 의지 다리의 엉덩관절을 펴하고 발뒤꿈치 닿기를 하여 안정성을 증진된 자세를 한다. 건측 다리가 장애물을 통과한 후 다시 균형을 잡도록 한다.

⑮ 바닥에 물건 집어 올리기

의지 다리를 건측 다리의 뒤쪽으로 위치시키고 건측 다리의 무릎관절을 굽힘하고 몸통을 약간 앞쪽으로 굽힘하면서 바닥의 물건을 집어 올린다.

3) 이상보행

의지 착용 후 정상 보행에 가까운 움직임을 하기 위해서는 집중적인 훈련이 필요하다. 넙다리 절단 의지 보행이 무릎절단 의지를 착용한 경우보다 좀 더 비대칭적인 보행이 발생한다. 또한 절단 부위에 따라 의지 보행의 변위가 다양하게 발생하고, 수행과 적응에 따라 보행의 패턴에 영향을 미친다. 의지를 착용한 후 보행에 발생하는 문제는 다음과 같다.

- 의지와 스텀프가 알맞지 않은 경우
- 불충분한 의지 지지 및 기능
- 의지 부위 통증이나 근력 약화 또는 의지를 움직이는 데 필요한 다른 부위 문제
- 절단된 부위 스텀프의 구축
- 의지 구조물이 정상적으로 작동되지 않은 경우
- 습관성 행동이나 잘못된 동작
- 의지의 잘못된 정렬

절단 후 스텀프는 정상 보행을 하기 위해 절단 후 남아 있는 근육그룹을 사용하여 보행을 하게 된다. 손실된 사지를 보상하기 위해 더 많은 근육을 사용하고

더 높은 에너지 소비가 필요하다. 다음은 절단 형태에 따른 정상 보행을 할 때 에너지 소비 비율을 보여주고 있다.

- 외상성 종아리절단 보행 – 25% 에너지 소비 증가
- 혈관성 종아리절단 보행 – 40% 에너지 소비 증가
- 외상성 넙다리절단 보행 – 68% 에너지 소비 증가
- 혈관성 넙다리절단 보행 –100% 에너지 소비 증가

또한 몸통과 하지 보행은 기능적 과제를 하는 동안 몸통 움직임이 바뀔 수 있다. 몸통 굽힘과 몸통 움직임 속도의 증가는 넘어질 가능성을 높아진다. 또한 평가와 재활 프로그램은 몸통-골반, 몸통 심부근육, 엉덩벌림근 근력 강화뿐만 아니라 몸통 움직임을 수정하는 데 도움이 되는 무릎 의지 및 발의 위치에 대한 훈련을 중점적으로 실시해야 한다.

(1) 종아리 절단(transtibial) 이상 보행

일반적인 보행패턴은 이동 시 사용되며 의지의 형태에 따라 다양하다. 다음은 발목관절, 무릎 굽힘, 흔듦기 그리고 디딤기 시 변화는 다음과 같다.

- 의지의 발목관절은 해부학적 발목관절과 비교해서 움직임 범위가 감소되어 있다. 그래서 발바닥 닿기를 하기 전 뒤꿈치를 통해 체중부하와 긴 발뒤꿈치 닿기가 발생하여 앞발에 체중부하가 지연된다.
- 무릎 굽힘: 발끝닿기 감소와 과도한 굽힘 발생은 발을 바닥에 접촉하는 움직임을 감소시킨다.
- 흔듦기 단계: 건측 다리의 흔듦기 동안 디딤기에 있는 의족 다리 쪽으로 체중부하가 발생한다. 건측 다리 쪽에 충분한 한발짝길이(step length)를 위해 의지 다리 쪽에서 발뒤꿈치를 먼저 들게 된다. 뒤꿈치 들기는 정상 보행보다 빨리 발생한다. 이러한 움직임은 신체가 위쪽으로 올라가게 하고 건측 다리에 더 큰 부하를 유발한다. 이로 인해 넙다리네갈래근은 충격 흡수를 하기 위해 더 큰 근육수축을 하게 된다. 또한 엉덩관절 굽힘근의 보상작용으로 의지 다리에서 발끝떼기 힘 발생이 감소한다. 의지 다리의 무릎 굽힘은 넙다리뒤근의 수축으로 발생하지만 주로 넙다리네갈래근 원심성 수축으로 인해 발생한다.

이상보행 패턴	설명	원인
부적절한 무릎 굽힘 / 무릎 굽힘 결손	뒤꿈치닿기 시 과도한 무릎 폄	의지 잘못된 현수장치 – 너무 부드러운 뒤꿈치 쿠션 또는 과도한 발바닥 굽힘근 범퍼 발의 위치가 너무 앞쪽에 있는 경우 소켓의 사전–굽힘 부족 불편한 또는 통증 넙다리네갈래근의 약화
과도한 무릎 굽힘	뒤꿈치닿기 시 과도한 무릎 굽힘(또는 디딤기 중간), 환자가 내림막길을 걷는 것 같은 느낌	의지의 잘못된 현수장치 의지발의 과도한 발등 굽힘 뻣뻣한 뒤꿈치 쿠션 무릎의 굽힘 구축 발이 소켓에 비해 과도한 뒤쪽 위치
발뒤꿈치닿기 시 발의 가쪽 돌림	발뒤꿈치닿기의 발/의지발의 가쪽 돌림	뒤꿈치 단단함 소켓이 느슨함
무릎 불안정	발뒤꿈치 닿기에서 발바닥닿기하는 동안 무릎 굽힘 발생("jerky")	넙다리네갈래근 약화
밖굽이 무릎과 안굽이 무릎 모멘트	의지 다리 디딤기 단계 동안 무릎이 안쪽 또는 가쪽으로 이동	발의 위치(안쪽 위치가 가쪽 밀기 발생 반대형태로 나타남) 의지의 발 정렬 소켓의 느슨한
발처침	뒤꿈치떼기가 너무 일찍 발생하여 무릎 굽힘이 빨리 유발됨	소켓에 비해 의지발이 너무 뒤쪽에 위치함 의지발의 과도한 발등 굽힘 의지의 부드러운 뒤꿈치 범퍼
무릎 과다폄	발꿈치가 지연되어 무릎 과다폄 발생	소켓에 비해 의지발이 너무 앞쪽에 위치함 뒤꿈치 쿠션이 너무 단단함 발의 발바닥굽힘이 너무 많이 발생됨
피스톤 움직임	체중부하 단계와 비체중부하 단계가 교대로 발생할 때 정강뼈가 수직으로 움직이는 것으로, 발을 발바닥닿기로 움직일 때 소켓 안으로 스텀프가 들어가는 것	의지 소켓의 문제 현수장치가 느슨함 또는 부적절한 것 소켓이 너무 크거나 알맞지 않을 때

(2) 넙다리 절단(transfemoral) 이상 보행

보행주기에서 넙다리절단 시 중점사항은 디딤기 동안 무릎이 구부러지는 것을 예방하고 굽힘된 무릎 의지 문제가 발생하였을 때 대응하는 것이다.

- 흔듦기 단계 : 의지 다리의 흔듦기 단계 동안, 건측 다리의 엉덩폄근과 종아리 근육은 흔듦기에 건측 다리를 앞쪽으로 이동하기 위해 필요하다. 의지 다리의 엉덩굽힘근은 정상 보행을 할 때처럼 동일한 힘을 발생시켜야 한다. 엉덩관절 굽힘은 뒤꿈치당기를 위해 무릎 관절 폄 발생에 필요한 속도를 발생시켜야 된다. 넙다리 절단 부위가 짧아지면 힘과 조절 발생은 감소하고 근수축력도 감소한다. 또한 의지 다리를 바닥에서 떼기 시 흔듦기 기간이 감소하고 이는 무릎 굽힘과 발등 굽힘이 감소하기 때문이다. 몸통을 사용하여 골반을 올리고 엉덩관절 근육은 바닥에 의지가 끌리지 않도록 엉덩이 올리기를 해야 한다.
- 디딤기 단계 : 건측 다리 디딤기 시간은 정강절단 의지처럼 증가한다. 그 이유는 의지가 불안정하고, 가동할 수 있는 관절가동범위가 감소하기 때문이다. 에너지 소비 증가하고 더 큰 보상작용은 보행주기 동안 안정성 증진과 움직임으로 인해 몸통과 엉덩관절 근육에서 발생한다. 넙다리절단 환자는 다른 부위 절단 환자보다 30% 정도 걷는 속도가 느리고 건측 다리는 높은 지면 반발력과 의지 다리 쪽보다 단일지지 단계에서 더 큰 관절가동범위가 발생한다. 건측 다리의 발목, 무릎, 엉덩관절은 더 큰 관절 모멘트가 발생하고 이는 관절염을 유발하는 요인이 된다. 넙다리절단 환자에서 발생하는 특징은 다음과 같다.
  - 걷기 동안 보상전략을 사용한다.
  - 건측 다리 근육은 안가쪽 균형능력이 요구된다.
  - 의지 다리 쪽은 골반경사가 증가하고 엉덩관절 움직임이 감소한다.

이상보행 패턴	설명	원인
의지 불안정성	의지의 무릎이 체중부하 시 휘어지는(buckle) 경향	무릎관절이 너무 앞쪽으로 설정된 경우 뒤꿈치 쿠션이 너무 단단함 엉덩관절폄근육의 약화 신발의 힐은 의지의 의족이 너무 높아 앞쪽으로 이동된 경우 심한 엉덩관절 굽힘 구축
발떼림 (foot slap)	발뒤꿈치닿기에서 발바닥닿기까지 너무 빨리 진행되어 발떼림이 발생됨	무릎 안정성을 확보하기 위해 발접촉을 강하게 실시함 뒤꿈치 쿠션이 너무 부드러운 경우 발바닥굽힘 쿠션이 너무 부드러운 경우 과도한 발등 굽힘
벌림 보행 (abducted gait)	이동 시 지지면이 증가하고 의지발은 정상발 위치보다 가쪽에 위치함	의지가 너무 긴 경우 소켓이 너무 작은 경우 현수벨트가 엉덩뼈에서 너무 멀리 있어서 충분한 지지를 하지 못한 경우 의지의 안쪽벽 또는 고샅부위 통증 엉덩관절 벌림근의 구축 의지의 가쪽벽이 넙다리를 충분히 지지하지 못하는 경우 의지의 소켓이 정렬이 벌림된 경우 의지 쪽으로 체중부하에 대한 불안감 소켓에 대하여 의지의 보철이 아래쪽 절반에 정렬된 경우
가쪽 몸통 굽힘	의지 다리로 디딤기를 하는 동안 몸통 굽힘이 의지 쪽을 향함	의지가 너무 짧은 경우 스텀프 길이가 짧은 경우 넙다리벌림근의 약화 또는 구축 소켓에 비해 발이 과도한 가쪽방향으로 제작된 경우 의지 가쪽벽 지지가 부족한 경우 스텀프의 가쪽 먼쪽 끝에 통증이 있는 경우 균형 부족 습관
허리 앞굽음증 증가	허리 앞굽음증은 의지 다리 디딤기 동안 악화됨	궁둥뼈로 체중부하 시 통증 또는 의지 위쪽벽의 부적절한 모양 제작은 골반의 앞쪽돌림을 유발함 엉덩관절의 굽힘 구축 엉덩관절 폄근 약화 습관 부위 근육 약화 소켓 앞쪽벽의 지지 부족 소켓 굽힘이 불충분한 경우
피스톤 운동	의지 다리를 들기 할 때 소켓이 빠짐	불충분한 현수장치 소켓이 너무 느슨함 또는 의지 저항의 증가로 인해 발끝떼기를 하는 동안 무릎 굽힘이 지연된 경우 의지의 정렬 문제

이상보행 패턴	설명	원인
과도한 뒤꿈치들기	의지의 뒤꿈치들기는 정상 다리보다 높게 들기 발생	의지 무릎의 마찰력 감소 무릎 굽힘을 하기 위해 스텀프 쪽 다리에서 더 큰 힘 발생이 요구된 경우 보조의 부족 또는 결핍
뒤꿈치들기 감소	의지의 뒤꿈치가 건측 다리의 뒤꿈치들기보다 낮게 발생	무릎 잠김 발생 엉덩관절 굽힘 부족 무릎관절의 과도한 마찰력 발생 보조가 너무 타이트한 경우
휘돌림 보행	의지 다리의 흔들기 단계에서 몸통의 가쪽 굽이 발생	의지가 너무 긴 경우 고정된 무릎과 골발 올리기 약화 의지 다리 현수장치가 문제 발의 과도한 발바닥 굽힘이 발생한 경우 벌림 구축 습관 엉덩관절 굽힘근 약화 소켓이 너무 작은 경우 불충분한 무릎 굽힘
도약 보행	스텀프는 의지 다리 흔들기 단계 동안 건측 다리의 발가락으로 올림	의지가 너무 긴 경우 습관 의지발로 바닥에 닿는 것을 두려한 경우 자신감의 감소로 인해 불충분한 무릎 굽힘 골반 올리기 부족 흔들기 단계 동안 불충분한 현수장치로 인해 빠져나가는 경우 소켓이 너무 작은 경우 의지 무릎 굽힘의 과도한 마찰

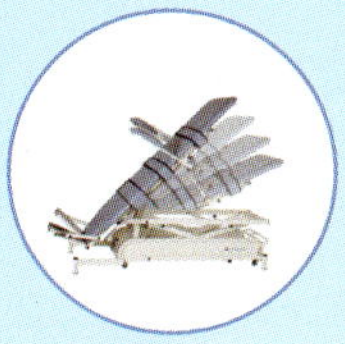
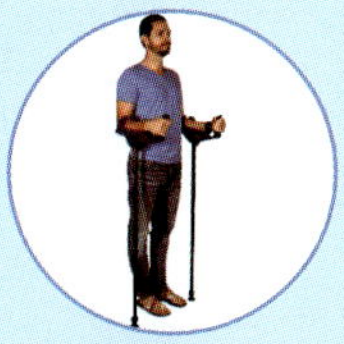
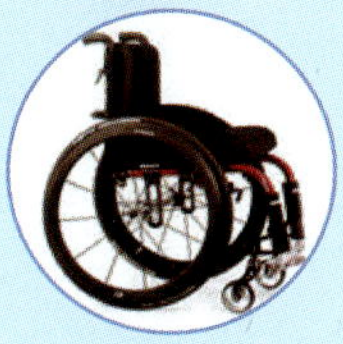

10

CHAPTER

자세유지, 보행 및 이동 보조기

학습목표

1. 자세유지 보조기의 필요성 및 목적을 설명할 수 있다.
2. 자세유지 보조기 적용을 위한 평가내용을 설명할 수 있다.
3. 자세유지 보조기의 선택과 적용에 대해 설명할 수 있다.
4. 이동 보행 보조기의 종류를 설명할 수 있다.
5. 이동 보행 보조기에 따른 특징과 적용범위를 설명할 수 있다.
6. 휠체어 구성요소에 따른 적응증과 장단점을 설명할 수 있다.

핵심용어

- 기립경사대(tilt table)
- 평행봉(parallel bar)
- 보행기(walker)
- 크러치(crutch)
- 지팡이(cane)
- 휠체어(wheelchair)

개요

환자의 장애 정도를 평가하고 그에 대한 적절한 중재를 적용하여 조기에 회복시키는 것은 물리치료사로서의 중요한 역할이다. 치료적 중재도 중요하지만 장애로 인한 2차적인 합병증이 예방하고 잔족 능력을 최대한 발휘할 수 있는 보조도구의 적절한 활용은 필수적이라 할 수 있다.

자세유지 보조기는 뇌혈관장애, 외상성 뇌손상, 뇌성마비 등과 같은 뇌병변장애나 척수손상 환자 등의 올바른 자세정렬 상태를 유지하기 위해 사용하며, 대상자의 머리, 몸통, 팔, 다리 등을 적절하게 지지하고 장애로 인한 이차적인 변형 방지 및 신체기능 향상을 목적으로 한다. 이동 보행 보조기는 환자가 조기 이동을 할 수 있도록 힘을 지면에 전달하고 체중을 지지하고 인체 보호 및 균형유지를 위해 사용되며, 장애의 정도에 따라 다양하게 적용할 수 있다. 보행 및 이동 보조기의 목적은 넓은 지지면(base of support)을 제공하여 균형과 안정성을 개선함으로써 선 자세의 생리학적 장점과 기립 자세를 통한 고유수용성 감각을 제공하고, 체중부하를 감소시켜 보행을 보조한다.

이동보조기기는 보행이 어렵거나 하지 못하는 경우, 일상생활과 사회적 활동을 위하여 사용하는 것으로 가장 대표적인 것은 휠체어(wheelchair), 스쿠터(scooter), 스트레처(stretcher)등이 있다.

휠체어는 앉은 자세에서 안정적인 자세 유지와 이동성(mobility)을 가지는 기기이다.

자세유지 보조기의 착용목적은 다음과 같다.

- 근골격계의 신체 변형 및 구축의 예방과 완화
- 비정상적인 근긴장 완화
- 근육 약화 예방 및 경감
- 불수의적인 움직임 감소
- 체중부하를 분산시켜 욕창 예방
- 신체 피로감 감소
- 호흡, 구강운동, 소화기능 촉진

일상생활활동, 교육활동, 취미활동, 직업 활동의 가능성 증진으로 자립생활에 기여 자세 변화로 인한 감정 및 자신감 회복으로 심리·사회적 측면 긍정적 효과 유도 보행 및 이동 보조기기의 사용목적은 다음과 같다.

- 넓은 기저면 제공
- 균형과 안정성 개선
- 한쪽 다리의 체중부하 감소
- 보행 시 추진력 보조
- 손을 통한 감각자극 전달
- 직립자세의 생리학적 장점 제공

1 평가

장애 유형 및 정도, 연령, 성별, 신장, 체중 등 대상자의 일반적인 정보와 환자의 요구를 확인하여 보조기 적용을 위한 전문적인 중재 목표를 설정한다. 대상자가 보조기기를 사용하는 환경(가정, 학교, 직장, 여가 등)을 파악하고 보조기기 시스템의 접근성과 이동성 등 복합적인 요인을 고려해야 한다. 자세유지 및 이동 보행 보조기 적용을 위한 평가는 다음과 같다.

1) 호흡 및 순환계 평가

비정상적인 자세로 인한 호흡 약화와 순환에 방해되는 자세를 피하도록 한다.

2) 인지행동능력

판단력, 의사소통과 언어 능력, 문제해결능력 등을 위한 인지기능과 실행증 여부에 대한 판단이 필요하다.

3) 관절운동범위 검사

정상적인 관절의 운동범위에서 벗어나거나 부족한 정도를 평가하는 것은 변형 예방 및 교정을 위한 필수 요소이다.

4) 근력검사

일상생활활동 시 작용하는 근육의 근력과 안정성, 지구력 등을 파악하여 보조기기의 적용 수준을 결정하는 데 활용한다.

5) 반사검사

대칭성 긴장성 목 반사, 비대칭성 긴장성 목 반사, 긴장성 미로반사, 음성지지반응과 같은 자세유지에 영향을 미치는 주요 반사를 평가하여 병리적 반응을 경감시킬 수 있도록 착석 시스템을 적용한다.

6) 관절 변형 및 정렬 검사

관절의 정렬에 미치는 영향을 판단하기 위해 관절의 변형 및 관절운동범위와 근육의 긴장도를 판단한 후 구축 부위 또는 긴장 부위를 신장시키거나 교정하기 위한 시스템을 적용한다.

7) 감각검사

시각, 통각, 압각, 촉각 등의 감각 저하로 인한 부적절한 자세 수용 여부 및 피부손상 등의 가능성을 평가한다.

8) 자세평가

(1) 머리

머리 조절은 대상자의 호흡, 섭식, 시각, 전정감각, 눈과 손의 협응력, 원시반사 등에 영향을 미치는 중요한 기능으로, 대상자가 수의적인 머리 조절이 가능한지 평가하여 저하된 경우 머리 지지대를 사용한다.

(2) 어깨뼈

양측 어깨뼈 봉우리의 높이와 날개어깨뼈, 골반 및 척추 정렬 변화에 따른 어깨뼈 위치 변화를 평가하고 어깨관절의 벌림 및 돌림 등과 같은 변화가 있는지를 평가한다.

(3) 척추

이마면을 기준으로 척추의 중립과 옆굽음증을 측정하며, 시상면을 기준으로 척추의 중립과 뒤굽음증, 앞굽음증 상태를 측정하고 수평면을 기준으로 몸통의 돌림 여부를 평가한다.

(4) 골반

골반의 정렬을 평가하여 허리 앞굽음, 엉덩관절 굽힘의 단축 및 구축으로 인한 골반의 앞쪽 경사가 있는지, 허리 뒤굽음, 엉덩관절 폄의 단축 및 구축으로 인한 골반의 뒤쪽경사가 있는지 확인한다.

(5) 엉덩관절

엉덩관절의 비정상적인 구축 여부를 평가하여 엉덩관절 모음 구축의 경우 벌림장치를 적용하여 엉덩관절의 아탈구 및 탈구의 위험을 감소시킨다. 굽힘 구축의 경우 궁둥뼈 부위에 압력이 증가하는 것을 고려해야 하며, 폄 구축의 경우 엉치뼈 앉기 자세의 가능성이 높아짐에 따라 미끄러짐을 방지하기 위한 중재가 필요하다.

(6) 무릎관절

무릎관절 굽힘 구축의 경우 다리 앞쪽 지지대의 각도를 직각으로 고정하며, 앉은 자세의 자세조절 보조기기일 경우 착석면과 다리오금의 마찰로 인한 욕창이 발생하지 않도록 여유공간을 확보해야 하고 폄 구축 시에는 종아리를 지지하는 장치가 필요하다.

(7) 발목관절

발목관절의 구축 여부를 평가하여 각도조절이 가능한 발 받침대와 벨트 등을 사용하여 고정한다.

2 자세유지 보조기

자세유지 보조기기는 누운 자세, 앉은 자세, 선 자세 유지 보조기기로 구분한다.

1) 누운 자세유지 보조기기

누운 자세유지 보조기기는 앉은 자세 및 선 자세 상태가 구조적으로 어려운 경우, 누운 자세에서의 변형을 방지하고 편안함을 제공하기 위해 사용한다. 머리, 등, 팔, 다리 등 신체의 일부분만 지지할 경우 쿠션 및 웨지 등을 사용하고, 신체 전반을 지지할 필요가 있는 경우 지지 장치가 부착된 매트를 적용할 수 있다.

2) 앉은 자세유지 보조기기

앉은 자세유지 보조기기는 부적절한 자세로 앉은 자세가 지속되어 관절 변형이 예상되거나 앉기 자세를 취하기 어려운 경우 변형을 예방하고 일상생활 개선을 위해 적용한다. 종류에는 모듈형, 몰드형과 다기능 시트 등이 있다.

(1) 모듈형(Modular seating system)

모듈형 자세지지 보조기는 미국, 유럽 등에서 가장 일반적으로 사용하는 형태로 골반 및 척추 변형과 엉덩관절 탈구 등을 예방 또는 완화하기 위한 목적으로 사용하고 있다. 성장에 따른 체형 변화에 맞추어 적용이 가능하고 등받이와 좌석, 팔걸이 등이 대상자의 체형 특성에 맞게 조정할 수 있다. 주요 구성장치는 머리, 팔, 몸통, 발 지지대이며, 엉덩관절 모음 및 벌림 방지 등의 각종 지지장치를 사용할 수 있다(그림 10-1).

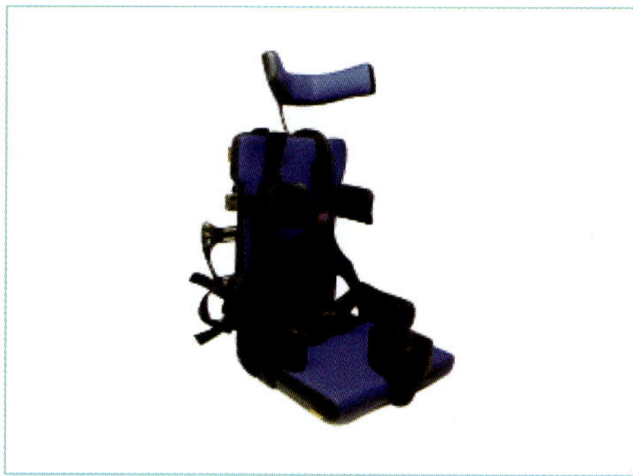

그림 10-1 모듈형(modular seating system)

(2) 몰드형(Molded seating system)

몰드형 자세유지 보조기는 맞춤형 보조기기로, 중증의 변형과 관절 구축이 일어난 경우 적용한다. 척추 변형과 엉덩관절 탈구 등을 예방 또는 완화를 위한 목적으로 사용된다. 대상자의 체형에 맞춤 제작되었기 때문에 성장과 관절의 변형이 진행될 경우 다시 제작해야 한다. 머리, 몸통, 팔, 다리 등을 지지하는 각종 지지장치의 사용이 가능하다(그림 10-2).

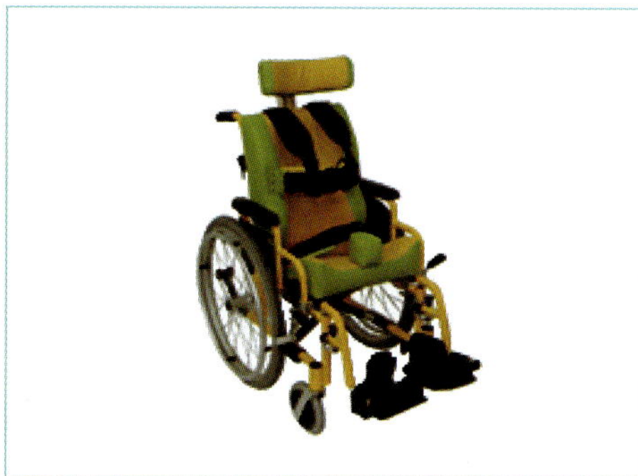

그림 10-2 몰드형(molded seating system)

(3) 다기능 시트(Feeder seat)

다기능 시트는 몸통조절능력이 소실되어 스스로 앉기가 어려운 대상자에게 주로 적용한다. 장시간 사용하기 어려우며, 앉기 훈련용이나 앉은 자세에서 하는 활동용으로 사용된다(그림 10-3).

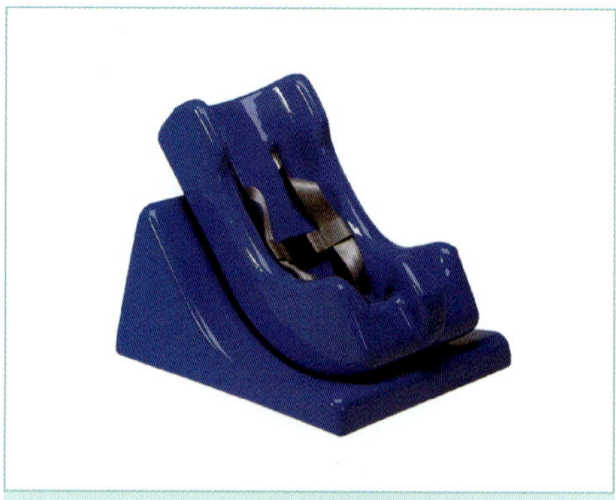

그림 10-3 다기능 시트(feeder seat)

3) 선 자세유지 보조기기

자세유지 보조기기는 목을 가누기가 일부 가능하나, 독립적인 기립을 할 수 없고, 무릎, 골반, 가슴 등을 지지하여 기립자세 유지가 필요한 경우와 다리근력 강화 및 구축 및 척추 변형을 예방하기 위해 사용하는 보조기기이다.

(1) 기립경사대(tilt table)

기립경사대는 사지마비, 하반신마비, 반마비 또는 다리의 골절 등과 같은 질환으로 환자 스스로 기립이 불가능할 때 사용한다. 환자를 테이블에 눕히고 무릎과 골반과 가슴을 스트랩으로 묶어 기계나 전동을 이용하여 테이블 자체가 수평에서 수직으로 움직일 수 있게 도와주는 보조기기이다. 기립경사대의 목적은 다리근육의 긴장(tension) 증가와 관절의 운동감각 향상 및 하지의 혈액순환을 증진시키고 기립성 저혈압, 요로결석, 골연화증(osteoporosis) 및 구축이나 기형을 방지하는 데 있다.

기립경사대 사용 시 주의할 점은 다음과 같다. 환자를 세우기 전에 환자의 상태를 먼저 파악하고 경사대에 환자를 세울 때는 서서히 기울여 세워야 한다. 20~30° 정도 세운 다음 조금 기다렸다가 환자의 상태를 살핀다. 환자가 어지럽고 울렁거린다고 하거나, 식은땀이 나며, 숨이 차거나, 얼굴이 창백해지면 뇌혈관에 혈액순환이 지연되고 기립성 저혈압이 생긴다는 신호이기 때문에 원래의 수평 상태로 내려주고 머리를 낮게 하여 안정시킨다. 치료사는 경사대의 기울기와 적용시간에 따른 환자의 상태를 파악하여 점검해야 한다.

발과 다리가 붉게 변하거나 시간이 경과할수록 자줏빛으로 변하고 환자가 저림이나 통증을 호소한다면 하지의 정맥환류에 문제가 있을 수 있으므로 경사대를 수평으로 눕힌 다음 원상태로 돌아오면 다시 세우도록 한다.

경사대 끈(strap)은 환자의 상태에 따라 다양하게 적용한다. 일반적으로 팔다리 마비 환자는 무릎관절과 골반 그리고 가슴에 적용하고, 다리 마비 환자는 양쪽 무릎관절과 골반을 묶어 고정한다. 몸통이 정상일 경우는 위앞엉덩뼈가시와 큰돌기 사이의 골반을 묶어 허리운동을 자유롭게 하도록 하고 반마비일 경우에는 정상쪽 다리를 들어 올려 손상측 다리에 체중부하를 주는 연습을 할 수 있도록 손상측 무릎관절과 골반을 묶어주는 것이 효과적이다.

기립경사대의 종류는 다음과 같다.

① 수동 기립경사대(manual tilt table)

수동 기립경사대는 기계식으로 되어 있으며, 손으로 핸들을 돌려 테이블을 수평상태에서 수직상태로 세우는 것으로, 현재는 거의 사용하지 않는다(그림 10-4).

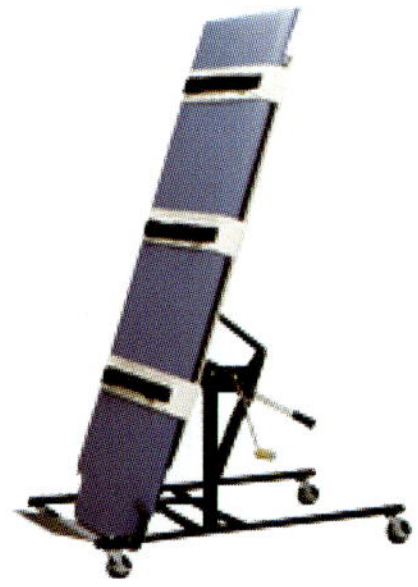

그림 10-4 수동기립경사대(manual tilt table)

② 전동 기립경사대(electric tilt table)

전동 기립경사대는 전동식으로 되어 있으며, 스위치로 테이블을 수평상태와 수직상태로 쉽게 조절할 수 있다(그림 10-5).

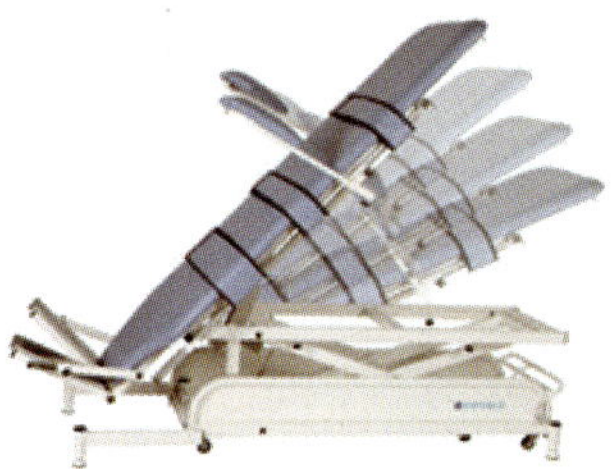

그림 10-5 전동기립경사대(electric tilt table)

③ 체위배담 기립경사대(postural drainage tilt table)

다른 기립경사대와 같은 역할을 하지만 호흡기 질환의 체위배담 시에도 이용할 수 있도록 필요한 여러 가지 자세로 쉽게 변화시킬 수 있게 테이블이 수평상태에서 반대측으로 기울어진다.

④ 프론보드(prone board, prone stander)

프론보드는 엎드려 누운 자세에서 허리와 골반 그리고 무릎을 묶는 것으로, 소아청소년 환자를 세우기 위한 도구이다. 높이를 조절할 수 있으며, 바닥에는

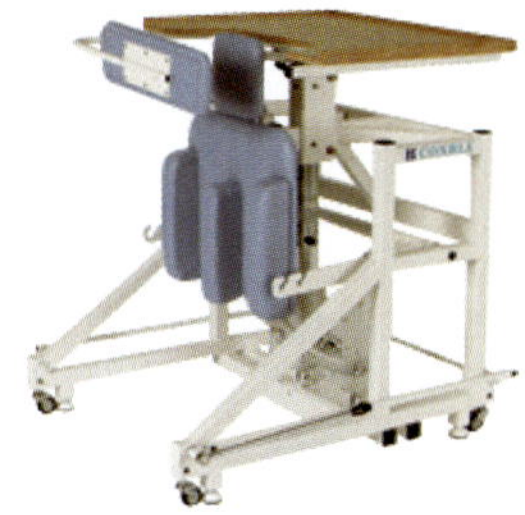

그림 10-6 프론보드(prone board, prone stander)

바퀴가 달려 있어 서 있는 상태로 이동하기가 쉽다(그림 10-6).

⑤ 파라포디움(Parapodium)

조립식 서기 구조물로 엉덩관절과 무릎관절을 풀고 잠글 수 있어 앉고 서기가 가능하며 3세 이상이 아이들에게 몸통과 다리를 고정하여 서있을 수 있게 하고 상지를 자유롭게 사용하고자 할 때 유용하다(그림 10-7).

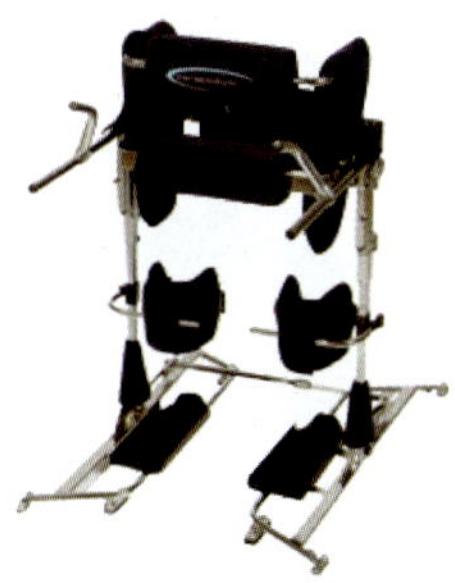

그림 10-7 파라포디움(Parapodium)

3 보행 보조 보조기

보행은 재활에서 중요한 단계 중 하나이므로 환자의 보행과 이동을 위해 필요한 보조기기에 대해 정확하게 이해하고 이를 사용자에 맞게 적용시키는 것이 중요하다. 이동 보행에 필요한 보조기의 종류는 다음과 같다.

1) 평행봉(parallel bar)

평행봉은 재활치료 초기에 사용하는 보행훈련기기로 기저면을 넓혀 보행의 안정성을 향상시키고, 한쪽 또는 양쪽 다리의 체중부하를 감소시킨다. 치료사의 보조나 보조기 또는 다리 의지를 착용하고 보행훈련을 하는 단계에서 사용한다. 평행봉의 폭은 환자의 어깨너비를 기준으로 조절하며, 높이는 평행봉을 잡고 섰을 때 넙다리뼈큰돌기 높이 또는 팔꿉관절이 20~25° 굽힘되는 높이에서 시행하며, 바닥지면에 칸막이를 사용하여 발이 안으로 교차되는 것을 막아줄 수 있다(그림 10-8).

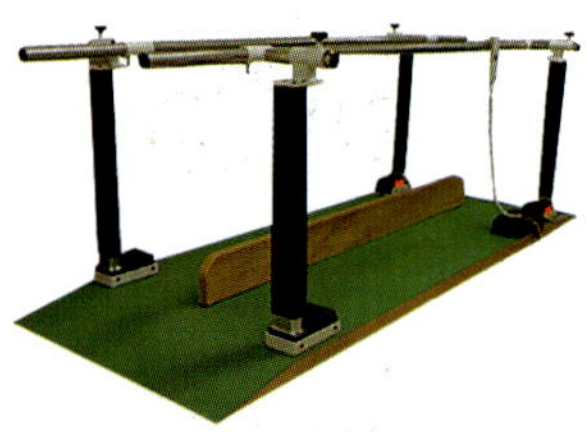

그림 10-8 **평행봉(parallel bar)**

(1) 〈평행봉에서 보행훈련의 단계〉

- 양팔의 근력을 이용하여 몸통을 들어 올리는 운동
- 서기균형과 다리근력을 위해 체중부하를 팔에서 다리로 이동시키는 운동
- 체중을 좌우로 이동시키는 운동
- 보행 난이도에 따라 4점 보행, 3점 보행, 2점 보행 훈련

2) 보행기(walker)

보행기는 평행봉 다음 단계에서 사용하는 보행보조기로, 4개의 지점이 모두 바닥에 접촉하고 있을 때 최대 안정성을 제공한다. 보행기를 잡고 똑바로 선 자세에서 팔꿉관절이 20~25° 굽힘되도록 손잡이 높이를 조절한다. 보행기의 종류는 다음과 같다.

(1) 표준형 보행기

4개의 지점에 모두 고무를 부착하여 미끄러지지 않으므로 안정성이 가장 높으며, 환자의 키에 따라 높이 조절이 가능하다. 빠른 보행보다는 안정성을 우선으로 사용하는 보행기이다(그림 10-9).

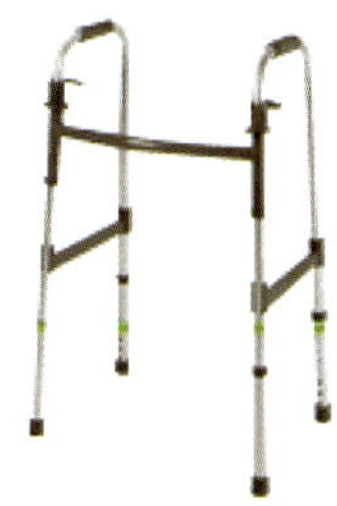

그림 10-9 표준형 보행기

(2) 바퀴 달린 보행기

4개의 지점에 바퀴가 2개 이상 부착되어 방향전환 등이 용이하며 보행속도를 증가시킬 수 있으나 표준형보다 안정성은 떨어진다. 밀리는 것을 예방하기 위해 손잡이 등에 브레이크가 부착된 것도 있다(그림 10-10).

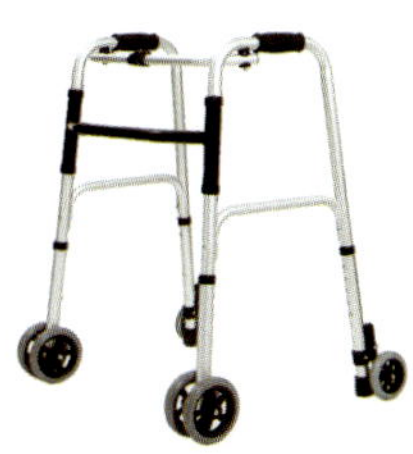

그림 10-10 바퀴 달린 보행기

(3) 교대형 보행기

좌측과 우측에 축이 있어 양측을 교대로 움직일 수 있도록 고안한 보행기로 2점 보행이 가능하며, 다른 보행기에 비해 빠른 보행이 가능하다는 장점이 있다(그림 10-11).

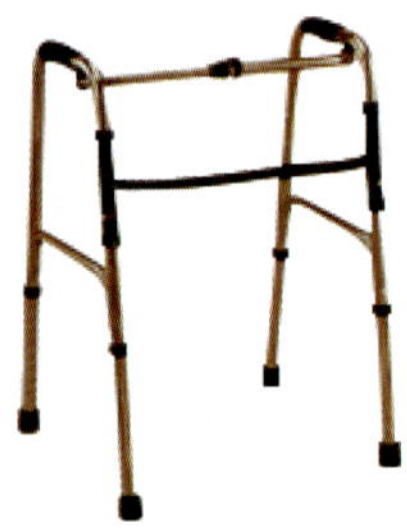

그림 10-11 교대형 보행기

(4) 노인 보행차 (rollator)

실버카로 불리며, 균형이 떨어지거나 근력이 약한 노인의 사회적 활동을 위해 사용된다. 이동 중 휴식할 수 있는 좌석이나 짐을 담을 수 있는 바구니가 있으며, 안전을 위해 브레이크가 부착된 보행기이다(그림 10-12).

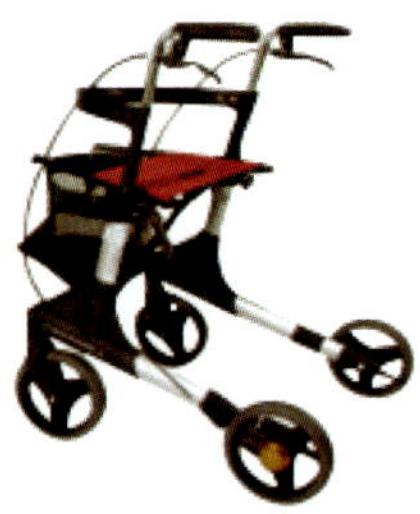

그림 10-12 노인 보행차(rollator)

(5) 기타 보행기

대상자에 따라 특수한 목적이나 기능을 위해 디자인된 보행기로 아래팔 보행기, 겨드랑이 보행기 등이 있다(그림 10-13).

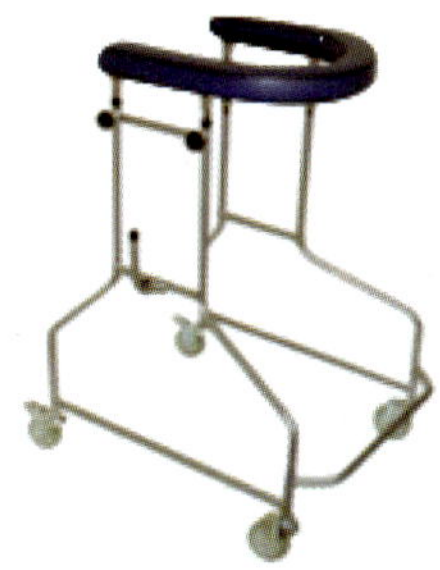

그림 10-13 겨드랑이보행기

3) 크러치(crutch)

크러치 또는 목발은 보행기 다음 단계에서 주로 사용하는 보조기기로 보행 보조장비 중 가장 널리 쓰이며, 균형능력과 팔의 근력이 좋은 경우 사용할 수 있다. 크러치의 맨 위쪽을 크러치 탑이라고 하는데, 겨드랑이 압박을 줄이기 위해 고무밴드가 장착되어 있다. 손잡이에도 손 압박 방지와 미끄러짐을 방지하기 위해 고무밴드 등을 사용하고, 맨 아래쪽은 미끄러짐을 방지하고 충격을 흡수하기 위해 흡입식 고무로 구성되어 있다.

크러치는 너무 짧으면 상체가 앞으로 기울어져 지지능력이 저하되고, 너무 길면 어깨가 위로 올라가고 겨드랑이가 압박되어 겨드랑신경 마비가 초래될 수 있으므로 적절한 길이를 결정해야 한다.

크러치의 길이 측정방법은 다음과 같다.

- 신장의 77% 길이 또는 신장에서 40cm를 뺀 높이를 측정한다.
- 겨드랑이 부위에서 발뒤꿈치의 외측으로 15~20cm 지점까지의 거리를 측정한다.
- 겨드랑이 하방 4~5cm지점부터 바닥에서 제5발가락 가쪽으로 5cm 앞쪽으로 15cm까지의 길이를 측정한다.

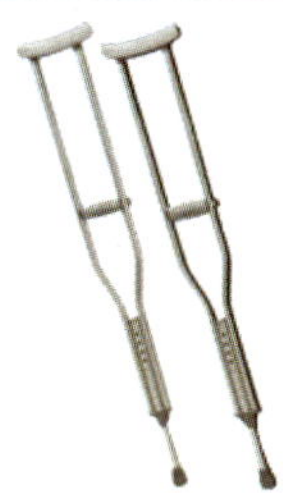

그림 10-14 표준형 크러치

(1) 크러치의 종류

① **표준형 크러치**(standard crutch)

가장 일반적으로 사용되는 크러치이며, 두 개의 지주, 겨드랑이 받침대, 손잡이, 길이 조절대 등으로 구성된다. 체중은 겨드랑이 받침대가 아닌 손잡이에 부하되도록 해야 하며, 그렇지 않을 경우 장기간 압박으로 인한 겨드랑신경 마비가 발생할 수 있다(그림 10-14).

② 위팔 지지형 크러치(upper arm crutch)

캐나디안 크러치 또는 위팔세갈래근 크러치라고 하며, 표준형 목발에 팔꿉관절 위쪽 지지대와 커프를 부착한 것이다. 위팔세갈래근과 몸통의 근육이 약화되어 체중 지지능력이 없을 때 사용한다(그림 10-15).

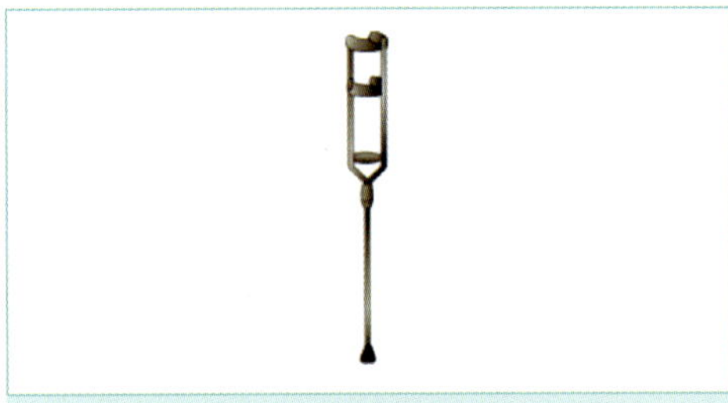

그림 10-15 위팔 지지형 크러치

③ 아래팔 지지형 크러치(forearm crutch)

로프스트랜드 크러치(Lofstrand crutch)라고 하며, 겨드랑이 받침대 없이 팔꿉관절 아래에 달린 커프와 손잡이에 의해 체중을 지지할 수 있다. 표준형 크러치보다 간편하여 팔의 기능이 좋고 몸통 균형능력이 좋은 사람에게 사용하며, 4점 보행, 2점 보행, 건너뛰기 보행이 가능하다(그림 10-16).

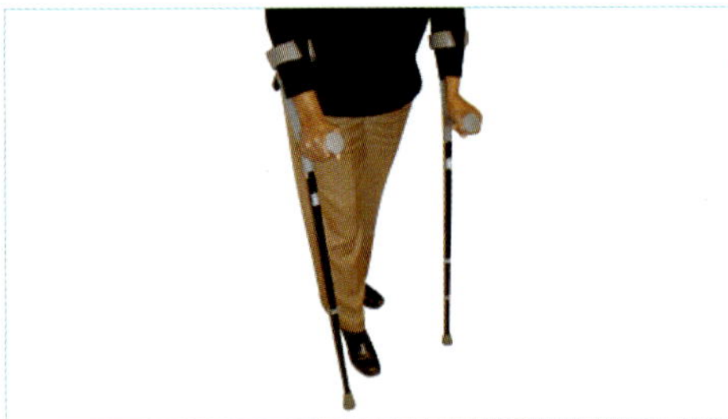

그림 10-16 아래팔 지지형 크러치

④ 플랫폼 크러치(platform crutch)

플랫폼 크러치(platform crutch)는 아래팔에서 체중을 견딜 수 있도록 아래팔 지지대를 사용하는 크러치이다. 손목 및 손가락에 체중부하를 할 수 없는 관절염 환자나 팔꿉관절 굽힘 구축이 있는 대상자, 아래팔 절단자 등이 사용한다. 팔꿉관절과 앞팔에 체중을 받치고 크러치를 옮겨 사용하기 때문에 계단이나 비탈길을 오르내릴 때 어려움이 있다(그림 10-17).

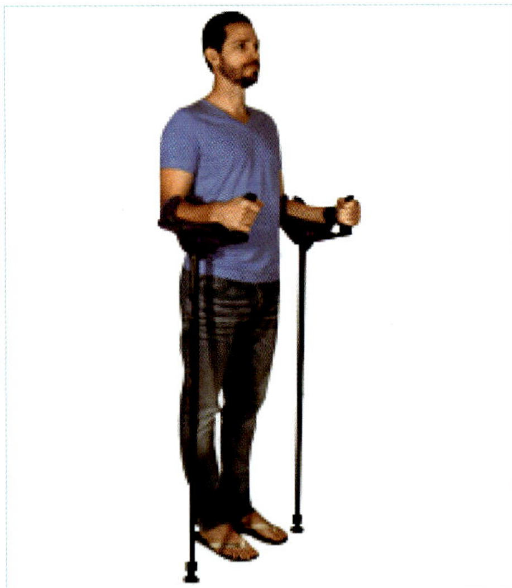

그림 10-17 플랫폼크러치(platform crutch)

(2) 크러치 보행 방법

보행 시 에너지 소모를 줄이고 기능을 향상시키기 위해서는 적절한 보행보조기를 처방하고 적합한 보행유형을 훈련함으로써 성공적인 재활을 이룰 수 있다. 크러치를 이용한 보행은 기능적인 다리의 수에 따라 그리고 흔듦기 후 지면에 닿는 과정에 따라 세분화된다.

① 2점 보행(two-point gait)

2점 보행은 두 다리와 두 보조기기를 함께 사용하여 접촉면은 4개이지만 한쪽 크러치와 반대쪽 다리가 동시에 움직이므로 정상 보행에 가까우며, 안정적인 협응능력이 필요하다. 보행순서는 왼쪽(오른쪽) 다리와 오른쪽(왼쪽) 크러치가 먼저 나가고, 오른쪽(왼쪽) 다리와 왼쪽(오른쪽) 크러치가 함께 나가면서 진행된다(그림 10-18).

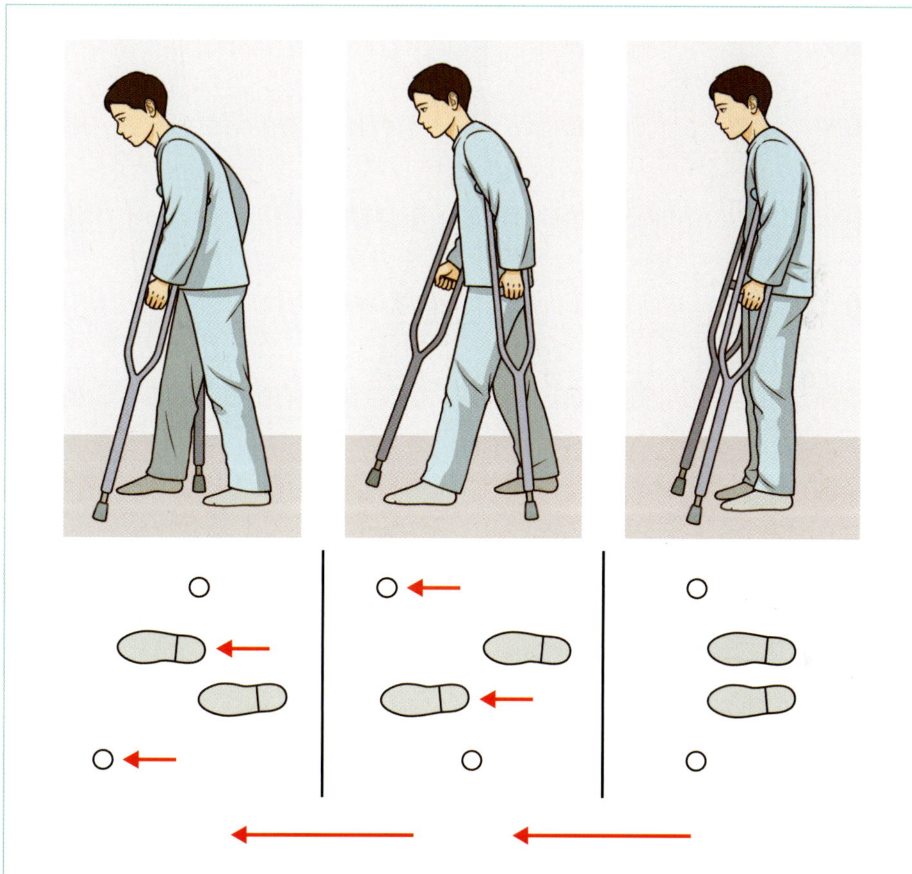

그림 10-18 2점 보행

② 3점 보행(three-point gait)

3점 보행은 양쪽 크러치와 손상측 다리를 딛고, 정상측 다리를 딛게 하는 보행으로 부분적인 체중부하가 요구될 때 적용된다. 양쪽 크러치와 다리가 기능적으로 3개의 다리로 움직이는 보행이다(그림 10-19).

보행순서는 오른쪽(왼쪽) 크러치와 왼쪽(오른쪽) 크러치를 각각 하나씩 먼저 딛고 손상측 다리를 보내고 마지막에 정상측 다리가 지나가는 4박자로 진행하거나 양쪽크러치가 동시에 나가고 손상측 다리를 딛고 정상측 다리를 딛는 3박자로 진행할 수 있다. 더 빠르게는 양쪽 크러치와 손상측 다리가 동시에 나가고 정상측 다리가 나가는 2박자로도 진행될 수 있다.

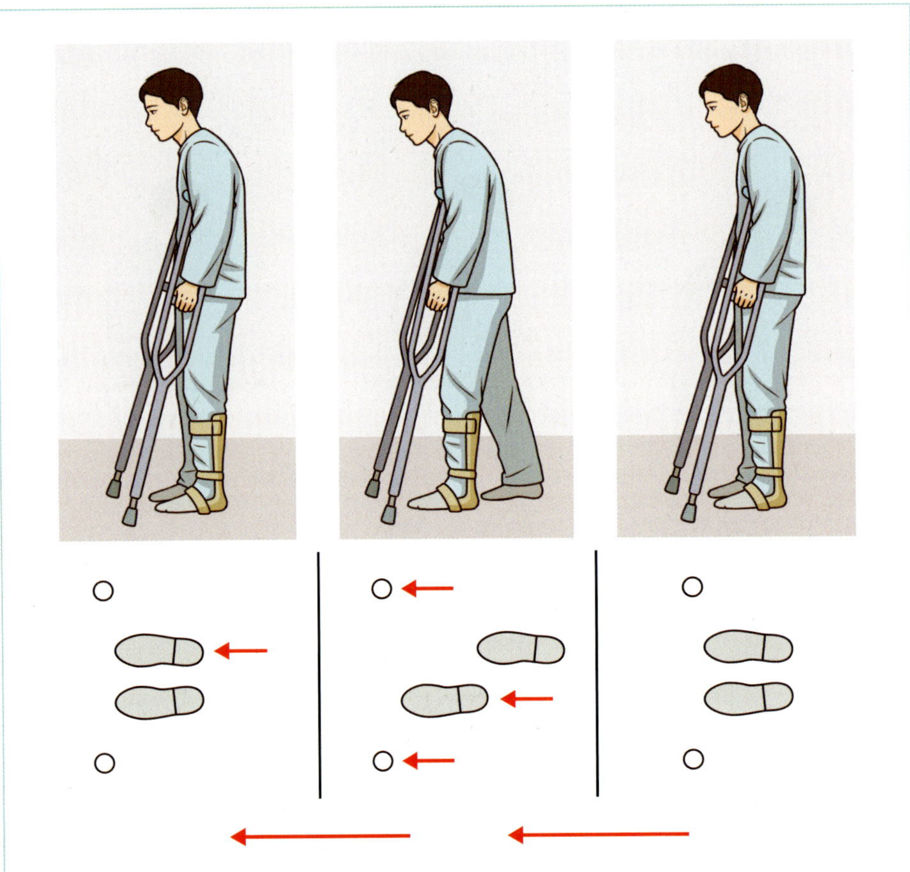

그림 10-19 3점 보행 2박자

③ 4점 보행(four-point gait)

양쪽 다리가 각각 전 체중을 버텨낼 수 없는 경우 양쪽 크러치와 양발을 활용하여 이동하는 보행이다. 보행 시 최소 3개의 기능적 다리는 지면과 접촉하고 있어 크러치 보행 중 가장 안전한 보행이며 에너지 소모가 적어 좁은 공간 혹은 혼잡한 공간에서 이용하기 적합하다. 다만 다른 보행에 비해 느리다는 단점이 있다. 보행순서는 오른쪽(왼쪽) 크러치, 왼쪽(오른쪽) 다리, 왼쪽(오른쪽) 크러치, 오른쪽(왼쪽) 다리 순으로 진행한다(그림 10-20).

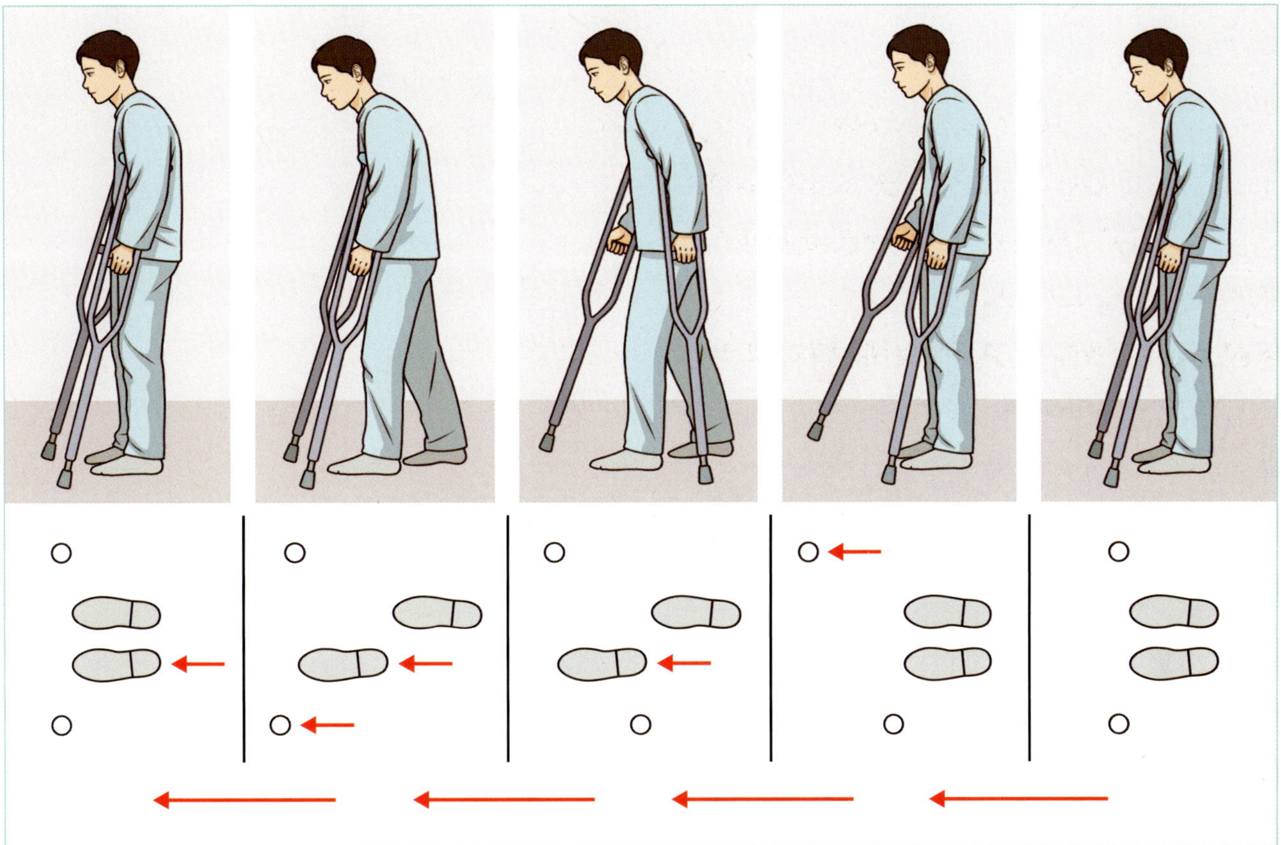

그림 10-20 4점 보행

④ 삼각보행(tripod gait)

양쪽 크러치와 동시에 양다리를 끌어놓는 보행으로, 다리 마비 환자가 건너뛰기 보행이 숙달되지 않을 때 적용된다. 삼각보행에서는 중력의 중심점이 엉덩관절 앞쪽으로 오게 하는 것이 중요하다. 보행훈련 초기에 사용하며 교대보행과 동시보행으로 나눌 수 있는데, 교대보행은 크러치를 왼쪽, 오른쪽 교대로 딛은 후에 몸을 앞으로 끌어 가져가는 보행이며, 동시보행은 양쪽 목발을 동시에 앞으로 딛고 몸을 앞으로 끌어 가져오는 보행이다(그림 10-21).

⑤ 뛰기 보행(swing-to gait)

양쪽 크러치를 앞으로 딛고 몸을 들어 양발을 크러치가 있는 지점까지 이동하는 보행이다(그림 10-22).

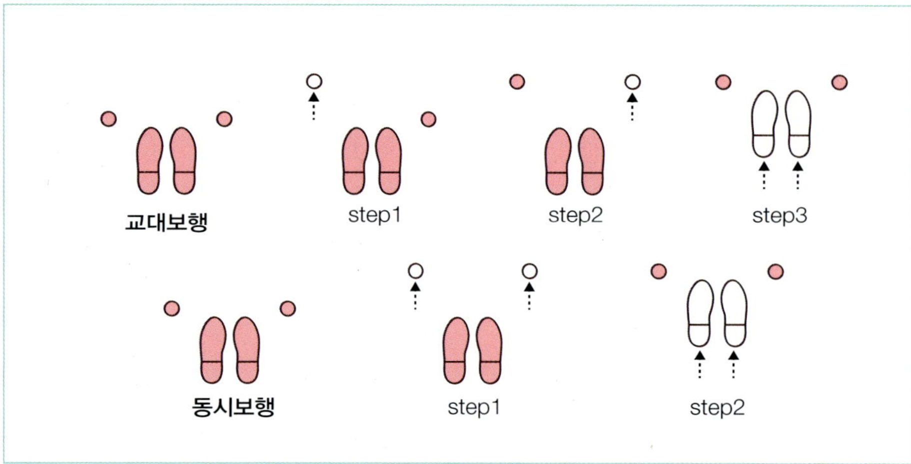

그림 10-21 삼각보행

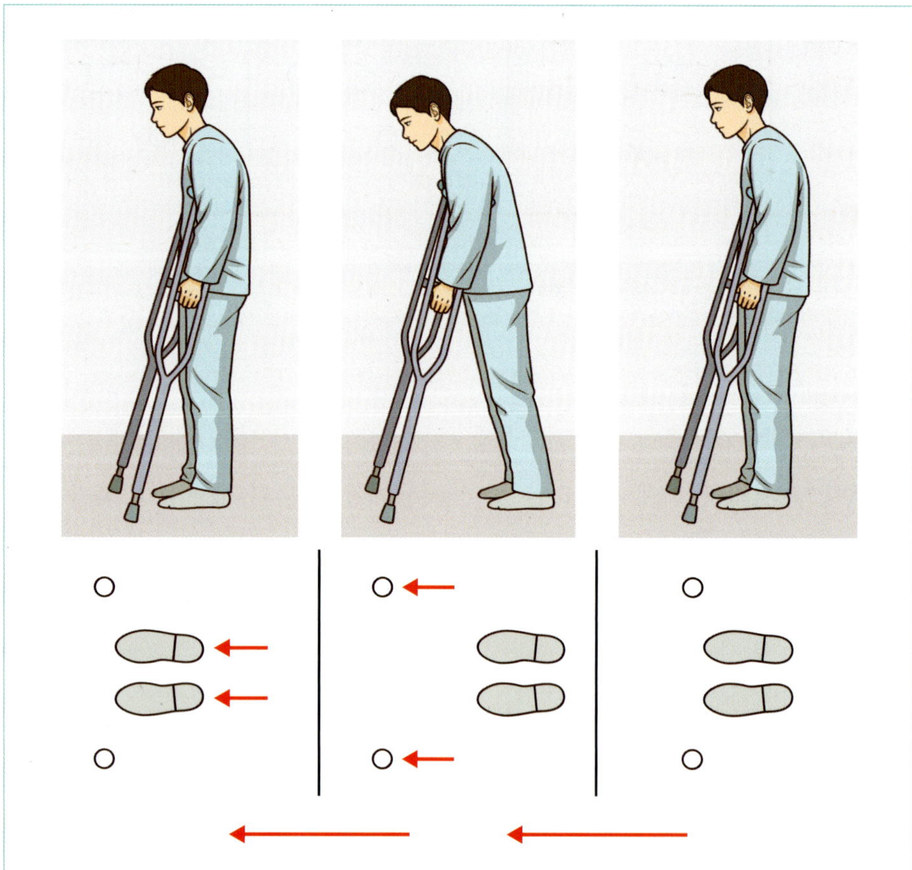

그림 10-22 뛰기 보행

⑥ 건너뛰기 보행(swing-through gait)

양쪽 크러치를 앞으로 짚고 몸을 들어 양발을 크러치를 넘어 이동하는 보행이다. 크러치 보행 중 가장 빨리 걸을 수 있고 장애물 통과능력이 좋으며 협응능력이 요구된다(그림 10-23).

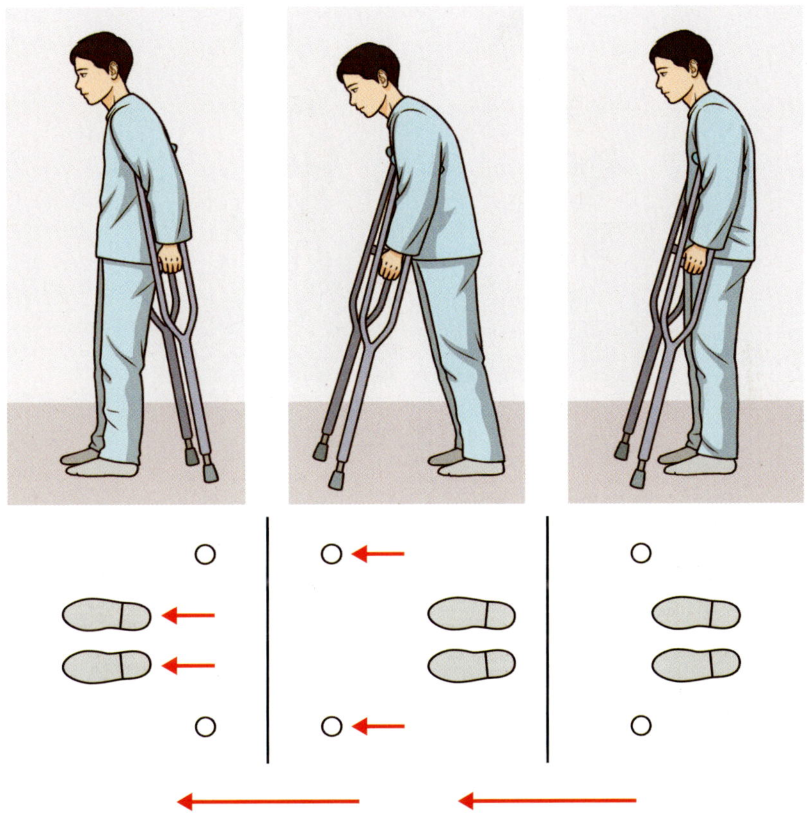

그림 10-23 건너뛰기 보행

⑦ 계단 오르내리기

계단을 올라갈 때는 정상측 다리를 먼저 올리고 난 다음 손상측 다리와 크러치를 이동하고 계단을 내려갈 때는 손상측 다리와 크러치를 동시에 내린 다음 정상측 다리를 내린다(그림 10-24, 그림 10-25).

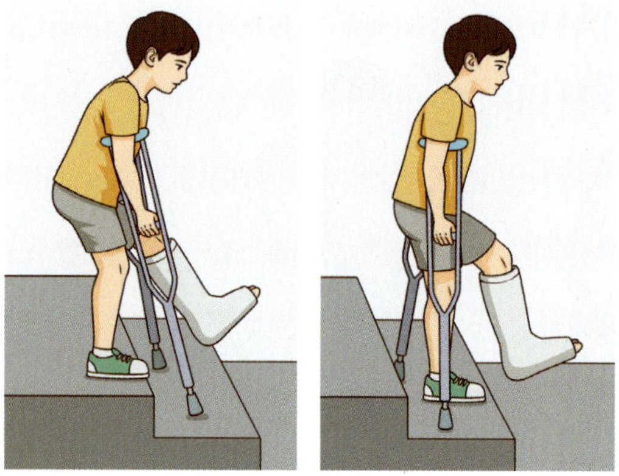

그림 10-24 계단 내리기

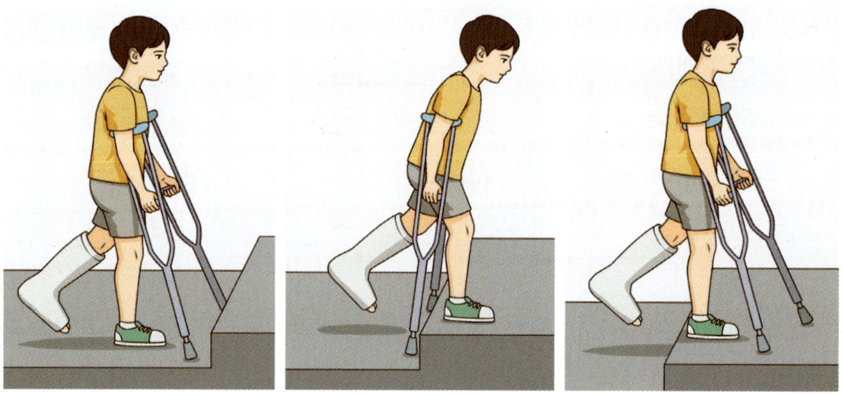

그림 10-25 계단 오르기

4) 지팡이(cane)

지팡이는 이동 보조기기 중 안정성이 가장 낮으며, 노인, 어지럼증 환자, 편측마비 등 균형 유지가 어려운 경우 주로 사용한다. 체중 지지 역할이 적어 체중의 20~25% 이상 체중부하를 보조기구에 적용해야 할 경우에는 적절하지 않다. 지팡이의 길이는 넙다리뼈큰돌기의 위치에 맞추는 것이 적당하며, 팔꿉관절이 20~25° 굽힘상태에서 제5발가락의 가쪽 15~20cm 떨어진 지점에 지팡이 끝을 맞추면 된다. 지팡이는 정상측에 잡아야 손상측과 지팡이 사이의 기저면을 넓혀 안정감 있게 균형을 잡을 수 있고 무게 중심이 좌우로 흔들리지 않기 때문에 안정감 있게 걸을 수 있다.

(1) 표준형 지팡이(standard cane)

표준형 지팡이는 기저면이 다른 이동 보조기기보다 좁고, 계단 등을 오르내리기에 편리하며, 길이 조절이 가능하여 휴대가 간편하다(그림 10-26).

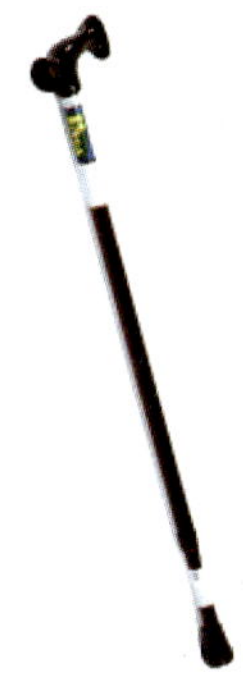

그림 10-26 표준형 지팡이

(2) 곡선형 지팡이(curved cane)

표준형 지팡이의 지주가 7자 형태로 구부러진 지팡이로 손으로 전달되는 체중이 지주를 통해 직선으로 지점에 전달되어 안정감이 높다(그림 10-27).

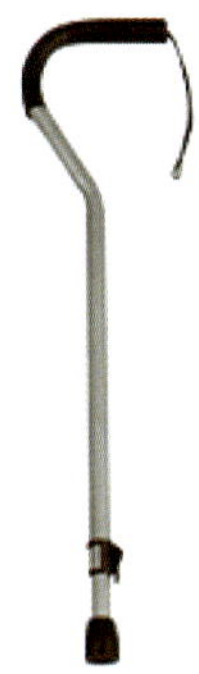

그림 10-27 곡선지팡이

(3) 다점형 지팡이(multi-point cane)

바닥에 닿는 지점을 3개 이상 가지고 있어 향상된 지지능력과 균형을 제공하고 사용하지 않을 때 세워진 상태로 보관할 수 있다(그림 10-28).

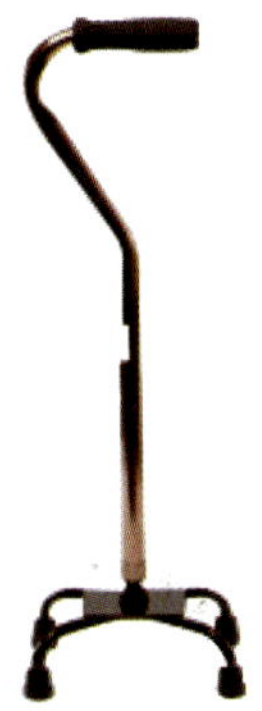

그림 10-28 4점형 지팡이

(4) 보행기형 지팡이(walker cane)

워커와 유사하며 기저부가 매우 넓어 4점 지팡이보다 더 높은 안정성을 제공하지만 사용이 불편하고 계단에서는 사용이 불가능하다(그림 10-29).

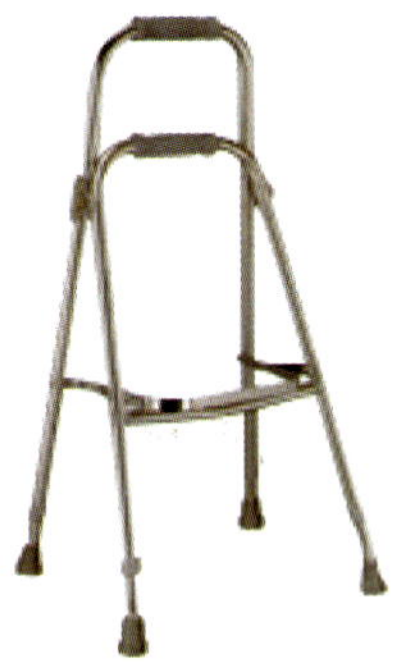

그림 10-29 보행기형 지팡이

(5) 좌석형 지팡이(seated cane)

보행 중 휴식이 필요할 경우 간이의자 형태로 사용 가능할 수 있도록 제작된 지팡이이다(그림 10-30).

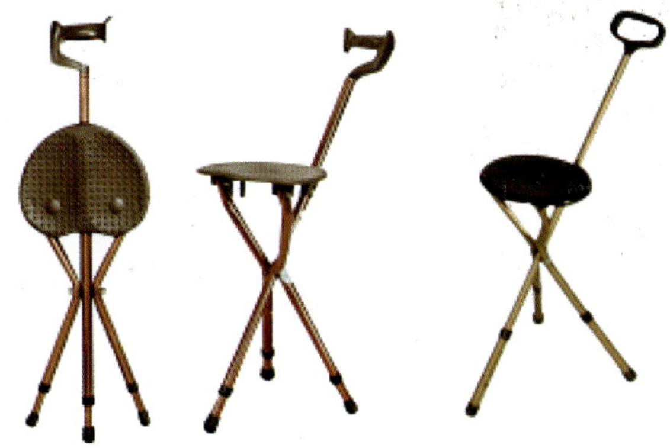

그림 10-30 좌석형 지팡이

4 휠체어(wheelchair)

휠체어는 걷지 못하거나 이동이 어려운 사람에게 앉은 자세에서 지지와 이동을 동시에 할 수 있도록 해주는 보조기기로, 일상생활뿐만 아니라 사회적 활동에 대한 참여를 확대하여 삶의 질을 높이는 데 중요한 역할을 한다. 환자 개개인의 필요에 따라 환자의 신체적 특성과 질병의 예후, 이동기술의 숙련도 그리고 경제성에 따라 가장 적합한 것을 선택해야 한다.

1) 휠체어의 구성

표준형 휠체어는 큰 바퀴인 뒷바퀴(rear wheel), 핸드림(handrim), 앞바퀴(caster), 등받이(back rest), 손잡이(push handle), 좌석(seat), 팔 받침대(armrest), 브레이크(wheel lock), 다리 받침대(leg rest), 발판(foot plate), 측면 가드(side guard, skirt guard) 등으로 구성된다(그림 10-31).

2) 휠체어의 종류

휠체어의 구동방식에 따라 수동 휠체어, 전동 휠체어, 사용 장소에 따라 실내용

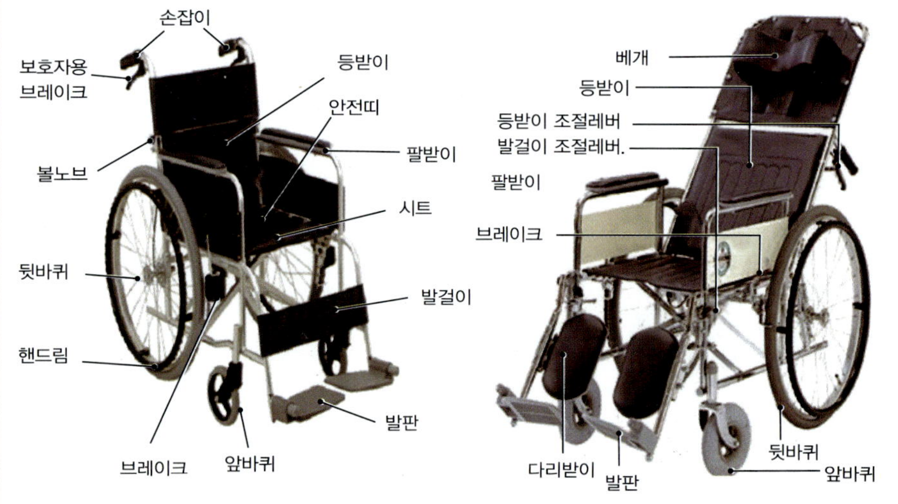

그림 10-31 표준형 휠체어의 구성

휠체어와 실외용 휠체어로 분류하고 그 밖에 특수형 휠체어로 분류할 수 있다.

(1) 구동방식에 따른 분류

① 수동 휠체어

일반적으로 널리 쓰이는 휠체어로, 환자가 직접 손이나 발로 구동하는 방식이다. 전동 휠체어 보다 무게가 가볍고 이동이 쉬우며, 유지보수 관리비용이 적게 들고 장애물 통과능력이 유리하다는 장점이 있다(그림 10-32).

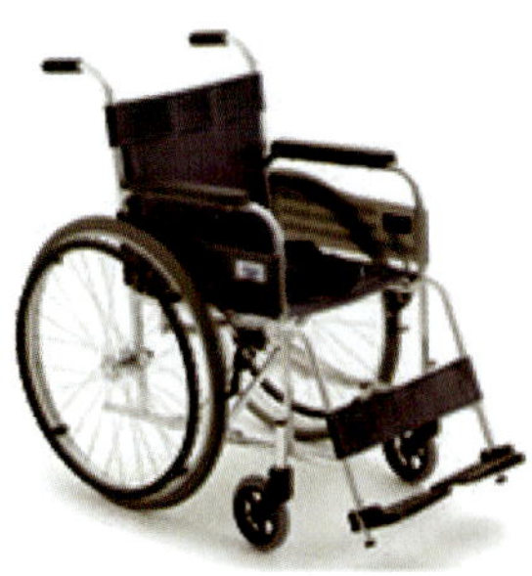

그림 10-32 수동 휠체어

② 전동 휠체어

전동 휠체어는 목뼈 손상과 같은 중증 팔다리 마비환자나 팔근력이 약하여 수동 휠체어를 이동할 수 없는 경우, 몸통의 조절능력이 떨어지는 경우 사용한다. 사회적 활동을 위해 지역에서의 장거리 이동이 필요하거나 활동 시 과도한 에너지 소모를 줄이기 위해 사용한다(그림 10-33).

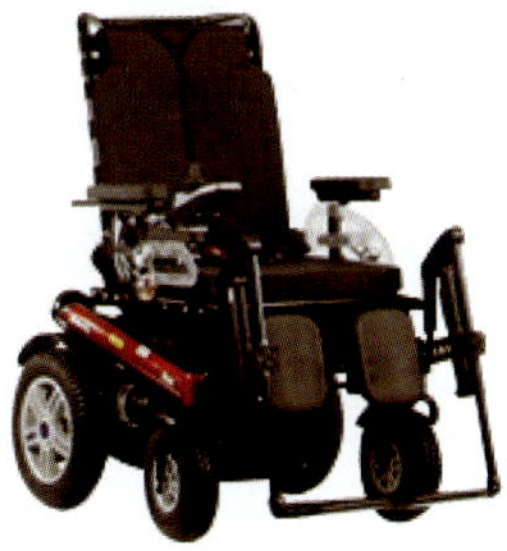

그림 10-33 전동 휠체어

구동조절 메커니즘 중 조이스틱은 팔근육의 조절력을 가진 사람이 사용할 수 있는 가장 일반적인 조절형태이다. 사용자의 신체조건에 따라 조이스틱 컨트롤 박스를 팔 외에 입, 턱, 발에도 위치시킬 수 있다(그림 10-34).

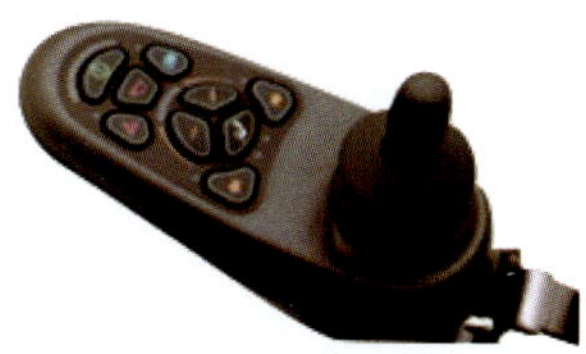

그림 10-34 조이스틱

호흡 컨트롤러(pneumatic control, sip-and-puff)는 C3-4 척수 손상 환자에게 적합하며, 공기의 압력을 감지하여 작동되는 마이크로 스위치형이다. 사용자는 적어도 입술을 다물 수 있고 충분한 폐활량이 있어야 사용 가능하다(그림 10-35).

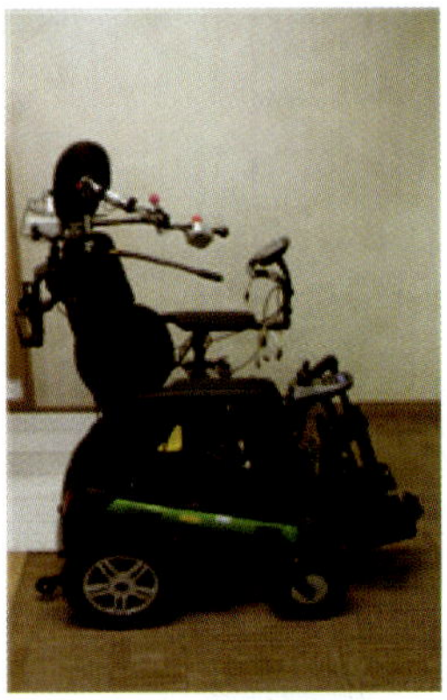

그림 10-35 호흡 컨트롤러그림

(2) 사용 장소에 따른 분류

① 실내용 휠체어

구동바퀴가 앞쪽에 있으며, 표준 휠체어보다 2.5~7.5cm 짧아서 회전공간이 좁은 공간에서 유용하나 추진 시 사용자가 약간 앞쪽으로 구부려야 한다는 점과 휠체어에 앉거나 이동에 불편한 점이 있어 현재는 거의 사용하지 않는다(그림 10-36).

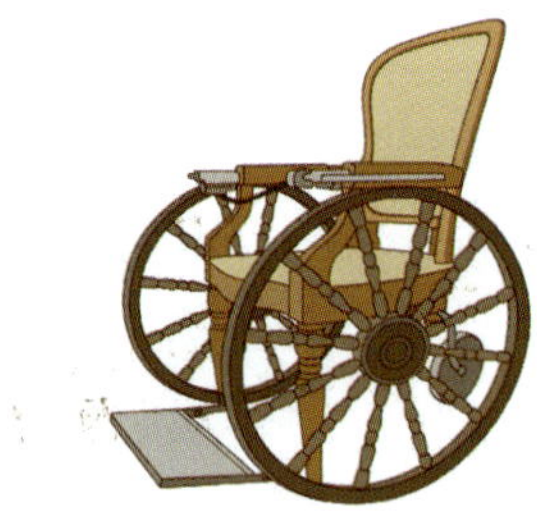

그림 10-36 실내용 휠체어

② 실외용 휠체어

구동바퀴가 뒤쪽에 있는 휠체어로 주로 실외용으로 사용된다(그림 10-37).

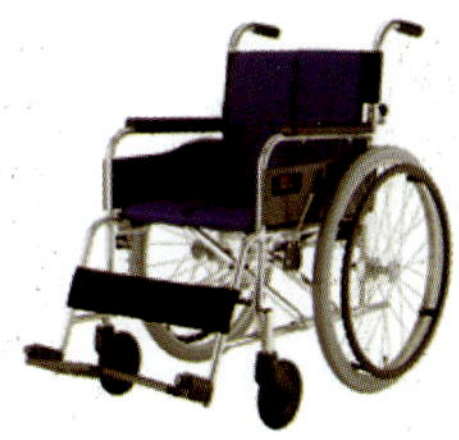

그림 10-37 실외용 휠체어

③ 특수형 휠체어

• 절단자용 휠체어

다리가 소실되어 발 받침대와 다리 받침대가 없는 것이 특징이며, 신체의 균형 차이를 보상하기 위해 중력 중심을 앞으로 이동시킨 휠체어이다. 경사로를 오를 때, 절단자 몸을 뒤로 젖힐 때, 휠체어를 빠르게 추진할 경우 뒤로 넘어질 위험도가 높아질 수 있어 구동바퀴에 대한 축이 5~6.5cm 뒤에 위치한다(그림 10-38).

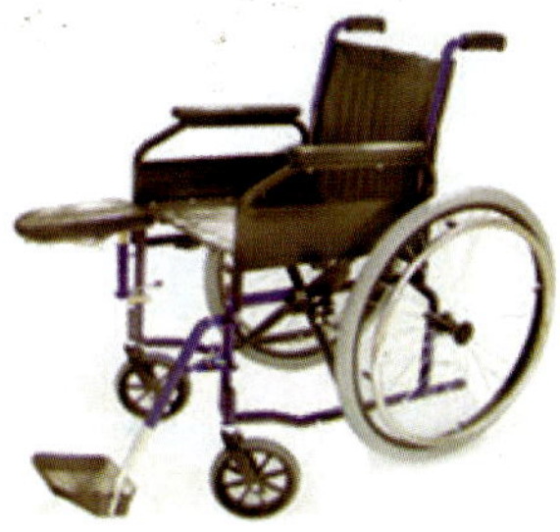

그림 10-38 절단자용 휠체어

• 활동형 휠체어

척수손상 장애인이나 상체가 강한 사용자들이 주로 사용하는 휠체어를 말한다(그림 10-39).

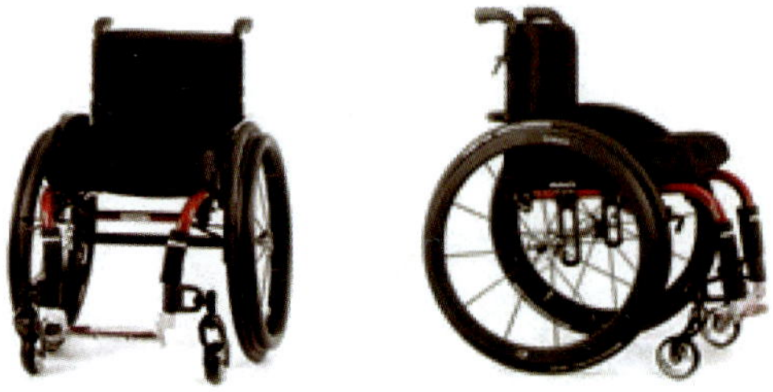

그림 10-39 활동형 휠체어

• 기립형 휠체어

기립형 휠체어는 저혈압으로 인한 혈액순환을 위해 사용하거나 욕창이나 뼈엉성증 예방, 선 자세에서 활동이 필요할 때 주로 사용하며, 기립 시 전복의 위험을 방지하기 위하여 발판 아래 지지바퀴가 부착된다(그림 10-40).

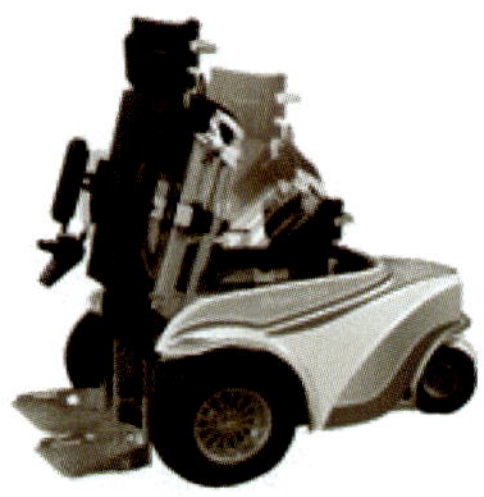

그림 10-40 기립형 휠체어

• 스포츠형 휠체어

스포츠형 휠체어는 운동 종류에 따라 럭비용, 테니스용, 농구용, 배드민턴용 등으로 분류하며 내구성이 뛰어나고 이동성과 경량성을 모두 갖추고 있다(그림 10-41).

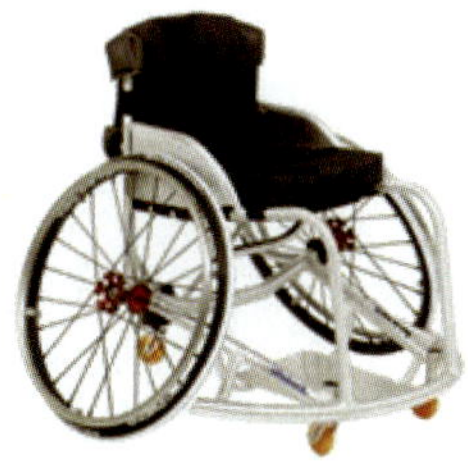

그림 10-41 스포츠형 휠체어

3) 수동 휠체어의 구성요소 및 측정방법

(1) 프레임(frame)

프레임은 접이형 프레임(folding frame)과 일체형 프레임(rigid frame) 두 종류가 있으며,

접이형 프레임(folding frame)은 두 개의 십자형 구조로 구성되며, 프레임이 구부러져 충격흡수 기능을 하여 승차감이 좋고 접을 수 있어서 자동차 등에 수납이 용이한 반면 구조적으로 무거운 단점이 있다(그림 10-42).

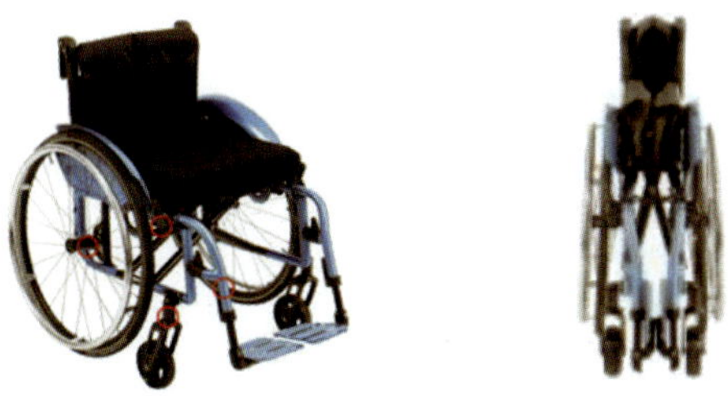

그림 10-42 접이형 프레임

일체형 프레임(rigid frame)은 부품의 수가 적고 일체형이기 때문에 충격흡수가 되지 않아 승차감이 떨어질 수 있으나, 추진이 용이하여 활동적인 환자에게 유용하다(그림 10-43).

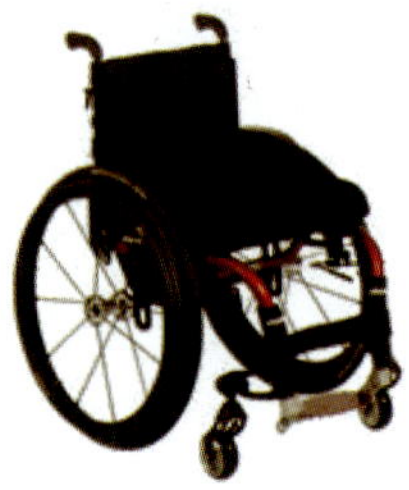

그림 10-43 일체형 프레임

(2) 좌석(seat)

휠체어의 좌석은 환자의 체중이 골고루 분배되도록 하고, 욕창 발생을 최소화하기 위해 체중이 볼기뿐만 아니라 넙다리 부위에도 분산되도록 한다. 좌석이 너무 넓으면, 몸통 정렬 유지 및 핸드림에 손을 뻗기가 어려워질 뿐만 아니라 전체 너비가 증가하여 출입문을 통과할 때 어려움이 발생할 수 있다. 반면 좌석이 너무 좁으면, 피부 찰과상이나 엉덩관절 및 넙다리 부분에 욕창이 생길 수 있다. 좌석의 앞뒤길이가 너무 짧으면 체중부하 면적이 줄어 볼기에 압력이 편중되며, 앞뒤길이가 너무 길면 오금부가 과다하게 압박될 수 있다. 잘못된 휠체어 사용은 욕창, 관절 구축 및 독립성 감소 등을 초래할 수 있기 때문에 환자의 특성을 고려한 처방이 필요하다(그림 10-44).

① 좌석의 폭

휠체어 사용을 위해 사용자의 엉덩관절이나 넙다리 부위의 가장 넓은 곳을 측정하여 이 측정치에서 2.5~5cm를 더해주면, 타이어, 측면 가이드, 팔 받침대와 마찰되는 것을 막아주고 좌석 내에서 어느 정도 움직일 수 있는 최소공간을 제공할 수 있다

② 좌석의 깊이

환자의 체중을 분산시키고 뼈 돌출부에 체중이 집중되는 것을 줄여주기 위해 엉덩이 뒷면부터 구부린 무릎의 뒷면까지 측정한 후 5~7cm를 빼서 최적의 체중 지지면을 제공하고 오금부가 압박되지 않게 한다. 척추 보조기 또는 등 받침

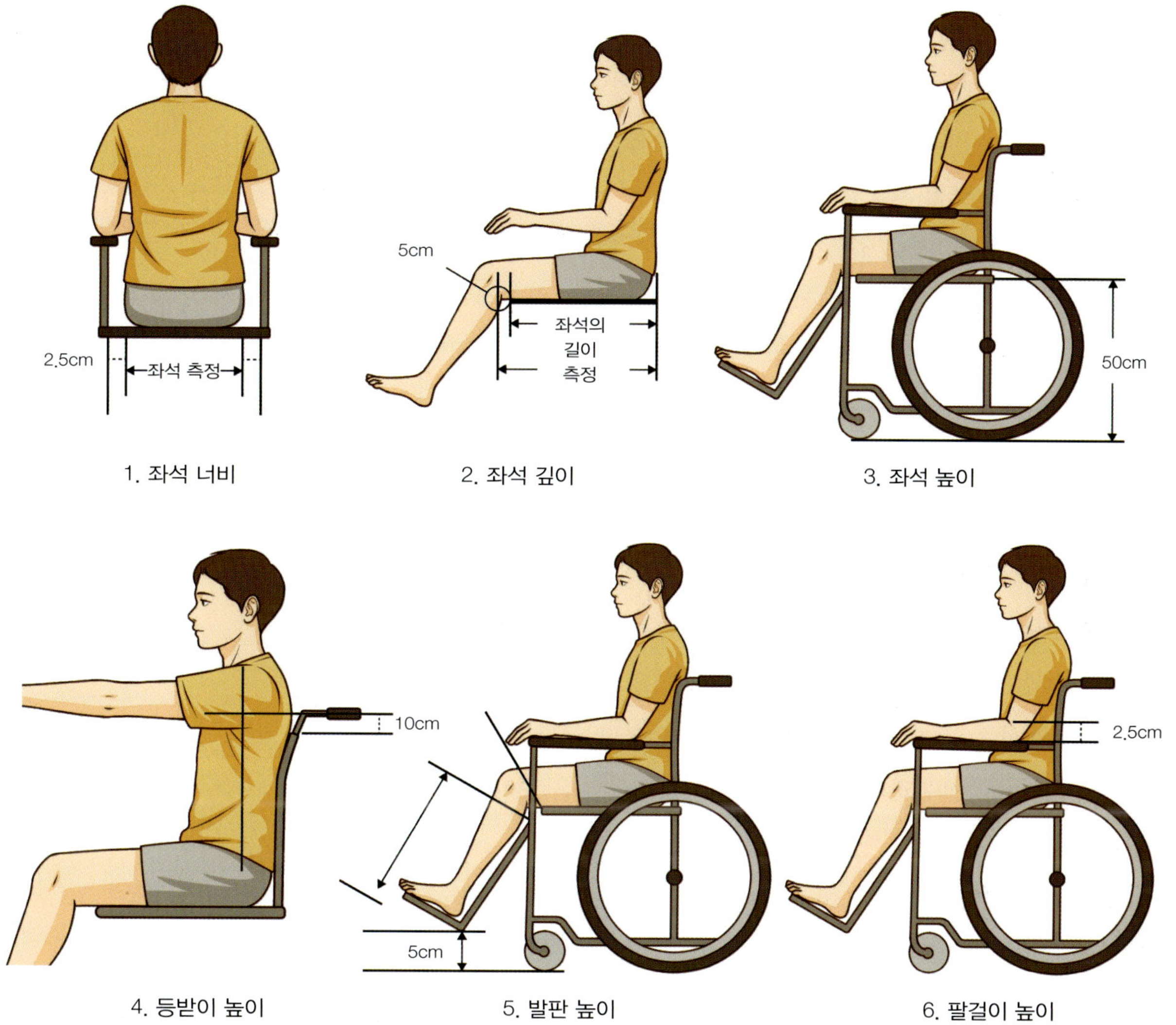

그림 10-44 휠체어 측정법

대 쿠션을 사용할 경우, 전방으로 더 나아가 앉게 되므로, 사용 여부를 확인해야 한다. 반대로 표준형 좌석이 너무 깊을 때는 2.5~5cm의 등 받침대 쿠션을 사용하여 깊이를 조절할 수 있다.

③ 좌석의 높이

적정 좌석의 높이는 발이 지면에 닿게 한 후 다리 오금 부위에서부터 발뒤꿈치 바닥면까지의 측정치에서 2.5cm를 뺀다.

④ 좌석의 종류

접이식 프레임이 적용된 휠체어의 경우 좌석도 접이식이기 때문에 중간부분이 내려앉게 되므로 딱딱한 좌석쿠션을 함께 사용한다. 좌석쿠션을 사용할 경우 좌석의 높이가 높아지므로 휠체어 측정 및 처방 시 이를 고려해야 한다. 감각소실이 있는 경우 욕창 방지를 위해 쿠션이나 방석을 함께 사용한다. 변기형 좌석은 화장실 좌석 모양의 패드, 좌석-보드커버, 환자용 변기가 포함된 좌석으로, 화장실 출입이 어려운 경우나 요실금이 있는 사람, 화장실에서 오랫동안 앉아 있어야 하는 사람에게 적용한다.

⑤ 등받침대(backrest)

받침대의 높이와 각도는 환자의 체격, 수동적인 몸통 지지, 환자의 운동능력에 대한 요구도 등에 따라 달라진다.

받침대의 높이는 일반적으로 20~50cm가 표준 사이즈이며 뒤로 눕혀지는 등받침대를 사용할 경우는 62.5cm까지 사용된다. 이상적인 등 받침대의 높이는 어깨뼈아래각에서 2.5~5cm아래로 하며, 이 높이는 피부나 기능적으로 방해가 되지 않고 등받이 위 테두리에서 어깨뼈의 마찰 없이 등을 지지할 수 있기 때문이다.

좌석과 등 받침대 간의 각도는 0~90°까지 다양하며, 일반적으로 수직 각도가 적합하지만 때때로 균형과 기능을 위해 3~10° 사이에서 사용하기도 한다.

⑥ 머리 받침대(head rest)

머리 받침대는 목 근육이 약하거나, 기형 교정 및 지지, 또는 뒤로 눕혀진 자세에서 머리를 지지하기 위해 사용하며 머리와 목의 자세, 근긴장 그리고 연하작용에 영향을 미친다. 환자의 목 근력에 따라 머리 받침대 선택을 고려해야 하며, 근력이 정상인 척수손상 환자의 경우는 등 받침대가 뒤로 젖혀졌을 때 지지만하기 때문에 단순형이 적합하지만 뇌성마비와 같이 심한 경직과 비대칭적인 자세가 있는 경우 머리의 조절이 어려우므로 고정형이 적합하다(그림 10-45).

⑦ 팔받침대(armrest)

팔받침대는 팔을 지지하고 엉덩이 부위 압력 감소 및 체중 이동에 도움을 줄

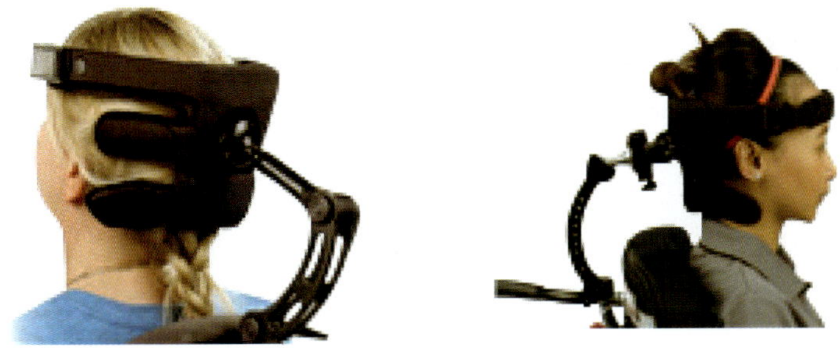

그림 10-45 머리 받침대

수 있다. 측면가드가 있어 바퀴나 바퀴살로부터 환자의 옷이 엉키거나 손상되는 것을 막아줄 뿐만 아니라 흙과 같은 이물질이 튀는 것도 막아준다. 팔의 높이가 너무 낮을 경우는 등이 굽은 자세를 초유발하여 피로 증가 및 호흡에 영향을 미칠 수 있고, 너무 높을 경우는 어깨뼈가 올라가고 추진 시 핸드림을 잡는데 방해가 되므로 정확한 높이가 중요하다. 평균적으로 팔 높이는 좌석 높이에서 위팔뼈 가쪽위관절융기까지의 길이를 측정한 후 2.5cm를 더하여 팔꿉관절이 몸통의 중심선보다 약간 앞에 있는 것을 보상할 수 있도록 한다.

⑧ 다리 받침대(leg rest)

다리 받침대는 다리를 지지하고 바닥에 닿지 않도록 해주며 넙다리 아래에 압력이 집중되는 것을 줄여주는 역할을 한다. 고정형, 분리형, swing-away, 거상형 등이 있으며, 휠체어를 타고 내릴 때 이동하는 방법에 따라 선택하며 전

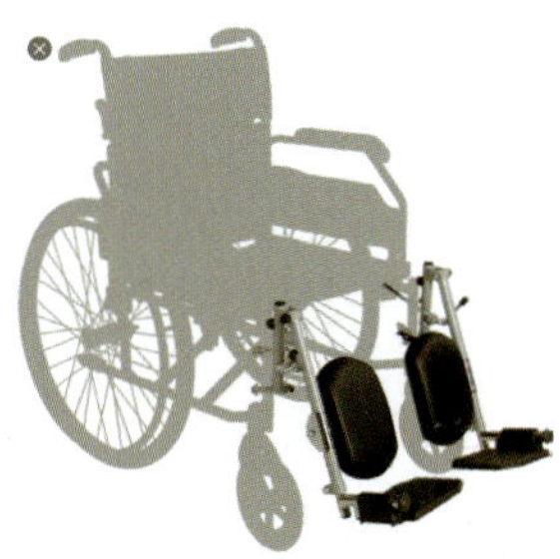

그림 10-46 다리 받침대

하방으로 약 20° 각도로 연장되어 작은 바퀴의 움직임을 방해하지 않게 되어 있다. 다리 받침대의 끝부분에는 직각으로 발판이 부착되며 발이 90° 회전할 수 있는 회전축이 있다(그림 10-46).

⑨ 발판(foot plate)

발판의 최적 높이는 적어도 바닥에서 5cm 높이이고 좌석 쿠션 등을 사용하여 좌석 높이가 높아질 때마다 발판 간격을 조절해야 한다. 표준형 발판은 환자의 발 크기, 경직의 정도 등 신체상태뿐만 아니라 활동 수준까지 고려하여 선택해야 한다. 환자의 발을 고정하기 위해 스트랩과 발꿈치 지지대를 적용할 수도 있으며, 회전축을 통해 발판을 펴고 접을 수 있어 휠체어 사용 동안 발판을 펴서 발을 올려놓고 사용하지 않을 때는 접어 움직임에 방해되지 않도록 할 수 있다.

⑩ 타이어(tire)

타이어는 실내의 부드러운 바닥에서 주로 사용할 것인지 아니면 거친 지형의 실외에서 일차적으로 사용할 것인지를 고려해야 한다. 수동 휠체어에 사용되는 구동바퀴 타이어의 직경은 50~65cm로 다양하지만 60cm가 가장 많이 사용된다.

⑪ 구동바퀴

휠체어의 뒤에 위치하는 큰 바퀴로 휠체어의 추진과 가동이 되게 하는 구성요소이다. 바퀴살의 모양에 따라 mag형과 spoke형이 있으며, mag형은 플라스틱 재질의 허브와 바퀴살이 넓으며 관리가 용이한 장점이 있고 spoke형은 자전거

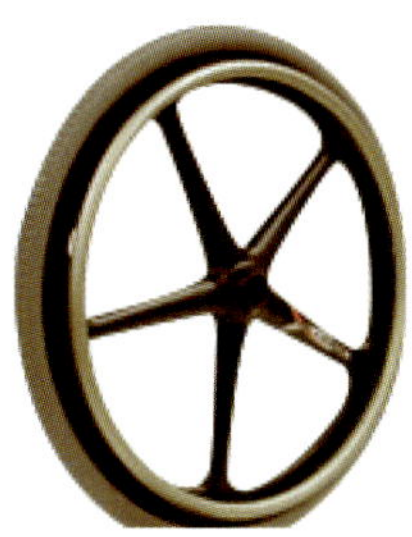
A

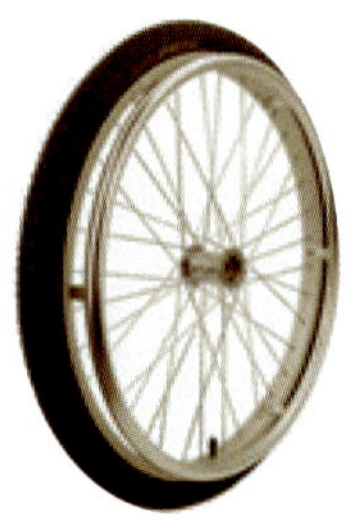
B

그림 10-47 구동바퀴(A. mag형, B. spoke형)

바퀴와 동일한 모양이며, 충격 흡수에 더욱 효과적이다(그림 10-47).

⑫ 작은 바퀴

휠체어의 조향장치 역할을 하며, 방향전환을 가능하게 하고 작은 장애물이나 보도 턱, 엘리베이터 간격 등에 효과적으로 사용되므로 생활환경에 맞게 크기를 선택하여 사용해야 한다. 일반적으로 15~20cm 바퀴를 가장 많이 사용한다(그림 10-48).

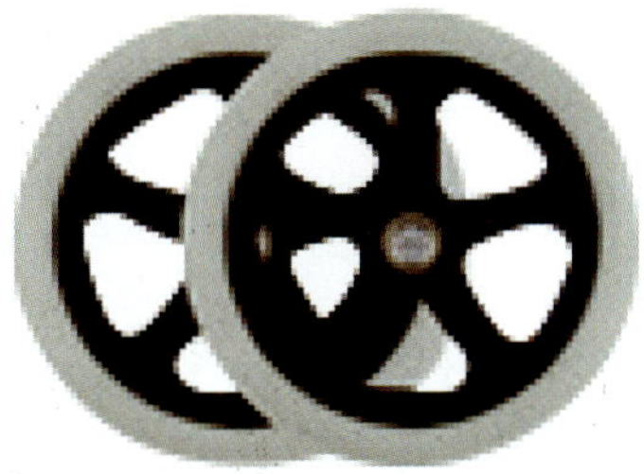

그림 10-48 **작은 바퀴**

⑬ 욕창 방지용 방석

척수 손상으로 인하여 하반신 마비가 있는 장애인이 활동형 휠체어를 사용할 때 욕창방지를 위하여 사용하는 방석으로 공기 주머니형, 벌집형, 실리콘형 등 다양한 압력분산과 압박 해소를 위한 방석들이 있다(그림 10-49)

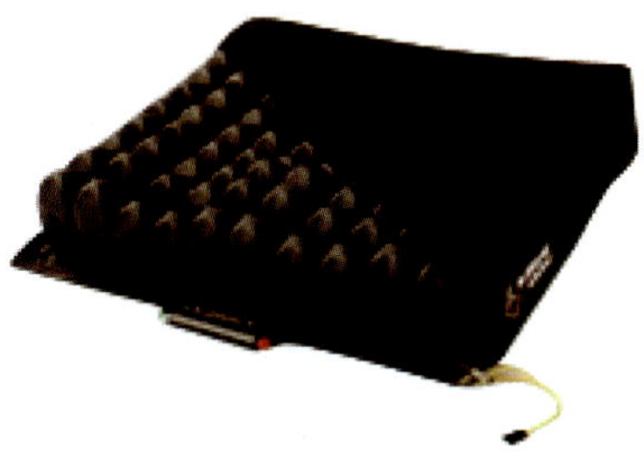

그림 10-49 **욕창방지용 방석**

5 스쿠터(scooter)

스쿠터는 휠체어의 조이스틱을 사용하지 않아도 될 만큼 팔의 조절 및 균형 능력이 있고 몸통 및 하지 조절이 가능한 사람에게 적용된다. 독립적으로 이동할 수 있고 방향전환 시 몸통의 체중 이동이 가능해야 한다. 노인이나 다리 절단자에게 적합하며, 바퀴가 3개 또는 4개로 구성되지만 4바퀴가 더욱 안정적이다(그림 10–50)

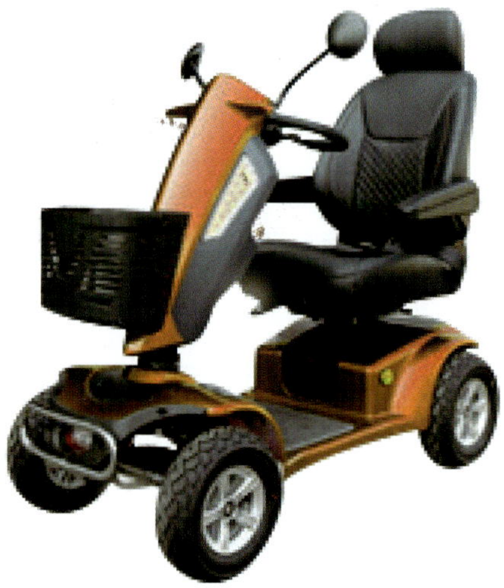

그림 10–50 스쿠터(scooter)

6 스트레처(stretcher)

스트레처는 환자가 누운 채로 이동할 수 있는 이동장비로서, 환자가 직접 구동하는 것과 수동적으로 사용되는 것이 있다. 직접 구동하는 것은 휠체어와 동일한 구동바퀴를 사용하며, 핸드림이 부착되어 있다. 스트레처를 사용하여 밴 등의 차량에 직접 탑승하고 운전하는 경우도 있다(그림 10−51).

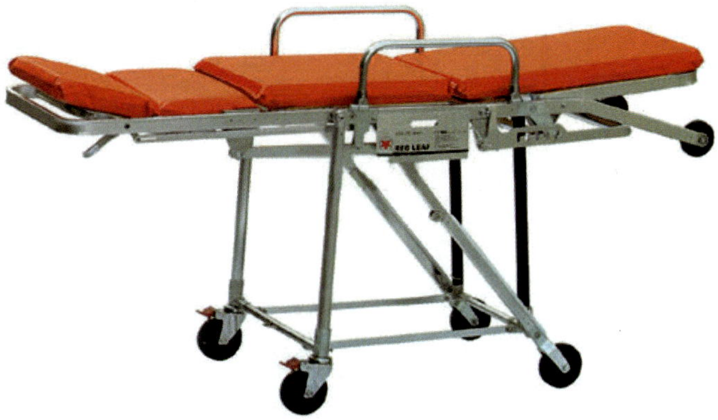

그림 10−51 스트레처

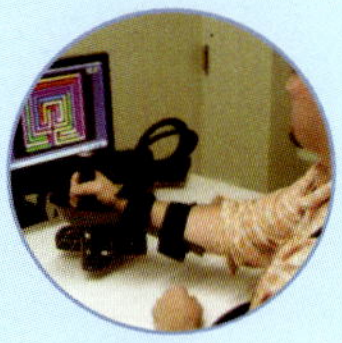
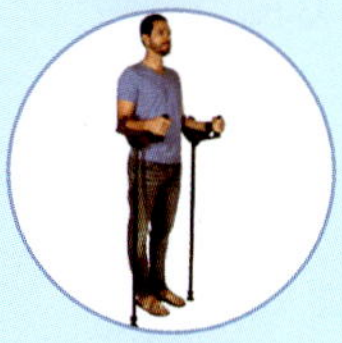
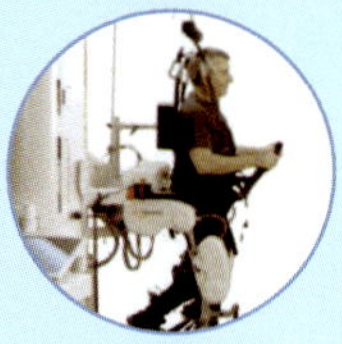

11

CHAPTER

재활로봇

학습목표

1. 재활로봇의 필요성을 설명할 수 있다.
2. 재활로봇의 분류를 설명할 수 있다.
3. 재활로봇의 질환별 효과를 설명할 수 있다.

핵심용어

- 헬스케어(health care)
- 보행보조로봇(robot assisted walking device)
- 재활로봇(rehabilitation robot)
- 일상보조용로봇(assistance robot)
- 치료용로봇(therapy robot)
- 착용형로봇(wearable devices)

개 요

최근 노령인구증가와 과학기술 발달, 인공지능 발달에 따라 급격히 발전하고 있는 헬스 케어 영역에서 로봇은 새로운 대안과 방식으로 제안되고 있다. 이는 로봇을 통하여 기존에 오직 사람에 의해 행해져 왔던 간병, 진단, 재활 등의 헬스케어(health care) 서비스를 새로운 시스템과 장비 때문에 발전시키는 것을 의미한다. 헬스케어 시장에서 로봇이 새로이 대두되는 데는 단순히 인력문제에 의해서만은 아니라 비용 절감과 기계화, 전자화를 바탕으로 더욱 정밀하고 치료와 활동 보조를 강화하는 데도 목적이 있다. 헬스케어 로봇 분야는 크게 수술 로봇, 병원 로봇, 재활 로봇으로 구분되며 이를 세부적으로 다시 수술 지원 로봇, 병원 물류 로봇, 소독 로봇, 간호 로봇, 재활 로봇, 로봇 관절 등으로 분류시킬 수 있다. 시장조사업체 Tractica에 따르면 보건 의료용 로봇은 2016년 기준으로 약 3,400대에서 2021년에는 3만 8,400대를 넘어설 것으로 전망된다.

1 재활 및 요양 분야 로봇

재활 및 요양 분야 로봇은 신체적, 사회적, 인지 기능과 의사소통 능력을 치료하기 위한 서비스를 제공하거나 만성적인 신체장애로 인해 일상생활 능력을 수행할 수 있게 지원하는 부분까지를 포함한다. 재활 및 요양 분야 로봇은 크게 치료용과 일상보조용으로 구분할 수 있다. 치료로봇(therapy robot)은 운동치료와 인지 치료를 포함하고 전산화된 정보를 바탕으로 그것을 평가하게 도와준다. 일상생활로봇(assistance robot)은 인간의 삶에 있어 가장 기본적인 수행능력인 일상생활 동작을 최소한으로 할 수 있게 도와주어 인간의 삶의 질에 직접적인 영향을 준다(그림 11−1).

1) 치료용 로봇

치료용 로봇은 팔과 다리의 운동 치료, 자폐 아동의 의사소통 교통, 뇌성마비, 발달장애 아동을 위한 탐구 활동 등이 여기에 포함된다. 치료용 로봇은 치

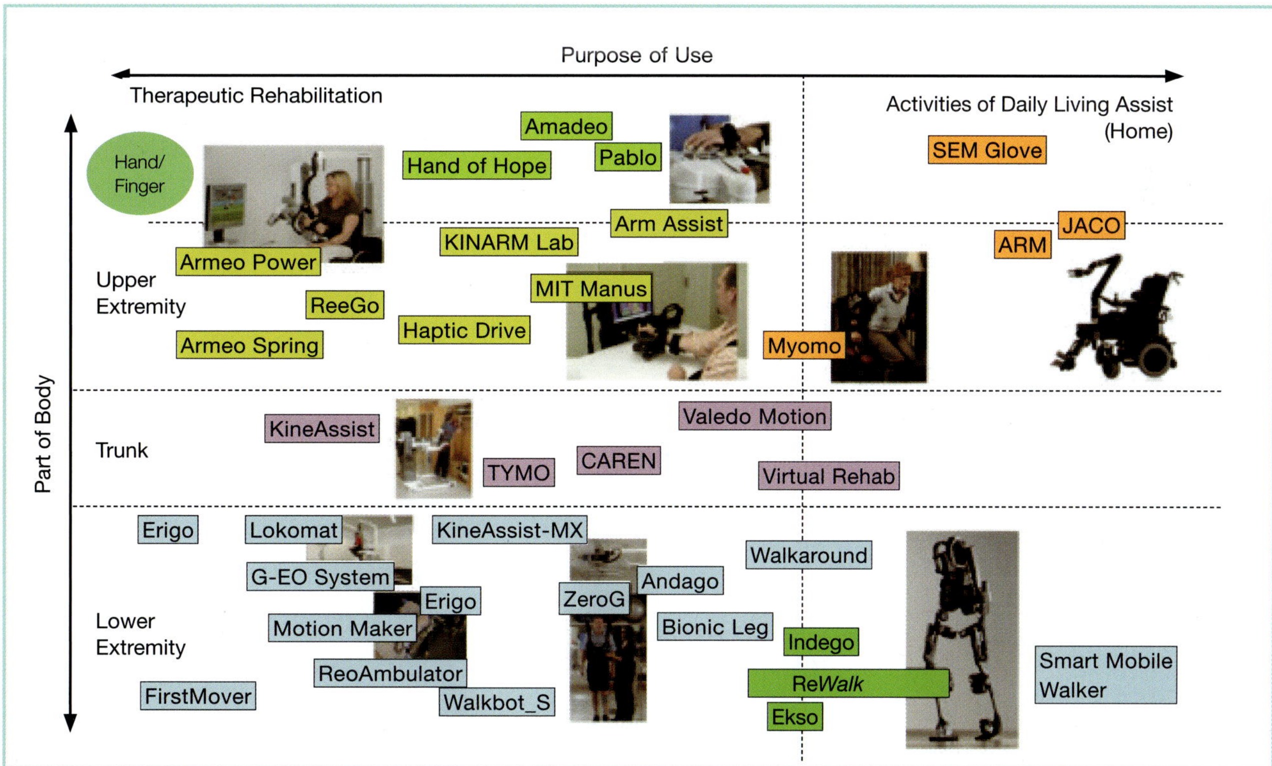

그림 11−1 재활 및 요양 분야 로봇의 분류

표 11-1 재활 및 요양분야 로봇의 분류

분류	목적
치료용 로봇	팔과 다리의 운동 치료 자폐아동의 의사소통 교육 뇌성마비, 발달장애 탐구 활동
일상생활 보조용 로봇	작업, 이동, 인지 개선을 위한 로봇

료사가 이용자가 되어 환자를 치료하는 도구로써 사용할 수도 있지만, 기능에 따라 물리치료사와 작업치료사의 역할을 대신 수행하는 목적도 포함된다..

2) 일상생활 보조용 로봇

일상생활 보조용 로봇은 환자의 일상생활 동작을 더욱 원활히 수행하기 위한 작업, 이동, 인지에 그 목적을 두고 있으며 작업을 위한 보조 장치는 고정플랫폼, 휴대용플랫폼, 모바일 자율로 분류되어 직장과 가정에서의 활동 보조에 도움을 준다. 이동장치는 내비게이션이 장착된 휠체어와 이동로봇이 여기에 포함되어 환자의 이동능력 증진과 낙상 방지에 도움을 준다. 인지로봇은 치매, 자폐 등 의사소통과 정신건강에 장애가 있는 환자들에게 도움을 준다(표 11-1).

2 주요 분야 및 예시

1) 물리치료용 로봇

신경계 손상이 있는 환자에게 있어 독립적인 보행과 독립적인 팔과 손의 기능을 회복하기 위해서는 큰 비용과 시간이 필요하고 무엇보다 물리치료사와 작업치료사의 헌신적인 노력, 지식, 창의성, 경험을 쏟아내야 한다. 그런 노력과 과학적인 근거에도 불구하고 보험사에서는 의료비 지출을 막기 위해 재활 치료에 대한 급여를 제한하고 있으며, 의료수가 자체도 높지 않아서 이는 물리치료사의 근무환경에도 영향을 주는 요소로 강조되고 있다. 또 물리치료사는 환자의 독립적 보행과 균형능력, 감각, 팔과 손의 기능을 회복하기 위해 상당한 힘과 피로, 민첩성이 요구되는 부분이 있으므로 물리치료용 로봇의 개발은 필요하다고 볼 수 있다. 로봇을 사용하게 되면 환자의 뇌 가소성을 회복하기 위한 적절한 과제와 강도, 속도를 자료화시켜 체계적으로 조절하고 기록할 수 있으며, 물리치료사는 그것을 바탕으로 효율적인 운동학습과 관리, 회복을 기대할 수 있다. 하지만 로봇은 아직도 걷기, 닿기, 쥐기, 목의 움직임 등의 다양하고 섬세한 움직임을 구현해내기 어려우며, 환자의 상황과 인지에 맞춰 다양한 대응을 하기에 매우 역부족인 것은 사실이다. 최근에는 웨어러블 디바이스로 불리는 착용형 로봇(wearable devices)을 통해 좀 더 가볍고 치료의 자율성도 강조된 장비로 개발되고 있다.

2) 최초의 물리치료 로봇 MIT-MANUS

미국의 MIT가 개발한 MIT-MANUS 는 환자가 스크린 위의 표적을 커서로 이동시켜 팔의 움직임을 다양한 각도로 학습하게 하는 비디오 게임 기반의 로봇이다. MIT-MANUS 는 환자의 신체 조건과 환경에 따라 조정이 가능한 제어기를 통해 움직임을 보조하고 수직 운동, 손목운동, 손으로 쥐기 등의 다양한 손과 팔 기능의 모듈을 개발하였다. 비디오 게임을 기반으로 하다 보니 실시간 측정이 가능하며, 데이터에 따라 운동프로그램의 변화와 운동강도를 조정할 수 있다(그림 11-2).

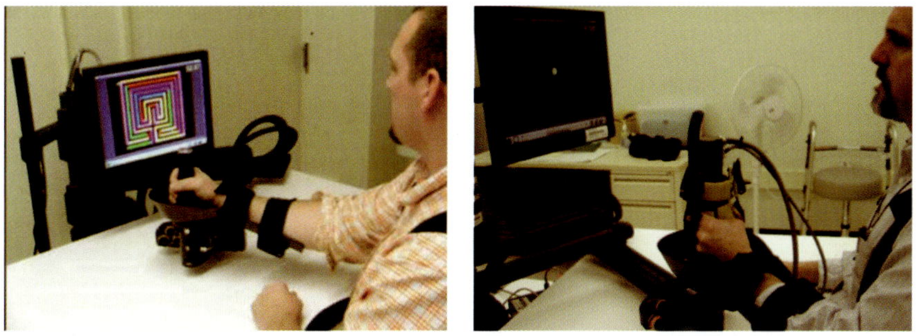

그림 11-2 MIT-MANUS

3) MIT-MANUS 이후의 로봇

MIT-MANUS 의 개발 이후에 많은 제작사에서 더욱 섬세한 움직임을 구현할 수 있는 로봇팔과 장치를 추가하고 듀얼모터를 통한 양쪽 움직임을 사용할 수 있도록 발전시켰으며, 단순 재활로봇(rehabiliation robot)을 넘어 센서와 가상현실을 바탕으로 더욱 입체적으로 몰입할 수 있는 시스템으로 개발되었다(표 11-2).

표 11-2 MIT-MANUS 이후의 개발 로봇

장비	목적	사진
MIME	Puma-560 로봇팔을 이용한 자연스러운 팔의 움직임구현	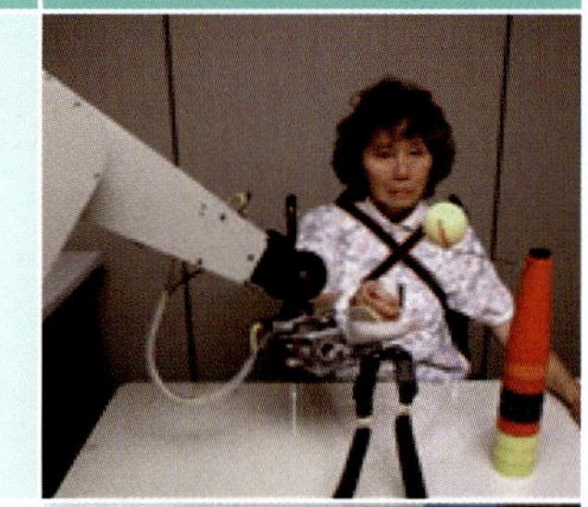
ARM Guide	트롬본 모양의 장치를 통한 팔의 직선운동 지원	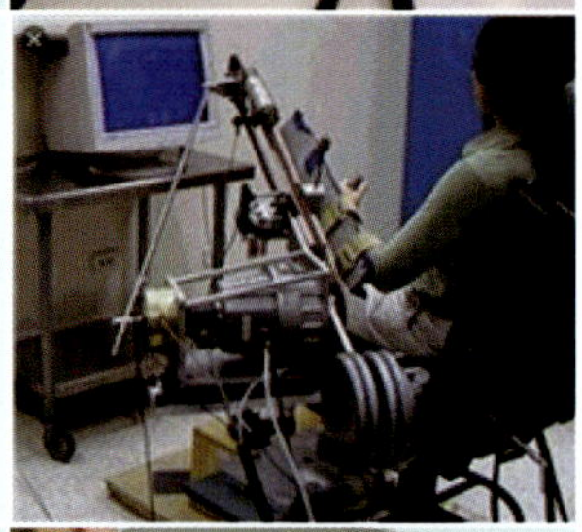
Bi-Manu-Track	듀얼 모터를 통한 양손의 손목 굽힘의 조절지원	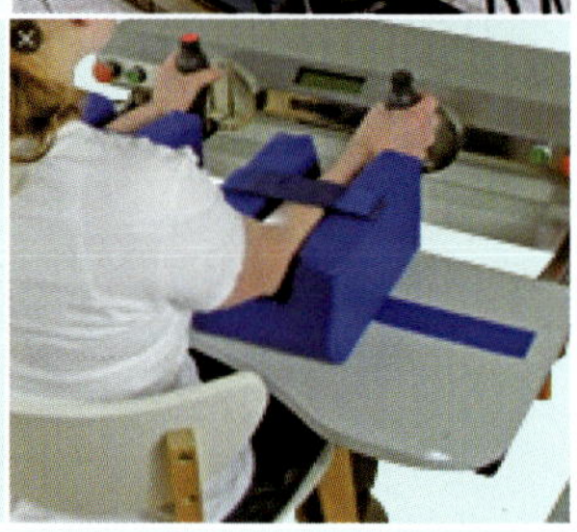
GENTLE/s	상용 로봇인 HapticMaster를 활용한 비디오 게임방식의 동작 훈련	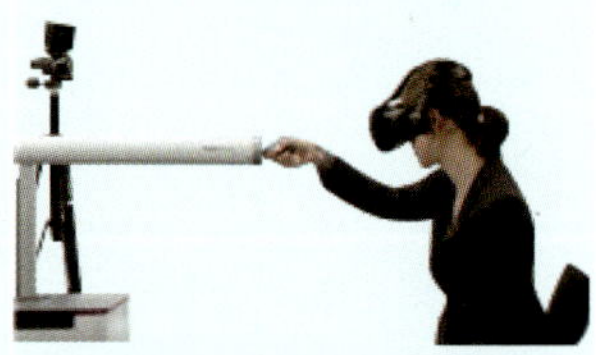
T-WREX	탄성 밴드를 통한 팔의 지지와 높은 자유로를 지원하는 수동형 외골격 장치	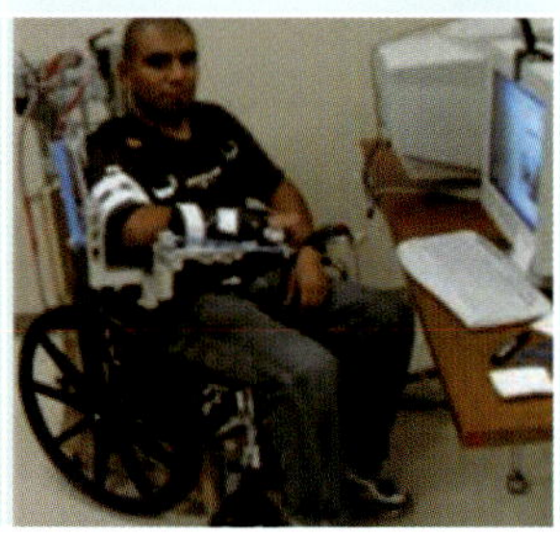

표 11-2 MIT-MANUS 이후의 개발 로봇

장비	목적	사진
ARM-In	팔의 움직임을 더욱 자연스럽게 개선하고 몰입형 가상현실디스플레이와 햅틱기술을 적용	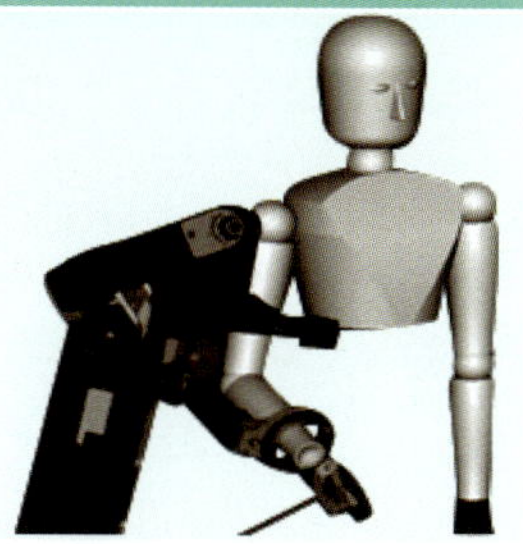
Lokomat	외골격을 통한 자연스러운 걷기 운동	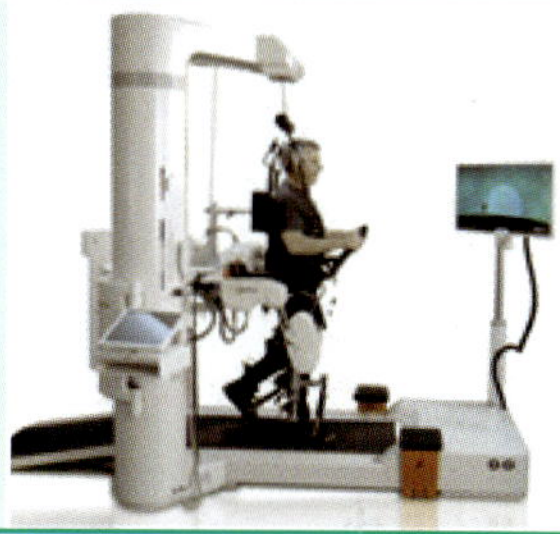

4) 장애 보조용 로봇

장애 보조용 로봇은 기존 치료하는 방식에서 벗어나 로봇을 통해 기능적 독립성을 확보하고 일상생활 활동을 원활하게 하여 삶의 질을 높이는 데 그 목적이 있다. 장애 보조용 로봇은 의사소통능력, 인지능력, 신체활동 능력이 저하된 환자를 위해 개발된 재활, 요양 로봇의 시스템에 인공지능 기술이 결합하여 고유수용성 감각뿐만 아니라 시각과 청각을 포함해 더욱 정확하고 정밀한 움직임을 구현하는 데 그 목적이 있다. 장애 보조용 로봇은 크게 작업장이나 주방, 화장실, 침실 등 일상생활 동작 수행을 도와주는 작업보조용 로봇과 휠체어에 추가 부착하여 휠체어의 편의성을 증진하거나 핸들을 통해 바퀴를 조종하고 바퀴가 달린 보행기 혹은 로봇 다리에 초음파 센서를 부착하여 장애물을 감지하고 충돌을 방지할 수 있는 기능이 있는 이동 보조용 로봇, 환자가 물리적으로 접촉하지 않아도 약간의 몸짓과 음성기반 인식을 통해 목적하는 물건을 만지거나 조절할 수 있고 정서적인 교감과 의사소통을 교육할 수 있는 인지 보조용 로봇으로 구분할 수 있다(표 11-3).

표 11-3 장애 보조용 로봇의 분류

장비	구분	이름	사진
작업보조 로봇	고정식	PUMA-260	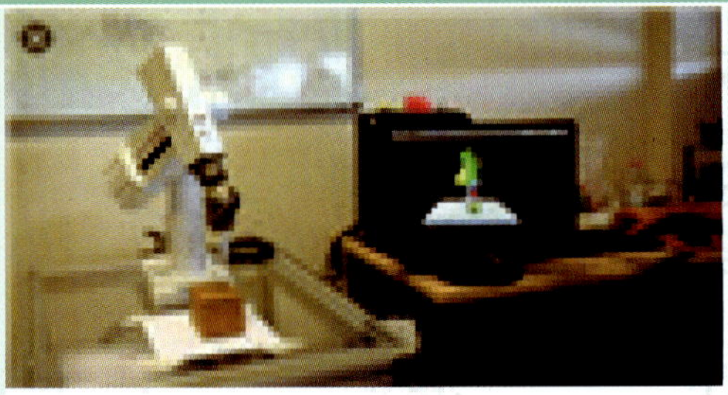
	이동식	Toyota HSR	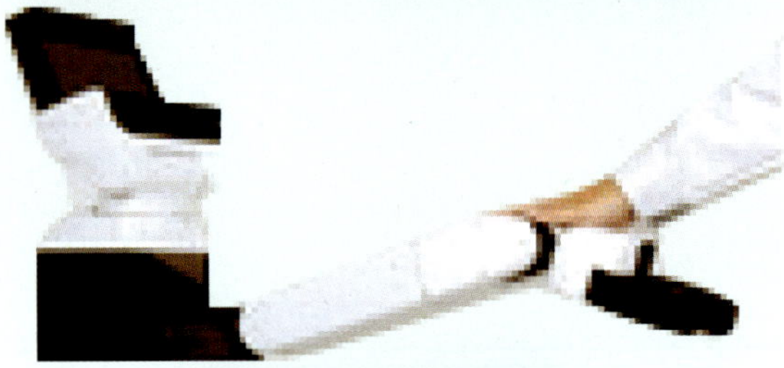
이동 보조 로봇	휠체어 내비게이션	PerMMA	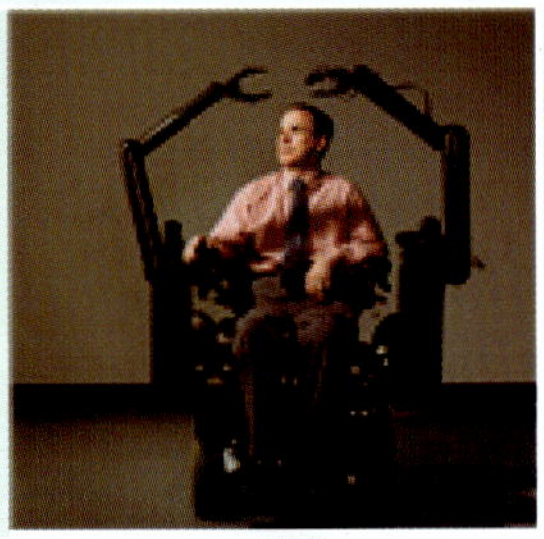
	보행보조 로봇	HAL	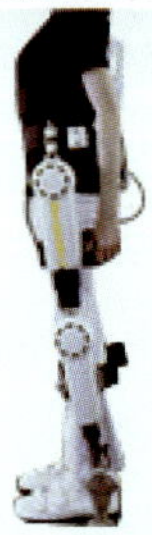
인지 보조 로봇		Paro	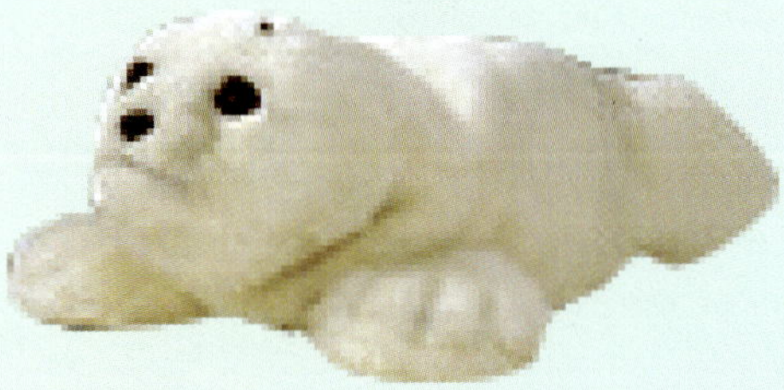

5) 국내 의료재활 로봇 보급과 활용

국립재활원은 보건복지부와 산업통상자원의 서로 간의 협력을 통해 한국 로봇산업진흥원의 시장창출형 로봇 보급사업의 목적으로 2012년부터 시행된 의료재활 로봇 보급사업을 진행하고 있다. 국립재활원은 2012년부터 보행 재활

표 11-4 국내 의료재활 로봇 보급 현황

연도	2012	2013			2014	
로봇	보행재활로봇 (Walkbot s) 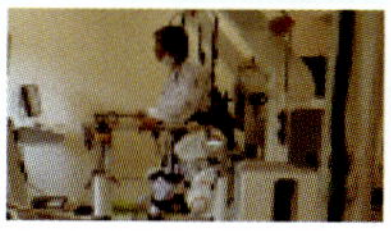	식사보조로 (Care Meal) 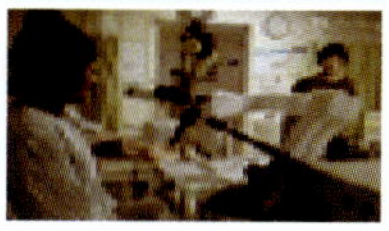	상지재활로봇(Neu-ro–X) 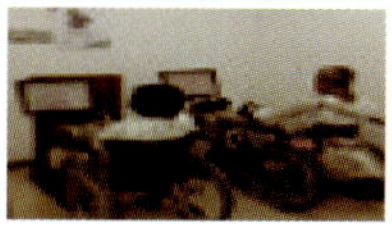	전동이승로봇(Rob-in–T) 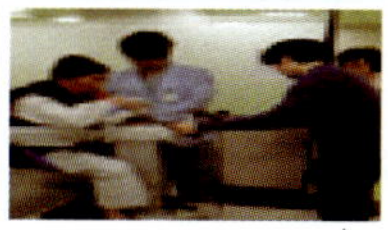	체간보정재활로봇 (3 DBT–33) 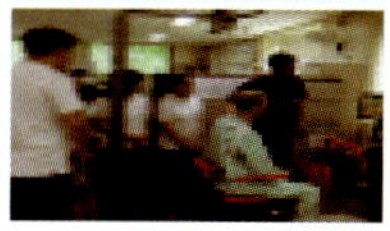	손재활로봇 (RAPAEL Smart Glove) 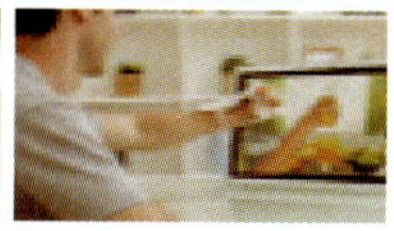
보급대수	4대	20대	4대	20대	8대	14대
보급기관	국립재활병원 서울대학교병원 양산부산대학교병원 연세대학교 원주기독교병원	국립재활병원, 동아대학교병원 충남대학교병원, 양산부산대학교병원 대구광역시보조기구센터			국립재활병원 단국대학교병원 서울특별시 보라매병원 (분당서울대학교병원, 서울대학교병원) 분당제생병원	

연도	2015		2016		2017	
로봇	엔드이펙터형 보행재활로봇 (Morning Walk) 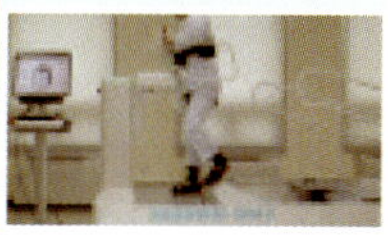	시각장애인용 독서확대로 (E–Bot Pro) 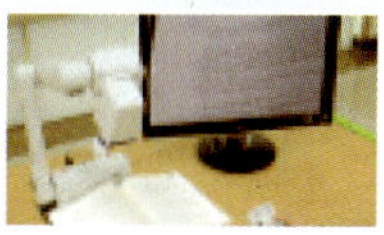	착용형 보행보조로 (Angelegs) 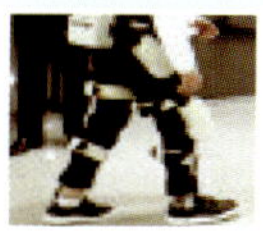	배설케어로봇 (CURA1020) 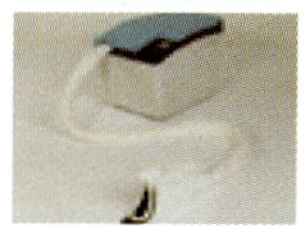	외골격제어형 보행재활로봇 (EXOWALK) 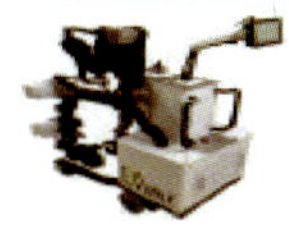	상지재활로봇 (3DBT–61) 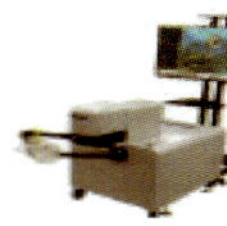
보급대수	3대	15대	4대	12대	3대	3대
보급기관	국립재활병원 국민건강보험 일산병원 제주권역재활병원 노원시각장애인복지관 실로암시각장애인복지관 한국실명예방재단		국립재활병원 고려대학교 안암병원 충남대학교병원 전남대학교병원		국립재활병원 충남대학교병원 동국대학교 일산병원	

연도	2018	2019	
로봇	외골격형 하지재활로봇(SUBAR) 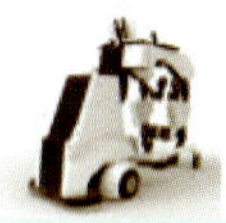	엔드이펙터형 보행재활로봇 (Moming Walk) 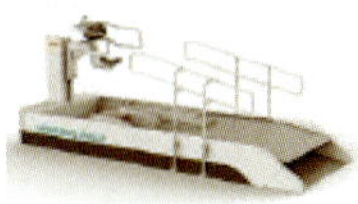	외골격제어형 보행재활로봇 (EXOW ALK Pro) 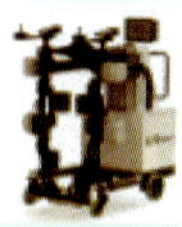
보급대수	3대	3대	3대
보급기관	국립재활병원, 중앙대학교병원, 한림대학교한강성심병원	중앙대학교병원, 연세대학교의과대학세브란스병원 인제대학교 일산백병원	

로봇 4대, 팔 재활, 손 재활, 몸통 재활, 다리 재활 등 다양한 분야의 총 15종 123대의 로봇을 25개 기관에 보급 하였으며, 여기에는 치료 재활 로봇과 식사 보조 로봇, 독서 확대 로봇, 이승 로봇, 배설케어로봇과 웨어러블 로봇도 포함 되었다(표 11-4).

3 물리치료 분야 주요 질병별 효과

1) 뇌 손상

재활로봇은 뇌졸중, 외상성 뇌 손상, 뇌종양에 가장 많이 적용되고 있으며, 2010년 Lo 등의 연구에 따르면 127명의 만성 뇌졸중 환자의 12주 적용한 뒤에는 큰 차이가 없었지만 36주 적용한 뒤에는 팔 재활 로봇이 뇌졸중 환자의 팔기 능과 일상생활의 수행능력 높은 효과를 보인 것으로 나타났다. 2009년 Schwartz의 연구에서는 3개월 된 뇌졸중 환자 67명을 대상으로 보행 훈련을 시행했는데 로봇을 병행한 환자에게서 더 높은 보행능력의 보였다고 한다. 세브란스 재활병원에서는 로봇 재활 치료에 대해 3단계를 적용해서 진행하는데 1단계에서는 기립 및 걸음마 훈련을 하고, 2단계에서는 보행 패턴을 익히기 위한 반복된 훈련과 팔운동, 3단계에서는 독립보행을 위한 훈련을 나눠서 진행한다. 이처럼 보행보조로봇(robot assisted walking device)도 각 환자에게 맞게 진행되는 체계성을 보인다(그림 11-3).

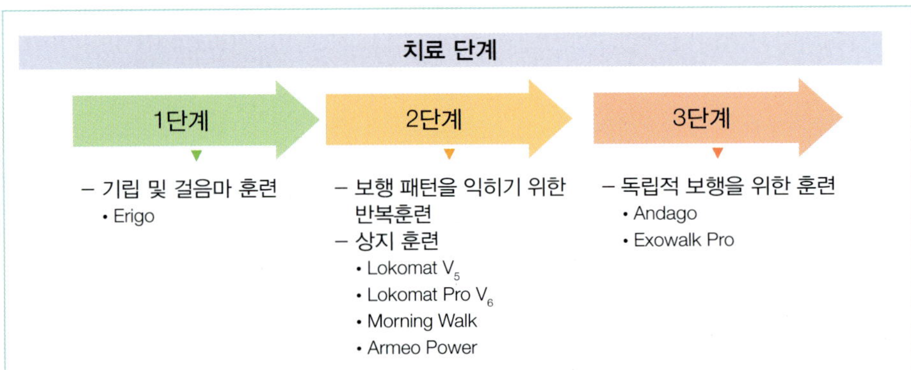

그림 11-3 보행보조용 로봇의 적용 단계

2) 척수손상

척수손상은 양쪽 다리에 심각한 운동 손상을 일으키고 강직도 뇌 손상에 비해 심하게 일어나기 때문에 보행 및 재활 과정에 있어 물리치료사의 상당한 노력이 필요하다. 아직 뇌 손상보다 연구는 부족한 편이지만 2013년의 Cortes의 연구에 따르면 10명의 목신경 손상 환자들을 대상으로 InMotion 3.0 Wrist Robot을 주 3회씩 6주간 시행한 결과 운동기능 향상 및 경직이 많이 감소하였다고 하였고, Del-Ama는 2014년에 외골격 로봇을 3명의 불완전 척수손상 환자에서 보행 훈련을 적용한 결과 유의한 보행능력의 향상을 보였다고 하였다. Hoekstra는 2014년에 10명의 불완전 척수손상 환자에게 Lokomat을 시행하였는데 심폐기능이 향상되었다고 한다(그림 11-4).

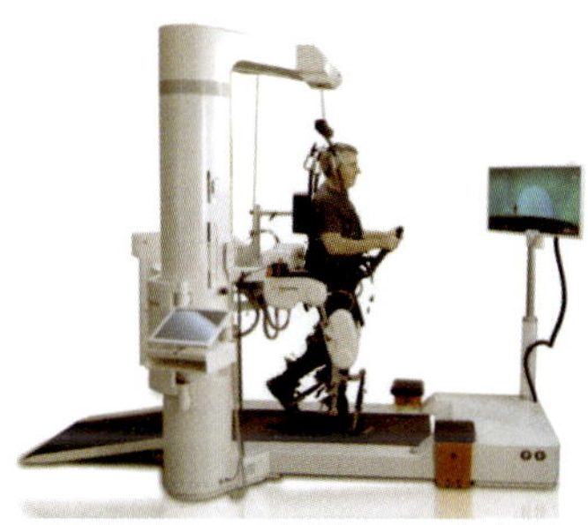

그림 11-4 Lokomat

3) 파킨슨병

파킨슨병은 특징적인 보행문제를 일으키는데, 좁은 보폭과 급격한 속도변화, 질질 끄는 보행 등을 보인다. 이러한 문제 때문에 파킨슨은 낙상 문제에 높은 위험도를 갖고 있어 트레드밀 훈련도 어려우므로 로봇 재활을 통한 보행 훈련이 절실이다. Picelli은 2012년에 34명의 중증도 이상의 파킨슨병 환자를 대상으로 Gait Trainer GT1으로 보행 훈련을 주 3회 한 달간 치료한 결과 자세 안정성이 더 향상되었다고 한다.

4) 뇌성마비

뇌성마비는 발달과정에 있는 뇌 손상이 있는 질환이라 충분한 보행 경험과 자세 조절 경험을 시켜주는 것이 중요하기에 역시 효과적인 로봇 재활이 필요하다 볼 수 있다. 소아용 Lokomat은 가상의 캐릭터를 이용하여 전진, 좌, 우를 통해 아이들의 몰입도와 높은 훈련 효과를 보일 수 있으며(그림 11-5), InMotion 2, AMADO 등의 팔 재활 로봇이 팔기능에 긍정적인 영향을 주는 것으로 밝혀졌다(Gilliaux 2015). 또 2013년의 Meyer-Heim의 연구에 따르면 Lomkomat과 Gait training GT 1으로 보행 훈련했을 때 높은 훈련 효과와 지속성도 있다고 보고되었다.

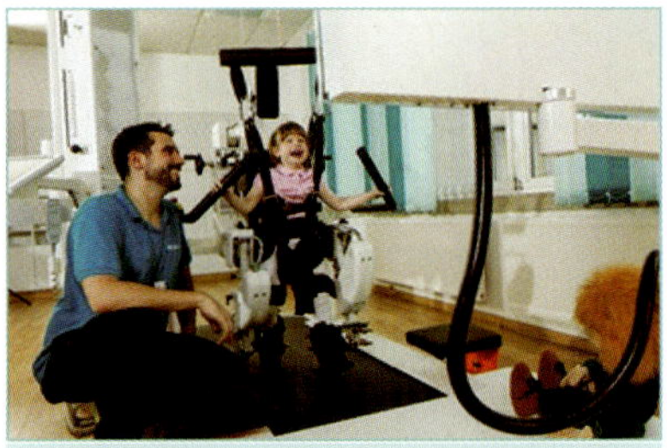

그림 11-5 소아용 Lokomat

참고문헌

- 강권영 외(2012). 의지 보조기학. 범문에듀케이션.
- 권미지 외(2008). 보조기 의지학. 정문각.
- 권순철, 이금주(2020). 국립재활원 의료재활로봇보급사업의 현황과 성과. 로봇과 인간. 17(1). pp.22-27.
- 김봉옥 외 옮김(2002). 재활의학에서 필요한 보조기학. 영문출판사.
- 김수범 보건산업 4차 산업혁명시리즈 : 헬스케어분야에서의 로봇 활용과 전망(2017). 보건산업브리프. 249.
- 김장환 외(2003). 의지 · 보조기학 제3판. 탑메디오피아.
- 김창한 외(2020). 의지보조기학5판. 탑메디오피아.
- 문명상 외(1989). 청소년기 특발성 척추 측만증에서 보스톤 보조기의 치료효과. 대한 정형외과학회.
- 문성기 외(2016). 물리적 인자치료 보조기학 및 의지학. 대한나래출판사.
- 문성기 외(2020). 보조기학 및 의지학. 대한나래출판사.
- 박근영(2009). 보조기를 이용한 당뇨발 치료. 한국의지 · 보조기학회지. 3(1). pp.21-26.
- 방문석 외(2012). 재활로봇 중개연구의 현황 및 발전전략. 국립재활원.
- 보조기의지학편찬위원회(2018). 보조기 의지학(사례실습용). 현문사.
- 송원경(2016). 재활로봇의 기술 동향. 한국통신학회지. 33(8). pp.10-18.
- 송창호(2011). 물리치료사를 위한 보조기학 및 의지학. 아프로.
- 신지철(2013). 상지의지의 임상적 적용. 한국의지보조기학회지. 7(1). pp.46-50.
- 신홍철 외(2010). 보장구학과 의지학. 현문사.
- 신홍철 외(2011). 보조기학과 의지학. 현문사.
- 안기찬 외(2009). 특발성 척추측만증에서 흉요천추보조기의 회전 변형 교정 효과. 대한척추외과학회지. 16(3). pp.173-176.
- 윤세원 외(2017). 임상보조기의지학. 범문에듀케이션.
- 이정원 외(2009). Trombly 작업치료학. 한미의학.
- 임상보조기의지학편찬위원회(2014). 보조기 의지학. 범문에듀케이션.
- 장민철 외(2015). 재활치료에서의 로봇의 이용. 대한의사협회지. 58(2). pp.141-146.
- 전민호 외(2013). 뇌질환 환자의 로봇 재활치료. 대한의사협회지. 56(1). pp.23-29.
- 정진우(2018). 보조기 의지학. 대학서림.
- 정진우 외(2015). 보조기 · 의지학. 대학서림.
- 정한신 외(2018). 보조기 의지학. 현문사.
- 홍채란 외(2014). 공역 스플린트 3판. 정담미디어.

- Bobechko WP, McLaurin CA, Motloch WM.(1968). Toronto orthosis for Legg-Perthes disease. Artif Limbs 12(2):36-41.
- Boulton AJM, Kirshner RS, Vileikyte L.(2004). Neuropathic diabetic foot ulcers. New Engl J Med. 351:48-55.
- christa lehnert schroth et al.(2015). 3차원적 척추측만증 치료. 영문 출판사.
- Cortes M et al.(2013) Improved moto performance in chronic spinal cord injury following upper-limb robotic training. NeuroRehabilitation.
- Curtis BH, Gunther SF, Gossling HR, Paul SW.(1974). Treatment for Legg-Perthes disease with the Newington ambulation-abduction brace. J Bone Joint Surg Am. 56(6):1135-46.
- Del-Ama AJ et al.(2014) Hybrid Gait training with and overground robot for people with incomplete spinal cord injury. Front Hum Neurosci.
- Eichenholtz, S. N.(1966). Charcot Joints. Springfield, IL, Cha rles C. Thomas.
- Gilliaux M et al.(2015). Upper limb robotic assisted therapy in cerebral palsy. Neurorehabil Neural Repair.
- Gram M, Kinnen E, Brown JA.(1981). Parapodium redesigned for sitting. Phys Ther. 61(5):657-60.
- Hoekstra F et al.(2013). Effect of robotic gait training on cardiorespiratory system in incomplete spinal cord injury. J Rehabil Res Dev.

- Lo Ac et al.(2010). Robot-assisted therapy for long-term upper limb impairment after stroke. N Engl J Med.
- Martin, Elizabeth A.(2003). Oxford Concise Medical Dictionary[6th edition 2002]. Oxford Paperback Reference. Oxford: Oxford University Press. p.199.
- Meyer-Heim A et al.(2013) Robot assisted and computer enhanced therapies for children with cerebral palsy. Semin Pediatr Neurol.
- Motloch W.(1971). The parapodium: an orthotic device for neuromuscular disorders. Artif Limbs. 15(2):36-47.
- Oh-Park M, Kim DD, Lee JM. Footwear and insole. In: Ko YJ, Kang SY(2009). Physical Medicine & Rehabilitation. 1st ed. Seoul: Jungmunkag. 286-289.
- Picelli A et al.(2012). Does robotic gait training improve balance in parkinson's disease?. Parkinsonism Relat Disord.
- Root, M.L., W.P. Orien, J.H. Weed, and RJ Hugher(1971). Biomechanical Examination of the Foot, Volume 1. Clinical Biomechanics Coporation, Los Angeles.
- Schwartz et al.(2009). The effectiveness of locomotor therapy using robotic assisted gait training in subacute stroke patients. PM R.
- Tachdjian MA, Jouett LD.(1968). Trilateral Socket Hip Abduction Orthosis For The Treatment of Legg-Perthes' Disease. Orthotics and Prosthetics. 22(2):49-62.
- Taher B, Mojtaba K, Amir A et al.(2017). Measurement of Milwakee brace pad pressure in adolescent round back deformity treatment. Asian Spine J.. 11(4):627-633
- Zaina F, Mauroy D, Grivas T, et al.(2014). Bracing for scoliosis in 2014: state of the art. Eur J Phys Rrhabil Med. 50(1):93-110.

- 서울의지 http://m.blog.daum.net/seoulbrace/
- 세브란스 재활병원 https://sev.iseverance.com/rehabil/hospital_guidance/support_dept/prosthetics_orthotics/artificial/arm/
- 재활로봇치료센터 세브란스 재활병원 https://sev.iseverance.com/rehabil/dept_clinic/treatment/robot/
- bmc의지재활센터 https://blog.naver.com/insole2002/2202 21153814
- msd 메뉴얼 https://www.msdmanuals.com/ko-kr/
- www.icrc.org. exercise for lower-limb amputees gait training.
- www.momentum.nu. training tips for leg amputees.
- www.physio-pedia.com/Gait_deviations_in_amputees
- www.semanticscholar.org/paper/Grasp-and-force-based-taxonomy-of-split-hook-Belter-Reynolds/3734a8817dddf8b686fbfae36d6262ce32635b0c
- www.steepergroup.com. prosthetic best practice guidelines.

ㄱ

가슴-뒤통수-아래턱 고정 보조기 148
가슴-허리-엉치 보조기 133
가쪽 세로활 지지 신발 수정 111
건너뛰기 보행 297
경성 드레싱 179
경성 척추 보조기 127
경성 발 보조기 95
계단 오르내리기 298
고정형 팔꿉관절 보조기 40
곡선형 지팡이 299
골반대 80
골반밴드 127
골반벨트 254
골반절단 197
관절융기 위 커프 현가장치 242
관절형 플라스틱 발목-발 보조기 66
교대형 보행기 290
교대형 보행 보조기 169
구두 굽 104
구두 삽입물 59
구두창 103
구축방지 180
구축방지를 위한 자세와 운동 176
굽힘형 손목 장치 212
궁둥뼈 링 78
궁둥뼈 수납형 소켓 250
금속형 발목-발 보조기 57
기능적 전기자극 보조기 67
기둥형 보조기 147
기립경사대 285
기립보조기 168
기본 기둥형 보조기 147
기본 맞섬 보조기 32
기타 발목-발 보조기 68
긴 맞섬 보조기 35

ㄴ

나이트 보조기 131
나이트 테일러 보조기 134
내골격(속뼈대)식 의지 20
내골격식의지 199
내부잠금식 팔꿉장치 220
넙다리 의지 20, 248
넙다리 절단 196
넙다리 코르셋 현가장치 242
노인 보행차 290
누운 자세유지 보조기기 283
뉴잉턴 보조기 161
능동 말단장치 209

ㄷ

다기능 시트 284
다리길이 차이 117
다리 보조기 55
다이알로크 75
다점형 지팡이 300
다축 무릎 251
다축 의지발 244
단일 스트랩 슬링 46
단일축 무릎 251
단축 의지발 244
달리기 전용 의지발 246
당뇨병성 발 궤양 102
데니스 브라운 보조기 164
동적 보조기 12, 39
뒤쪽 정지형 59
등-갈비뼈 벨트 123
등 밴드 128
등-허리-엉치 코르셋 126
뛰기 보행 295

ㄹ~ㅁ

리노크루저 엉덩관절 벌림 보조기 157
리스프랑 의지 234
링로크 73
마이크로프로세서 발목 관절장치형 의지발 246
마이크로프로세스 무릎 252
마찰력 9
마찰식 어깨장치 224
마찰형 손목장치 211
말단 장치 208
말단장치 204
머리-목-등 보조기 149
모듈형 284
모바일 암 서포트 50
몰드형 284
몰톤 신경종 101
몰톤 증후군 101

무릎 각도 조절형 보조기 86
무릎관절 이단 195
무릎관절 이단 의지 247
무릎관절 장치 71
무릎-발목-발 보조기 56, 70
무릎 보조기 56, 83
무릎뼈 위 현가장치 242
무릎뼈힘줄 스트랩 85
무릎 아대형 보조기 84
무릎 이단 의지 19
무릎패드 77
무릎힘줄지지 소켓 238
물리치료용 로봇 320
뮌스터 소켓 208
미관형 손가락 의지 205
미네르바형 149
밀워키 보조기 140

ㅂ

바깥굽은무릎 77
바퀴 달린 보행기 289
반경성 발 보조기 95
발가락 232
발가락 의지 233
발목관절 스트랩 63
발목관절 이단 194
발목관절 장치 59
발목-발 보조기 55, 56
발배뼈 패드 107
발 보조기 55, 91
발 의지 232
발 절단 193
발허리뼈 의지 233
발허리뼈 통증 100
발허리뼈활 114
배 지지대 129
밴드 62
밴드와 커프 71
버넬 등쪽 손목 보조기 37
벌림형 슬링 48
보강재 105
보스턴 보조기 141
보조형 발목관절 장치 61
보행기 289
보행기형 지팡이 300
복합 스트랩 슬링 46
볼기 밴드 82
분리형 소켓 207
비틀림 9
빠른 교환형 손목장치 212

ㅅ

사임 의지 19
삼각보행 295
삼변형 벌림 보조기 162
셔틀 로크 현가장치 241, 253
셀 91
소아기 절단 198
소켓 203
손가락 너클 밴드 28
손가락 보조기 28
손가락사이관절 굽힘 보조기 28
손가락사이관절 보조기 29
손가락사이관절 폄 보조기 29
손가락치우침 보조기 30
손가락 폄 보조 보조기 30
손가락 플랫폼 보조기 31
손목 관절이단 191
손목 굽힘제어 보조기 34
손목-손 보조기 34
손목 이단 의지 19
손목장치 211
손목 폄 보조기 35
손목 힘줄 운동 보조기 37
손바닥손목손 안정 보조기 36
손 보조기 32
손 보조기의 사용 훈련 40
손허리손가락관절 폄 보조기 33
쇼파르 의지 234
수동 기립경사대 285
수동 말단 장치 208
수동 휠체어 302
수술 후 무릎 보조기 83
수직 팔 슬링 48
스웨디시 니케이지 84
스코틀랜드식 보조기 163
스쿠터 314
스터럽 57
스텀프의 관리 175
스트랩 77

스트랩형 트위스터 166
스트레처 315
스파인코 보조기 144
스포츠 무릎 보조기 84
스프레더 바 167
슬링 45
신체 구동식 손가락 의지 205
실레지안 벨트 253
싸임 의지 235

ㅇ

아래팔 균형 보조기 50
아래팔 의지 19
아래팔의지 표준형 하니스 214
아래팔 절단 191
아래팔 지지형 크러치 292
아킬레스힘줄염 97
안쪽굽은무릎 패드 77
안쪽 롱 카운터 107
안쪽 세로활 지지 신발 수정 106
앉은 자세유지 보조기기 283
압박력 8
앞심 105
앞쪽 정지형 59
양방향 정지형 60
양쪽 아래팔/위팔 의지의 하니스 217
어깨걸이 47
어깨관절 벌림 안정 보조기 42
어깨관절 이단 192
어깨뼈 고정 보조기 44
어깨뼈사이밴드 129
어깨안장 하니스 215
어깨 이단 의지 19
어퍼 103
엄지발가락가쪽휨증 98
엄지발가락굽음증 99
엄지손가락 안정 보조기 28
업라이트 58, 70, 128
엉덩관절 보조기 82
엉덩관절 이단 196
엉덩관절 이단 의지 20
엉덩관절 조절 잠금장치 80
엉덩-무릎-발목-발 보조기 56, 80
엉덩 보조기 56
엉치-엉덩 벨트 124
엉치-엉덩 코르셋 124
에너지 저장형 의지발 245
역너클벤더 33
연성 드레싱 178
연성 척추 보조기 123
연성 칼라 146
연성 발 보조기 95
예일 목-가슴 보조기 148
오프셋 76
외골격(바깥뼈대)식 의지 20
외골격식 의지 198
외부동력식 의지 206
외부동력식 팔굽장치 221
외부 동력형 팔 보조기 51
외부잠금식 팔꿉장치 220
월형 105
위팔뼈 골절용 보조기 44
위팔 의지 19, 218
위팔절단 192
위팔 지지형 크러치 292
윌리엄 보조기 132
윌밍턴 보조기 143
유압식 무릎 251
의지관절 장치 204
의지발 256
이중작용 발목관절 장치 62
인솔 95
일상생활 보조용 로봇 320
일 펠드 보조기 158
임시의지 188

ㅈ~ㅊ

자유형 무릎관절 장치 71
자유형 엉덩관절 81
잠금형 무릎관절 장치 72
잠금형 어깨장치 224
장력 7
장사방형 소켓 250
장애 보조용 로봇 323
전단력 8
전동 기립경사대 286
전동 휠체어 303
전사반부 의지 19
전사반부 절단 192
전족부 연장 92

정적 보조기 13, 38
제5손가락 모음 보조기 31
제한형 보조기 81
족저 근막염 96
종아리 의지 19, 236
종아리 절단 195
좌석형 지팡이 301
쥬엣 보조기 135
쥬엣 보조기 캐시 보조기 135
지면 반발형 발목-발 보조기 66
지팡이 298
찰스턴 보조기 143
척주옆굽음증 보조기 138
체어백 보조기 130
체위배담 기립경사대 286
체중부하장치 78
체크의지 188
치료용 로봇 319
치료용 신발 117

ㅋ

카우혼 보조기 134
칼라 145
캐시 보조기 135
캘리퍼 58
캠로크 74
커버 92
커프 62
케이블 트위스터 165
쿠키 인서트 107
큐라이스형 149
크러치 291
크루켄버그 절단 197
클렌작 74
클렌작 발목관절 장치 61
탈감각화 176
테니스엘보 스트랩 42
테일러 보조기 133
토론토 보조기 160
토마스 칼라 146
토마스 힐 108
퇴행성 관절염용 무릎 보조기 86

ㅌ~ㅍ

파라포디움 168,287
파브릭 하니스 156
팔꿉관절 이단 191
팔꿉관절 조절 보조기 41
팔꿉 이단 의지 19
팔꿉장치 212
패드 63
편마비 어깨 슬링 49
편측 골반 의지 20
평행봉 288
포스트 92
폰로젠 보조기 157
표준형 보행기 289
표준형 지팡이 299
표준형 크러치 291
프레이카 베개형 보조기 159
프론보드 286
플라스틱 몸통재킷 보조기 136
플라스틱 발목-발 보조기 64
플랫폼 크러치 292
피로고프 의지 235
필라델피아 칼라 146

ㅎ

하니스 203
하반신 절단 197
할로 보조기 150
항경직 보조기 38
핸드 209
허리-엉치 보조기 130
허리-엉치 코르셋 125
현수 슬링 49
혼합형 팔꿉장치 221
환각지 174
환각통 174
회전력 7
회전성형술 197
회전장치 254
회전형 손목장치 212
후크 209
흡입 현가장치 241, 252

A

abdominal support 129
abduction sling 48
achilles tendinitis 97
airplane orthosis 42
ankle–foot orthosis, AFO 55, 56
anterior stop 59
antispasticity orthosis 38
articulated AFO 66

B

Bail lock 74
band 62, 71
basic dorsal wrist orthosis 35
basic opponens orthosis 32
basic post orthosis 147
Boston orthosis 141
Bunnell dorsal wrist orthosis 37

C

cable twist 165
caliper 58
cam lock 74
cane 298
CASH orthosis 135
chairback orthosis 130
Charleston bending orthosis 143
check prosthesis 188
chopart prosthesis 234
cock up splint 34
collar 145
compression force 8
cookie insert 107
counter 105
cowhorn orthosis 134
Cruciform anterior spinal hyperextension 135
crutch 291
cuff 62, 71
cuirass type 149
curved cane 299

D

Denis Browne orthosis 164
diabetic foot ulcer 102
dial lock 75
dorsiflexion stop 59
double action ankle assist 62
double stop 60
drop–ring lock 73
dynamic orthosis 12, 39

E

elbow control orthosis 41
elbow disarticulation prosthesis 19
elbow unit 212
electric tilt table 286
endoskeleton prosthesis 20
endoskeleton prothesis 199
exoskeleton prosthesis 20
exoskeleton prothesis 198
externally powerd elbow unit 221

F

Feeder seat 284
figure of eight clavicular strap 45
figure of nine harness 216
finger bender orthosis 28
finger deviation orthosis 30
finger extension assist assembly 30
finger knuckle bender 28
finger orthosis 28, 29
finger platform orthosis 31
finger stabilizer 29
flexible spinal orthosis 123
foot orthosis 55
foot prosthesis 232
forearm crutch 292
forefoot extension 92
forequarter prosthesis 19
four–point gait 294
four point pressur system 11
free hip joint 81
free knee joint 71
Frejka pillow orthosis 159
friction force 9
functional electrical stimulation, FES 67

G

genu valgus pad 77
genu varum pad 77
gluteal band 82
ground reaction force GR–AFO 66

H

hallux rigidus 99
hallux valgus 98
Halo orthosis 150
hand 209
hand orthosis 32
harness 203
head–cervico–thoracic orthosis 149
healing shoes 117
heel 104
hemi shoulder sling 49
hip disarticulation prosthesis 20
hip joint & locks 80
hip–knee–ankle–foot orthosis, HKAFO 56
hip orthosis, HO 56
hook 209
hp–knee–ankle–foot orthosis 80
humerus fracture orthosis 44
hybrid elbow unit 221
hydraulic knee 251

I

Ilfeld orthosis 158
inside locking elbow unit 220
insole 95
interscapular band 129
IP extension orthosis 29
IP flexion orthosis 28
IP orthosis 29
ischial containment socket 250
ischial ring 78

J~K

Jewett orthosis 135
klenzak 74
klenzak joint 61
knee–ankle–foot orthosis, KAFO 56, 70
knee band orthosis 84
knee disarticulation prosthesis 19, 247
knee joint with lock 72
knee orthosis, KO 56, 83
Knight orthosis 131
Knight Taylor orthosis 134
Kondylen Bettung Munster(KBM) 소켓 239

L

limited motion joint 81
limited motion stop 60
Lisfranc prosthesis 234
long leg brace 70
long opponens hand orthosis 35
lumbosacral corset 125
lumbosacral orthosis, LSO 130
manual tilt table 285

M

medial long counter 107
Metal AFO 57
metatarsalgic 100
microprocessor knee 252
Milwaukee orthosis 140
minerva type 149
mobile arm support, MAS 50
modular seating system 284
molded seating system 284
monocentric knee 251
Morton's neuroma 101
Morton's syndrome 101
multiple strap sling 46
multi–point cane 300
navicular pad 107

O

offset 76
orthopedic heel 108
orthotic ankle joint 59
orthotic knee joint 71
osteoarthritis knee orthosis 86
outside locking elbow unit 220

P

pad 63
parallel bar 288
parapodium 168, 287
patella pad 77
patellar tendon bearing orthosis 66
patellar tendon bearing socket, PTB 238
patellar tendon strap 85
Pavlik harness 156
pelvic band 80
Pelvic belt 254
pelvis band 127
Pirogoff's prosthesis 235
plantar fasciitis 96
plantar flexion stop 59
plastic ankle foot orthosis plastic AFO 64
plastic body jackets orthosis 136
platform crutch 292
PLS 발목-발 보조기 65
PLS-AFO 65
polycentric knee 251
post 92
posterior leaf spring AFO 65
posterior stop 59
post-operation-knee othosis 83
post orthosis 147
postural drainage tilt table 286
prone board 286
prone stander 286
PTB 발목-발보조기 66

Q~R

quadrilateral socket 250
reciprocating gait orthosis, RGO 169
reinforcement 105
resting pan orthosis 36
reverse 90° stop 59
reverse finger knuckle bender 29
Rhino Cruiser hip abduction brace 157
rigid 95
rigid elbow orthosis 40
rigid spinal orthosis 127
ring lock 73
rollator 290
ROM control knee orthosis 86
rotator unit 254
running-foot 246

S

SACH 의지발 243
sacroiliac belt 124
sacroiliac corset 124
scapular fixation orthosis 44
scapular support orthosis 44
scoliosis orthosis 138
scooter 314
Scottish rite orthosis 163
seated cane 301
semi-rigid 95
shearing force 8
shell 91
shoe & FO 55
shoe insert 59
short leg brace 56
shoulder abduction stabilizer orthosis 42
shoulder disarticulation prosthesis 19
shoulder wrap 47
shuttle lock suspension 241, 253
Silesian belt 253
single strap sling 46
sling 45
soft 95
soft collar 146
sole 103
spincor orthosis 144
sports knee orthosis 84
spreader bar 167
standard cane 299
standard crutch 291
standing frame orthosis 168
static orthosis 13, 38
Sterno-occipital mandibular immobilizer orthosis, SOMI 148
stirrup 57
strap 63, 77
strap twister 166
stretcher 315
suction suspension 241
suction suspension socket 252
supracondylar cuff suspension 242
suprapatellar suspension 242

suspension sling 49
swedish knee cage 84
swing–through gait 297
swing–to gait 295
syme prosthesis 19, 235

T

Taylor orthosis 133
tennis elbow strap 42
tension 7
terminal device 204
Thomas collar 146
Thomas heel 108
thomas ring 78
thoracic band 128
thoracic rib belt 123
thoracolumbosacral corset 126
thoracolumbosacral orthosis, TLSO 133
three–point gait 293
three point pressure system 10
thumb carpometacarpal stabilizer 28
thumb post 28
tilt table 285
toe 232
toe box 105
toe prosthesis 233
top cover 92
toronto orthosis 160
torque 7
torsion 9
transfemoral prosthesis 20, 248
transhumeral prosthesis 19, 218
transmetatarsal prosthesis 233
transpelvic prosthesis 20
transradial prosthesis 19
transtibial prosthesis 19, 236
trilateral abduction orthosis 162
tripod gait 295
two–point gait 293

U

unit 204
upper 103
upper arm crutch 292
upright 58, 70
uprights 128

V

volar wrist hand stabilizer 36
Von Rosen orthosis 157
vrertical arm sling 48

W

walker 289
walker cane 300
weight bearing device 78
WHO 34
Williams orthosis 132
Wilmington orthosis 143
wrist disarticulation prosthesis 19
wrist extension assist orthosis 35
wrist flexion control orthosis 34
wrist–hand orthosis 34
wrist tendon exercise orthosis 37
wrist unit 211

Y

Yale cervicothoracic orthosis 148

기타

2점 보행 293
3점 보행 293
3점압의 원리 10
4점 보행 294
4점압의 원리 11
5th finger adduction orthosis 31
8자형 빗장뼈 스트랩 45
9자형 하니스 216
90° stop 59